Collection « **PSYCHO-SOMA** »
(titres déjà parus)

Dr André Passebecq : **Votre Santé par la Diététique et l'Alimentation saine.**
Dr André Passebecq : **Psychothérapie par les méthodes naturelles.**
Dr André Passebecq : **L'Enfant. Guide pratique pour les parents et éducateurs.**
Dr André Passebecq : **QUI ? Découvrez qui vous êtes et qui sont réellement les autres.**
Marcel Rouet : **Relaxation psychosomatique.**
Marcel Rouet : **Maigrir et vaincre la cellulite par la détente nerveuse.**
Marcel Rouet : **Chassez la Fatigue en retrouvant la forme !**
Dr André de Sambucy : **Traité pratique de Massage vertébral familial.**
Alain Saury : **Régénération par le Jeûne.**
Robert Tocquet : **La Biodynamique du Cerveau.**

psychothérapie
par les
méthodes naturelles

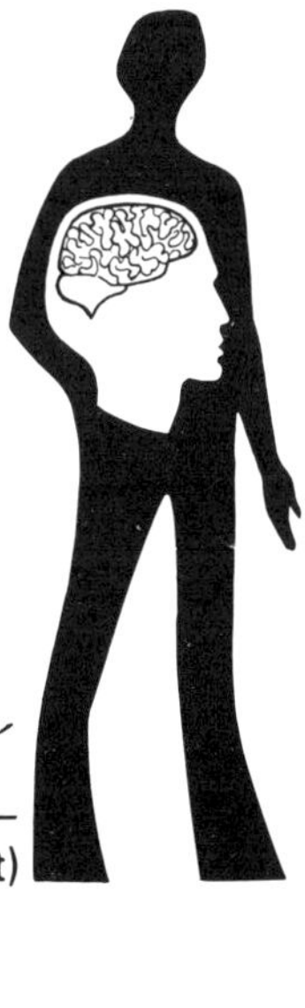

collection "Psycho-soma"

(le corps et l'esprit)

AUTRES OUVRAGES DU MEME AUTEUR
(chez le même éditeur)

Dans la collection « Psycho-soma » :

Votre santé par la diététique et l'alimentation saine.
Guide pratique d'application immédiate, avec 194 recettes pour mieux vous porter.

Qui ? Découvrez qui vous êtes et qui sont réellement les autres.
Cours pratique de graphologie et de morpho-psychologie pour tous, avec exercices d'application et autocorrection.

L'Enfant. Guide pratique pour les parents et éducateurs.
De la naissance à l'adolescence, toutes les réponses aux problèmes de l'éducation : psychologie, orientation, activités, scolarité, sexualité et santé par les méthodes naturelles.

Dans la collection « Santé naturelle » :

L'Argile pour votre santé.
Applications thérapeutiques et esthétiques. Dictionnaire de naturopathie indiquant les traitements naturels à associer à l'argile.

La Santé de vos yeux.
Rééducation visuelle et régénération oculaire par les méthodes naturelles.

Traitements naturels des affections respiratoires
Rhumes, bronchites, angines, catarrhes, asthme, grippe, sinusites, laryngites, otites, pharyngites, amygdalites, pleurésies, toux, altérations de la voix, etc.

Dr André Passebecq

(Président de « Vie et Action »)

psychothérapie par les méthodes naturelles

Comment vous libérer de : fatigue, stress, dépression, insomnie, angoisse, troubles psychologiques et sexuels, anxiété, chocs émotionnels, neurasthénie, surmenage, complexes, agressivité, tensions, etc...

Deuxième édition

Editions DANGLES
18, rue Lavoisier
45800 ST JEAN DE BRAYE

ISBN : 2-7033-0207-X

A la mémoire de mes maitres et amis :
Horace Jarvis, de Croydon
Martin de Beauce, de Paris
Félix Plent, de Vence
et de l'homme de bien qui fut un des pionniers des méthodes naturelles :
Abbé Jean Jurion.

1. Quand une société fabrique ou sécrète la folie...

« Comme Icare, qui s'envola dans le ciel, puis s'abattit dans la mer, la cire de ses ailes ayant fondu au soleil, l'homme s'expose délibérément aux dangers et même à la destruction, quand il essaie d'échapper à ses liens biologiques et terrestres. » (Professeur René Dubos, *Mirage de la santé*.)

Des êtres inférieurs ?

Un psychiatre américain, le professeur Thomas Szasz, a écrit un livre intitulé *Fabriquer la folie* (1), dans lequel il montre que, le concept de maladie mentale étant erroné et trompeur, les agissements de la société basés sur ce concept constituent une idéologie immorale de l'intolérance. Il n'admet pas le terme « déviant social » accordé à des individus accusés d'être malades mentaux, puisqu'on utilise cette étiquette dans le but de *« les mettre à part, en tant qu'êtres inférieurs, et de justifier leur contrôle par la société, leur persécution et même leur annihilation complète »*.

Le concept de maladie mentale à notre époque est analogue à celui de sorcellerie du XVe siècle. Si, au XIIIe siècle, l'Inquisition prit naissance afin d'organiser la chasse aux sorcières, de même au XVIIe siècle on instituait la psychiatrie contre la menace des aliénés. La persécution des sorcières se prolongea pendant plus de quatre siècles ; celle des malades mentaux dure depuis plus de trois siècles.

---

1. Editions Payot, Paris.

Le bouc émissaire

Un bouc émissaire est toujours trouvé et tenu pour responsable de tous les maux de la société. On procède à l'assainissement de la société en tuant le bouc émissaire (les sorcières, le microbe, le virus, etc). Avec le déclin de l'Eglise, depuis le XVIIe siècle, *le complexe inquisiteur-sorcière va disparaître pour laisser la place au complexe aliéniste-aliéné.* Le non-conformiste, l'objecteur, tous ceux qui se refusaient à soutenir les valeurs dominantes demeuraient les ennemis de la société. L'ordre propre à la nouvelle société était conceptualisé en termes de santé publique, de sorte que ses « ennemis » étaient considérés comme fous, et la psychiatrie naquit comme l'Inquisition en son temps, pour protéger les groupes contre cette menace.

L'Etat thérapeutique fonde le système hospitalier psychiatrique (première institution de ce genre : la fondation, en 1656, de l'Hôpital Général à Paris) pour protéger la société et pour empêcher la désintégration de ses institutions. L'assimilation du concept de maladie mentale avec celui de crime (« *le crime est un produit et un symptôme de la maladie mentale* ») justifie l'intervention policière, la transgression des libertés individuelles, l'hospitalisation psychiatrique forcée, ce qui fait que la psychiatrie est considérée comme une continuation de l'Inquisition.

Les ennemis de la personne

La police secrète des Etats totalitaires a fidèlement repris à son compte ces méthodes inquisitoriales. Les psychiatres, les psychologues, les « travailleurs sociaux » (y compris les « organes » d'Etat) agissent comme s'ils étaient les alliés, les amis, les thérapeutes de l'individu, alors qu'en réalité, ils sont bien souvent ses adversaires. Le professeur Szasz ajoute : « *Si le patient leur confie ses craintes ou ses soupçons, ou ne parvient pas à coopérer avec eux, ils considèrent ces craintes ou ces soupçons comme des signes de « maladie mentale » qu'ils signaleront à son employeur.* »

Définition du malade mental

Qui est réellement malade mental ? Personne ne le sait avec certitude. Selon Menninger, l'homme est atteint de la « *maladie mentale originelle* ».

La différence entre la procédure accusatoire et la procédure inquisitoriale réside dans les méthodes dont dispose l'Etat pour imposer un rôle social avilissant et dégradant à une personne, la ranger dans le rôle voulu, celui d'ennemi de l'Etat ou de malade mental.

Ce que l'on nomme « maladie mentale » apparaît comme « *le nom du produit d'un genre particulier de rapports entre oppresseurs et opprimés* ».

La psychiatrie institutionnelle fut créée, bien qu'elle soit une prétendue branche spécialisée de la médecine, comme une « *entreprise quasi totalitaire et collectiviste, dans laquelle le médecin sert l'Etat et non le malade* ». Dans une société à organisation centralisée (bureaucratique, totalitaire), le psychiatre ne peut être que l'agent de l'Etat, son orientation idéologique « *modèle le jugement du psychiatre en matière de comportement humain* ». La psychiatrie devient donc une sorte de moralité qui n'a rien de commun avec la médecine.

Des « valeurs » fabriquées

Sous le prétexte de la promotion de la santé mentale, on trouve le moyen recherché pour la destruction de l'ennemi. Dans ces conditions, le psychiatre doit à l'Etat la même allégeance que le prêtre devait à l'Eglise médiévale.

Dans cet état de choses, *on place les valeurs de la santé au-dessus des valeurs morales.* Les explications médicales ne doivent en aucun cas justifier les positions morales ou sociales, de la même façon que « *nos ancêtres recouraient à la théologie pour justifier et rationaliser les leurs* ».

La psychiatrie a donné naissance à la théorie du stigmate de la maladie mentale, comme l'Inquisition avait inventé celle du stigmate de la sorcellerie. La chasse aux sorcières est ainsi miraculeusement remplacée par une autre action, de nature particulière : il s'agit de la catégorisation la plus infamante que puisse subir un individu de nos jours : être étiqueté malade mental, anormal, bizarre, fou, psychotique, dingue... On se livre ainsi à diverses manœuvres discriminatoires qui consistent à rejeter l'individu en dehors de l'ordre social, en réduisant à néant les chances qu'il a de réussir sa vie. Une vraie théorie-idéologie est élaborée afin de justifier son « infériorité » et de rationaliser une animosité née d'autres facteurs : l'origine sociale, l'inconformisme, les tendances libertaires, etc.

On arrive à la notion de *« fou involontaire » fabriqué dans un but déterminé.*

L'individu esclave d'un groupe oppresseur

Apparemment, il apparaît normal que la majorité rejette et persécute une minorité car elle sait présenter, par le truchement de la psychiatrie, certains symptômes qualifiés comme étant ceux de la « folie ». Dans certains cas, il ne s'agit plus de la majorité mais d'une minorité qui, investie d'un pouvoir qu'elle a pu s'attribuer par la force ou la ruse, se prévaut d'un « droit » de décider qui est normal et qui est anormal.

Le prétendu malade mental est le bouc émissaire de la société. *On fabrique des individus et des « classes » marqués du sceau d'infâmie, grâce à des catégories de socio-inquisiteurs professionnels.*

Celui qui tend à s'éloigner de la règle générale de la tribu, du groupe, est rapidement considéré comme dangereux, même s'il s'isole. Les sarcasmes, les attaques, l'agressivité sont utilisés contre lui. Il y a une tendance des hommes en groupe à définir « l'autre » comme le mal, l'étranger, l'aliéné, un « déviant », un ennemi, un « sous-homme ». Il y a donc lieu de le rejeter du groupe, d'en faire un paria, même si l'on se donne bonne conscience en refusant une idée de « racisme ». La « morale collective » est la seule valable, aux yeux du groupe ; toute autre conception est sacrilège, hérétique, et elle doit être détruite par n'importe quel moyen : le chantage, l'agression, le crime même.

Qui est fou ?

La notion de « fou » doit donc être considérée avec beaucoup de prudence. Nous essaierons, tout au long de ce livre, de faire preuve d'humanisme, tout en ne nous cachant pas la difficulté qu'il y a, lorsque l'on fait partie d'une société, à se défaire d'attitudes héritées de ce groupe même, par l'éducation et le conditionnement.

Vers une attitude orthobiologique

Nous essaierons de définir les anomalies d'attitudes et de comportements, d'en rechercher les causes, afin de pouvoir déterminer les modalités d'une intervention extérieure qui visera toujours à **permettre à l'individu d'être, de devenir ou de redevenir lui-même, c'est-à-dire une personne.**

Nous resterons en cela fidèles à une formule qui a guidé notre pensée et notre action depuis plusieurs dizaines d'années : **santé, liberté, responsabilité.**

2. La santé mentale en péril

« Qui ne gueule pas la vérité quand il sait la vérité se fait le complice des menteurs et des faussaires. » (Charles Péguy)

Un drame en extension

Le nombre des malades mentaux ne cesse d'augmenter. En France, il a décuplé en cent ans. Les hôpitaux sont surchargés et il faudra longtemps pour rétablir la situation.

En France, la population des hôpitaux psychiatriques s'accroît en moyenne de 2 000 personnes par an. La France compte plus de 150 000 malades mentaux. Il y a 3 aliénés pour 1 000 Français.

En une seule année, près de 90 000 Français sont entrés en établissements psychiatriques, dont plus d'un tiers avaient déjà été hospitalisés auparavant.

L'isolement

Une cause fréquente de déséquilibre : l'isolement, le manque de contacts humains. Le grand drame actuel est l'isolement. L'homme et la femme manquent de petits groupes, de clubs, d'amicales. Dans certains quartiers, aux grands ensembles où vivent côte à côte des gens aux niveaux culturels et aux goûts très divers, le voisinage offre peu de contacts humains. Or, il est utopique, dans la vie actuelle, de vouloir être en bonne santé sans s'intégrer dans un groupe social.

Dans notre société qui évolue rapidement, les décalages se multiplient entre des êtres de plus en plus différents les uns des autres ; ce qui explique l'accroissement du nombre des isolés. Les réunions familiales sont moins habituelles que jadis. On quitte plus tôt et plus souvent qu'autrefois le milieu dans lequel on a été élevé.

Les déracinés

Il y a aussi tous ces travailleurs déplacés, les étrangers, tous les déracinés. Il y a aussi les mères de famille privées de leur cadre familier, à la suite d'un déménagement ; les étudiants et les apprentis qui vivent seuls en ville, mal logés dans des chambres de bonne ; la solitude des enfants dont les parents vivent séparés, ou de ceux qu'on confie à des tiers ; l'isolement affectif et social des vieillards, cause fréquente d'une démence sénile précoce.

Le taux des malades mentaux parmi les émigrants et personnes déplacées s'élève à 5 % environ. Le surmenage et la dépression anxieuse sont deux maux de plus en plus répandus.

Les suicides

Les suicides sont fréquents. Les états dépressifs forment actuellement un groupe majeur de troubles mentaux. Dans un hôpital psychiatrique, un tiers des personnes admises souffrent de mélancolie. Sur environ 100 déprimés, une douzaine de mamans (qui ont accouché dans l'établissement), femmes le plus souvent surmenées, que des maternités rapprochées ont épuisées.

Les suicides sont plus fréquents parmi les étudiants et dans les milieux bourgeois. Il semble que la tendance au suicide soit en partie le résultat d'une vie trépidante mais, d'autre part aussi, d'une vie trop facile. La mise au travail vers 16 ou 18 ans a un pouvoir déséquilibrant. L'idéal serait de combiner études et travail comme aux Etats-Unis et dans les pays anglo-saxons.

Un psychiatre déclare : *« Lorsqu'un jeune parle de suicide, le pronostic est assez fâcheux. Une première tentative doit être prise au sérieux, surtout vers 19-20 ans. »*

Excitation-dépression

Si, chez les adultes, le trouble le plus habituel est la dépression nerveuse, chez les enfants, c'est au contraire l'excitation. Un psychiatre conte cette anecdote :

« Des parents m'amènent un petit garçon de 2 ans 1/2 en me disant : « C'est un caractériel. Il est intenable. Nous ne savons pas par quel bout le prendre. » En une seule conversation avec les parents, j'ai compris quel était le problème. L'enfant me semblait parfaitement normal. Il était agité, nerveux, insupportable, simple-

ment parce que sa mère le tenait confiné dans un petit appartement. Il n'y avait pas d'autre traitement à donner que deux heures de promenade et de jeux en plein air tous les jours. Comment un gosse ne deviendrait-il pas une vraie pile électrique, à rester enfermé des journées entières sur quelques mètres carrés ? »

La ruée des citadins vers la campagne, les bois, la mer, traduit un besoin biologique instinctif. De même, la vogue du camping et des villages de vacances. L'homme sent qu'il lui faut des moments de calme en plein air, de décontraction dans la nature, pour se recréer.

Le bruit

Le bruit présente des dangers non seulement pour l'ouïe mais pour tout l'organisme. L'insonorisation d'une salle de travail fait augmenter la production de 20 %, celle d'un atelier fait diminuer d'un tiers le nombre des accidents.

Se ménager des temps de silence, c'est de l'hygiène mentale. Sortir de la ville aussi souvent que possible, c'est également de l'hygiène.

Comme le dit le docteur Robert Vullien, *« l'air toxique des grandes cités rend les gens tristes, déprimés, anxieux. Epurer l'atmosphère, créer des espaces verts, contribuerait à sauvegarder la santé physique mais aussi mentale de la population ».*

Les chocs émotionnels

Pourquoi les chocs émotionnels sont-ils déséquilibrants ? Des facteurs héréditaires entrent en jeu (traits de caractère névrotiques, natures anxieuses, intelligence et capacité d'adaptation faibles, etc.), des facteurs physiques (déficiences, maladies) et surtout l'éducation. Un médecin psychiatre dit que *« comme les petites disgrâces physiques, les petites infirmités mentales n'empêchent pas de réaliser une destinée humaine. Le tout est d'avoir appris dès l'enfance à les assumer ».*

Vertu de l'éducation

« L'éducation doit armer. » « Une cause fréquente de difficultés chez mes clients, explique un psychologue, *c'est l'absence d'image*

paternelle, de modèle aîné. » Prises dans des problèmes professionnels ou familiaux, certaines personnes manquent d'initiative pour chercher des solutions ; elles ne savent pas assumer leurs responsabilités. C'est souvent que **l'image d'un homme adulte leur a fait défaut au cours de leur adolescence.** La présence paternelle, les contacts entre pères et fils, sont indispensables dans l'éducation.

La première force du jeune, de l'adulte, et même du vieillard, devant les affrontements de l'existence, repose sur le climat dans lequel se sont déroulées son enfance et son adolescence.

Climat de vie de l'enfance

La faculté d'adaptation, la vaillance prennent leurs racines dans la sécurité dont on a joui au cours des premières années de la vie. Pour acquérir un solide équilibre, l'enfant doit trouver dans sa famille affection et autorité.

L'amour ne suffit pas. L'autorité reste indispensable. Beaucoup de cas difficiles n'existeraient pas si l'éducation avait été plus rigoureuse. Sans autorité, l'enfant ne sait pas à qui, à quoi se référer. C'est pour lui un manque de sécurité qui risque de le gêner tout au long de son existence.

Un milieu stable, une famille unie, des conditions d'existence correctes sont évidemment importants pour réaliser une éducation harmonieuse. La plupart des jeunes inadaptés n'ont pas un foyer normal : leurs parents sont séparés, ils vivent chez leur mère seule, chez les grands-parents, etc.

La sécurité affective et morale se révèle plus essentielle que la sécurité matérielle.

L'école et l'orientation

Les classes surchargées sont un danger constant. Bien des névroses ont pour point de départ une mauvaise adaptation à l'école, puis au travail. Une psychologue exerçant dans des centres de rééducation et des ateliers protégés pour adolescents, ainsi que dans un pavillon de cure pour alcooliques, révèle que les cas les plus dramatiques ne sont pas ceux des débiles mais ceux des intelligents méconnus en conflit avec leur milieu. *« A l'examen, on voit parfois que des prétendus incurables auraient pu aisément passer un C.A.P., voire même faire des études supérieures. Parmi des cas que j'ai vus récemment, un docker d'aspect fruste avait 111 de quotient intellectuel, un mineur de fond 125, un poseur de lino 135. Ce sont ceux qui posent le plus de problèmes car, étant intelligents, ils réagissent contre une société dans laquelle ils n'ont pas su s'intégrer normalement. C'est parfois une simple gaucherie contrariée dans l'enfance qui a fait perdre la santé mentale à ces sujets-là. Ils se sont mis à faire des troubles du langage et de l'écriture, du caractère, voire d'orientation dans l'espace et le temps. Ces troubles les ont empêchés de réussir en classe et, par la suite, d'apprendre le métier qui leur convenait. »*

« Dans les classes actuelles surchargées, et avec les méthodes de lecture globale, ajoute cette psychologue, *les catastrophes deviennent courantes. »*

Caractériels et débiles

Dans le Nord de la France :

— 11 % des jeunes de 7 à 19 ans sont caractériels ou débiles mentaux ;

— 18 500 enfants souffrent de troubles du langage, mais seulement 500 sont rééduqués ;

— pour 12 500 caractériels, l'équipement existant compte 1 200 places ;

— pour 12 500 débiles légers, 3 400 places sont offertes ;

— 72 000 jeunes et inadaptés du Nord seront les proies d'élection de maladies mentales et de tous les fléaux sociaux tels que l'alcoolisme et la délinquance s'ils ne reçoivent pas une instruction et des soins appropriés.

L'orientation nécessaire

L'orientation scolaire et professionnelle est devenue un impératif absolu. Indépendamment des examens rapides « à la chaîne », une étude individuelle approfondie par un psychologue compétent est souvent utile. Les parents, de leur côté, doivent pouvoir venir s'entretenir avec le psychologue car *« les défauts des enfants sont ceux des parents »*.

Indépendamment du métier, un violon d'Ingres peut compenser un travail trop machinal accompli dans une ambiance manquant de relations sociales équilibrées.

Pour une vie personnalisante

L'exercice physique, l'alimentation saine, le sommeil régulier, l'apprentissage de la relaxation, voilà des thèmes d'enseignement non seulement pour les adultes mais encore pour les enfants et les adolescents.

En définitive, l'éducation que reçoivent actuellement nos enfants est à reprendre à la base. Les leçons d'hygiène sont presque exclusivement axées sur la destruction des microbes, des virus, des germes malfaisants, par des vaccins, des antibiotiques et par d'autres *armes prophylactiques et thérapeutiques*. Ce faisant, on oublie que l'organisme humain bénéficie avant tout de son immunité naturelle, obtenue grâce aux facteurs naturels de santé.

Les solutions de « guerre microbienne » et de palliation ne sont que des mesures artificielles incapables d'assurer, à brève ou à longue échéance, la santé physique et mentale de l'enfant, de l'adolescent, de l'adulte et du vieillard. Nous devons assurer à l'enfant un enseignement positif. Santé et équilibre physique et mental sont avant tout le fruit d'un enseignement et d'une éducation constructifs.

3. Historique et destin des maladies nerveuses

« Toute nouvelle vérité commence par être hérétique. » (Thomas Huxley)

Différends et affrontements

Le concept de maladie somatique est déjà l'objet de maintes querelles d'école. Les maladies nerveuses et mentales donnent lieu à des affrontements fondés sur des distinctions bien plus subtiles et mouvantes. Ici, les symptômes sont très diffus, vagues, le plus souvent très subjectifs. Comment comprendre la difficulté « morale » ou psychologique d'une personne dont on ne connaît pas — et dont on ne pourra jamais comprendre — les implications les plus profondes, sinon *en imaginant des hypothèses qui serviront de base à des diagnostics fragiles, suivis eux-mêmes de traitements plus fragiles encore.*

La définition d'une névrose ne peut guère s'effectuer que par référence à des conduites dont nous sommes loin d'être sûrs qu'elles sont rationnelles ; la vie sociale y a tant porté de perversion !

Un dément est-il capable de reconnaître qu'il est pathologiquement éloigné de la réalité ? Les descriptions qu'il peut faire de son état sont-elles à considérer comme objectives ? La paranoïa est considérée par les uns comme une dangereuse maladie mentale, mais par beaucoup d'autres, comme la marque d'un génie ; combien de ces « génies » sont admirés, même quand ils ont été conduits, par leur anomalie mentale, à commettre les pires exactions !

Loin d'être purement individuelle, l'appréciation d'une situation psychologique troublée est étroitement subordonnée à des considérations psycho-sociales.

La mode en thérapeutique

La psychiatrie actuelle est le résultat de centaines ou de milliers d'années d'observations, d'erreurs, de modes diagnostiques et thérapeutiques, et maintes écoles se disputent la « vérité » dans ce domaine. Les thérapeutiques les plus contradictoires, des plus nocives aux plus anodines, ont été proposées et mises en œuvre. Pour un même trouble, des moyens fort différents, et même souvent contradictoires, ont été considérés, par leur propre camp, comme apportant une solution heureuse ou même parfois « définitive ». Des procédés tels que la neuro-chirurgie, l'électrochoc, les narcoses sont vantés par les uns et rejetés avec plus ou moins de violence par les autres. Les tests psychologiques ont fait pénétrer dans le domaine des maladies mentales des moyens d'investigation et de mesure que l'on voulait rendre « exacts », tandis que certains, niant toute valeur chiffrée à la statistique, élaboraient des constructions métaphysiques harmonieuses mais fragiles, les unes « utiles », les autres fantaisistes. Des modes se sont instaurées ; la plupart ont disparu ; quelques-unes sont actuelles. Combien de temps vivront-elles encore ?

Fous ou démons ?

Dans le passé, les fous ont souvent été traités comme des bêtes, enchaînés, frappés, mis à mort. Souvent, la folie était considérée comme diabolique ou démoniaque. Plus d'un esprit dérangé a été considéré comme étant habité par le diable.

Le docteur Philippe Pinel (1745-1826), qui fut médecin-chef de Bicêtre, eut une attitude conforme à un courant libéral qui s'était manifesté dans certains domaines après la Révolution française ; c'est à lui que les fous doivent d'être traités d'une manière plus humaine ; il traça une voie moins violente. Il ne considéra plus les malheureux déments comme des bagnards mais comme des êtres humains qui devaient être l'objet de soins destinés à leur permettre de recouvrer tout ou partie de leur lucidité et de leur objectivité.

La présence d'un « fou » dans un groupe humain pose des questions. Sa présence dérange ; elle peut être considérée comme l'indice que la société dont il fait partie n'est pas parfaitement « saine », et, dans bien des cas, le clan cherche à se débarrasser de ce membre jugé gangrené. Dans d'autres sociétés primitives, en revanche, le fou est considéré comme habité par un mauvais esprit, dont il y a lieu de le libérer, et toute une série de rites que nous pouvons appeler psychosomatiques est mise en œuvre pour délivrer le malheureux patient des mauvais esprits qui l'habitent.

Les institutions sociales

Plus une société évolue dans le sens de la civilisation technicienne, plus ses membres deviennent individualistes et égocentriques et plus les fous et les pauvres sont considérés comme des bêtes à parquer. C'est alors que des institutions sociales doivent intervenir, édifier des cliniques ou des hôpitaux qui seront chargés de recueillir et de soigner ou traiter les « anormaux ». C'est dans le cadre de ces établissements, notamment, que les idées et les pratiques ont évolué, depuis Pinel, mais il reste bien des progrès encore à accomplir pour que des solutions réellement humaines soient instaurées.

En général, **un trouble est d'autant plus vite « guéri » que les causes sont mieux cernées et que le patient a été soigné d'une manière précoce.**

Certains malades mentaux sont des violents ; beaucoup peuvent réagir brutalement à des événements extérieurs ou à des sollicitations de leurs propres fantasmes ; la société juge donc utile de les mettre « à l'abri », ou « au calme » pour les protéger d'eux-mêmes et pour protéger les autres membres du corps social.

Fou ou société à rectifier ?

Jackson, un des fondateurs de la psychiatrie moderne, a émis l'idée que, la vie psychique étant d'une certaine manière hiérarchisée, la dissolution des fonctions supérieures entraîne la libération des fonctions inférieures, proches de l'instinct, qu'elles tenaient sous leur dépendance.

A l'heure actuelle, un courant d'*anti-psychiatrie* tend à démontrer que le fou n'est pas plus anormal que la personne considérée comme bien portante ; les symptômes d'anormalité seraient des signes d'un besoin, d'une frustration, d'un déséquilibre qui ne peut pas être compensé par le simple traitement psychiatrique classique ; le fou doit s'exprimer et la société doit l'écouter, se remettre elle-même en cause afin de rectifier les conditions qui ont obligé le fou à s'exprimer de la manière qui est la sienne. C'est donc moins le fou qui est à soigner que la société qui est à rectifier !

Définition et classification

Essayons de rechercher une définition satisfaisante de la démence. Celle-ci revêt des formes multiples, et les opinions sont très variées à son égard. Une classification (parmi d'autres) s'est établie comme suit :

1) Les débiles mentaux, classés suivant l'âge auquel semble s'être arrêté leur développement intellectuel. Parmi eux, les **idiots** sont ceux dont l'âge mental est de deux ans ou moins, c'est-à-dire qu'ils n'ont pu atteindre le stade de l'acquisition du langage ni même celui de la propreté corporelle.

2) Les arriérés sont ceux dont l'âge mental se situe entre deux et dix ans.

La mesure du *quotient intellectuel,* c'est-à-dire du rapport entre l'âge mental (apprécié par le moyen de tests psychologiques aussi objectifs que possible) et l'âge civil, permet d'introduire de nombreuses nuances dans cette classification, qui peut, bien entendu, être remaniée par chaque école psychiatrique en fonction de son optique propre et des causes qu'elle attribue à l'état d'arriération.

3) Les déments proprement dits, c'est-à-dire, tous les malades atteints de *confusion mentale*. La définition de cette confusion est susceptible elle aussi de mille nuances puisqu'elle englobe aussi bien la prostration totale proche du coma qu'une simple détérioration de la notion de personnalité et de sa situation dans l'espace et dans le temps.

A la limite supérieure, il est souvent difficile de distinguer la *démence* de la *schizophrénie* (appelée aussi démence précoce), de la *paranoïa*, de la *psychose maniaco-dépressive* et d'autres catégories mentales morbides. L'appréciation s'effectue en fonction du comportement social du patient : le **dément** est celui dont le comportement est tout à fait aberrant ; le **psychotique** est celui qui, incapable d'une activité professionnelle normale et même de toute vie familiale et sociale digne de ce nom, peut néanmoins continuer à participer en quelque mesure à la vie d'une famille ou d'un groupe. Le **névrosé** est un sujet (fréquent) qui ne présente que des troubles légers, de simples bizarreries, dans son comportement ; il constitue au regard de la psychiatrie une catégorie particulière qui n'a rien à voir avec la démence et se distingue très nettement des psychoses, du moins en théorie.

Quelles thérapeutiques ont été proposées ?

En matière d'arriération mentale, les résultats dépendent du degré de l'affection mais aussi de ses causes organiques. Lorsque la déficience intellectuelle est due à un *dysfonctionnement endocrinien* (par exemple, une insuffisance thyroïdienne grave), un apport extérieur d'hormones est censé permettre d'obtenir une amélioration ou une « guérison ». Il s'agit là d'une affirmation souvent démentie par les faits, surtout à échéance, car l'administration d'hormones est fréquemment génératrice de *troubles iatrogènes* (dus au traitement).

Le *mongolisme* (caractérisé par un faciès très particulier, bouffi) serait dû à la présence, dans les noyaux cellulaires, d'un chromosome supplémentaire, le quarante-septième chromosome, mais de là à instaurer un traitement efficace, il y a loin. Certains ont proposé une éducation particulière, susceptible d'amener progressivement le mongolien à un niveau de plus en plus proche du normal.

Dans le domaine psychiatrique proprement dit, il y a eu apparition de la **chimiothérapie** (avec la découverte, au départ, de la chlorpromazine, puis des tranquillisants). On a prétendu que des guérisons en résultaient ; des « améliorations » apparentes du comportement ont pu en effet être observées, mais *qu'en est-il réellement de la personnalité du patient* dont la lucidité à l'égard de lui-même est estompée ou même annihilée du fait de ces drogues dépersonnalisantes ?

L'**électrochoc,** qui s'était généralisé, a de nombreux adversaires. Des chocs ont été obtenus par d'autres moyens que l'électricité : avec l'*insuline,* par exemple. L'**électro-narcose,** complétée généralement par la mise au repos du cortex cérébral au moyen de **neuroplégiques,** pouvait mettre en œuvre des courants plus faibles que dans l'électrochoc, mais des études objectives ont donné des résultats bien moins favorables que ne l'espéraient les promoteurs de cette méthode.

Un choc psychique peut être obtenu par l'**insulinothérapie** ou par d'autres moyens. La cure de Sakel, consistant à provoquer un coma hypoglycémique par une injection d'insuline, dont on combat l'action ultérieurement par un apport de glucose, a donné des résultats parfois considérés comme satisfaisants mais dans bien d'autres cas, des résultats fort contestés.

Différences d'un pays à l'autre

Des incertitudes sur les termes utilisés sont observées d'une psychiatrie nationale à une autre. Le terme schizophrène, forgé par des psychiatres allemands à partir de la racine grecque *skhizein* (fendre), indique que le sujet se sent séparé de son groupe social. Accentuée, cette psychose (démence précoce) est grave et elle a été longtemps considérée comme irréversible. En fait, des améliorations ou des guérisons spectaculaires ont pu être observées. Le sens de ce terme dépend aussi des pays qui l'utilisent : le mot schizophrène n'a pas la même signification aux U.S.A. qu'en Grande-Bretagne, en France ou en U.R.S.S.

Diagnostics subjectifs

Le malade est, en puissance, exposé à être diagnostiqué et classifié de nombreuses façons différentes, qui varieront dans une certaine mesure selon l'école psychiatrique, l'arrière-plan ethnique, et apparemment même, la génération à laquelle appartient celui qui établit le diagnostic.

« Ainsi, supposons que j'aie la mauvaise fortune d'être admis dans un hôpital psychiatrique *en Angleterre* avec un ensemble de symptômes plus ou moins complexes : *j'aurai dix fois plus de chances d'être classé comme maniaque-dépressif que si j'étais hospitalisé aux Etats-Unis.* »

« Si je tiens compte de la génération dont je fais partie, *la proportion des malades diagnostiqués comme maniaques-dépressifs passe de 21 en Grande-Bretagne à 1 aux Etats-Unis.* »

« S'il m'arrivait de perdre la tête en Amérique, j'aurais dix fois plus de chances qu'en Angleterre d'être classé parmi les cas d'artériosclérose cérébrale. *Mes chances d'être classé parmi les schizophrènes seraient 33 % plus fortes.* »

« Aux Etats-Unis, on trouverait peut-être aussi que je donne des signes de « réaction psychotique dépressive » - catégorie inexistante en Angleterre. » (Arthur Koestler, *Face au néant*, Calmann-Lévy).

Dans un cas donné, 35 psychiatres américains (tous des vétérans expérimentés) furent appelés à émettre un diagnostic dans un même cas qui leur était présenté à chacun d'eux. 14 diagnostiquèrent chez le malade une névrose et 21, une psychose.

Dans une seule étude à laquelle participèrent 42 psychiatres américains, la malade, décrite comme « une jeune femme séduisante d'environ vingt-cinq ans », fut *classée comme schizophrène par un tiers des diagnostiqueurs, comme névrosée par un autre tiers, et par le troisième tiers, comme atteinte de troubles de la personnalité.*

Cependant, quand la même malade fut soumise au diagnostic de psychiatres britanniques, pas un seul d'entre eux ne la classa parmi les schizophrènes. 75 % diagnostiquèrent des « troubles de la personnalité ».

Les Américains avaient remarqué chez la malade des symptômes d'apathie très marqués, tandis que leurs collègues britanniques n'en avaient pas trouvé.

Les Américains ont également découvert des « projections paranoïdes » et des déformations de la perception « considérables » chez la même malade à laquelle les Britanniques n'ont trouvé aucun de ces symptômes. Se pourrait-il que les psychiatres habitant un pays hautement conformiste décèlent des traits paranoïdes là où les Britanniques ne voient que de l'idiosyncrasie ou une légère excentricité ?

Ces différences quantitatives sur l'échelle d'évaluation des symptômes amènent à des diagnostics qualitativement différents — par exemple, la schizophrénie, par opposition aux troubles névrotiques — avec tout ce que cela implique en termes de pronostic, d'hospitalisation et de thérapie.

Un exemple : la paranoïa

La paranoïa est une psychose de l'âge mûr, alors que la schizophrénie est plutôt une psychose de l'adolescence.

Le malade construit son délire autour d'une idée généralement dépourvue de toute base concrète et objective ; il y a chez lui une *mégalomanie,* un sentiment ou un délire de *persécution,* ou une *érotomanie,* une *hypocondrie,* et tout vient confirmer et aggraver dans son esprit cette « tare » qui est en lui jusqu'à ce que la seule issue qui lui apparaisse soit le *suicide* ou le *meurtre* : assassinat du persécuteur, exécution vengeresse de l'ennemi, sacrifice expiatoire de l'objet trop aimé, etc. Dans ces domaines surtout, on recourt maintenant à la *camisole chimique* représentée par les différentes drogues psychiatriques.

La **psycho-chirurgie** a été fort vantée. Il s'agit notamment de modifier la structure du cerveau ou d'éliminer une cause de troubles, telle qu'une tumeur cérébrale, par exemple. L'**artériographie** a pu être, comme l'**électro-encéphalogramme,** utilisée comme moyen de diagnostic et faciliter l'intervention chirurgicale. La **lobotomie** consiste à sectionner le lobe frontal du cerveau ; elle peut se pratiquer sans anesthésie générale, en introduisant un leucotome, instrument en forme de spatule qui permet d'inciser la masse nerveuse sans perforer les gros vaisseaux, protégés par leur élasticité ; l'opération est effectuée à travers un trou de trépan, tracé sous une simple anesthésie locale ; la substance cérébrale, véhicule et siège de la sensibilité, ne manifeste aucune réaction douloureuse lorsqu'on y fait pénétrer un instrument chirurgical. Cette intervention, que certains justifiaient dans les cas graves, a pour effet d'arrêter les ondes sensitives qui, venant du sympathique vers les relais de substance grise de la base du cerveau, se propagent dans la substance blanche jusqu'à l'écorce frontale, apportant à la conscience des sensations de douleur et d'angoisse et surtout de l'irritabilité, de l'agressivité, de l'agitation désordonnée. C'est pourquoi cette opération a été souvent réalisée sur des malades atteints de mélancolie anxieuse prolongée, chez des obsédés, des schizophrènes, etc. Cette pratique a été presque systématiquement condamnée et rares sont maintenant ceux qui touchent au cerveau en vue d'obtenir la modification du comportement d'un patient. Il faut dire que la mutilation cérébrale est définitive et qu'il en résulte, chez le sujet, une dépersonnalisation plus ou moins large.

Des méthodes moins violentes

D'autres méthodes plus ou moins violentes ont encore vu le jour, jusqu'à ce que la psychanalyse freudienne vienne modifier considérablement le cours de l'étude des maladies nerveuses et mentales. Il a été montré que des améliorations sont survenues dans nombre de *névroses d'origine sexuelle,* par exemple. Il est vrai que, maintenant, la *psychanalyse* est elle-même mise en cause et considérée par certains comme un simple placebo. Chaque technique fait son temps, puis elle est remplacée par d'autres. Actuellement, ce sont les **méthodes de groupe** qui tendent à remplacer — sauf cas particuliers — le face à face patient-thérapeute.

4. Tableau des maladies mentales

Il est d'usage, dans un ouvrage qui doit traiter de maladies, de présenter une liste de troubles de santé ressortissant à la spécialisation traitée.

Pour ce qui nous concerne, nous sommes réticents à l'égard d'une telle pratique, qui conduit trop facilement à *coller une étiquette* indélébile sur un individu qui présente certains des symptômes que l'on a rassemblés pour en faire une « maladie ». Lorsque le médecin traite une « tuberculose », une « hystérie », un « délire aigu », il risque de perdre de vue son patient, c'est-à-dire d'oublier qu'il a affaire à une personne dont la situation se trouvera toujours en dehors d'un schéma ou d'une moyenne statistique. De cela, nous nous expliquons tout au long de ce livre.

Quoi qu'il en soit, voici une liste classique des différentes « maladies mentales ».

A. Maladies mentales aiguës

Réactions névrotiques aiguës :
— Névroses actuelles.
— Névroses réactionnelles.
Psychoses maniaco-dépressives :
— Mélancolie aiguë.
— Manie aiguë.

Dépressions réactionnelles.
Délires aigus.
Confusion mentale.
Epilepsie dans ses formes psychiques.

B. Maladies mentales chroniques

Déséquilibres :
— Perversions constitutionnelles.
— Déséquilibres affectifs et sexuels.
— Immaturation affective.
— Inadaptation.
— Toxicomanie.
Névroses :
— Psychasthénie.
— Névroses obsessionnelle et phobique. (Les psychanalystes ont tendance à distinguer ces deux formes de névroses qui sont en réalité des formes cliniques d'une même maladie.)
— Névrose d'angoisse.
— Hystérie.
— Manifestations psychosomatiques.
Délires :
— Psychoses hallucinantes.
— Paranoïa délirante.
— Schizophrénie.
— Démences.
Arriérations.

C. Troubles mentaux en rapport avec des lésions organiques manifestes

Intoxications.
Infections.
Dégénérescence.
Tumeurs.
Troubles endocriniens.
Troubles vasculaires, etc.
(D'après le docteur M. Eck)

DEUXIEME PARTIE

fondements de la psychosomatique naturelle

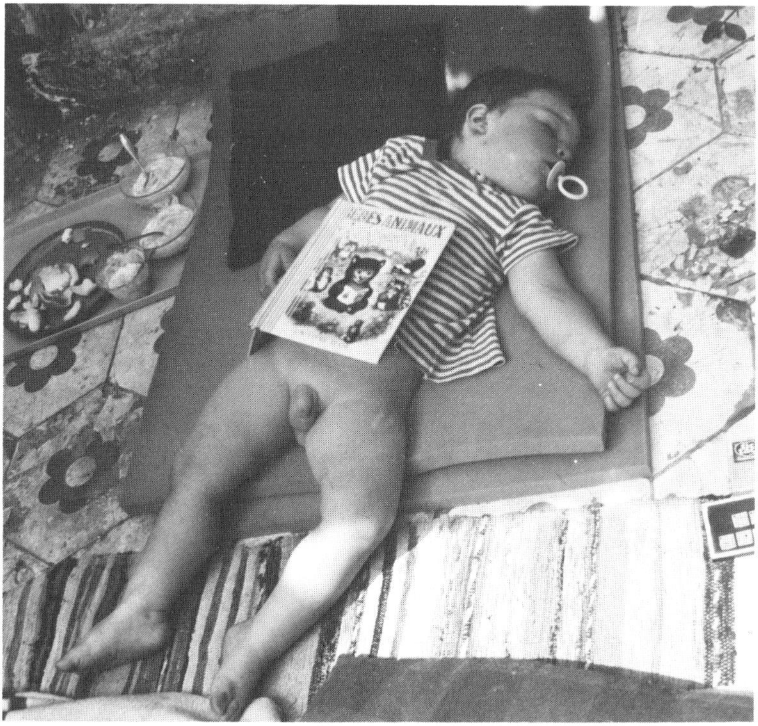

« L'homme naît bon », prétendent certains, après J.-J. Rousseau. Thème de continuelles discussions. L'enfant ne serait-il qu'une « pâte molle » enregistrant passivement tous les conditionnements ? Comparez cette photographie avec celles de la page 12. (Photo Y. Buyse).

5. Mental, maladie et guérison

« Les maladies sont des jugements, des moissons qui séparent le pur de l'impur et procurent le bien-être, après l'expiation. C'est une mauvaise méthode que de traiter un mal par un remède nocif. On se libère d'une dette en la payant et non en la niant. » (Sedir)

L'angoisse, mal du siècle

Depuis cent ans, l'homme étend considérablement son emprise sur la matière ; les moyens mis à sa disposition grâce au progrès augmentent à l'infini ses possibilités de jouissance mais aussi d'autodestruction. En même temps, il se trouve asservi par cette existence toujours plus artificielle qu'il se crée.

Ses horizons techniques sont illimités mais son insatisfaction croît dans la mesure même des progrès matériels qu'il réalise.

Il recherche le bonheur avec une frénésie toujours grandissante. « La course au bonheur », « la ruée vers l'or », ces termes caractériseraient bien notre époque avide d'inconnu, où l'homme se perd. Excité par la recherche de satisfactions extérieures, emporté dans un tourbillon matérialiste, il a rompu le contact avec les sources profondes de son être.

Constamment « sur les dents », il vit « sur les nerfs » ; l'angoisse le tenaille ; les soucis le rongent ; les faux besoins en font un esclave. **Asservi au progrès technique, disposant de possibilités qui en font vraiment un roi de la création, il a peur :** il a peur de la mort, de la maladie, des microbes, du cancer, des radiations atomiques, de ses voisins, des mythes répandus à profusion autour de lui ; il perd confiance : en lui-même, dans les autres, dans les universelles forces de vie. Il se croit à la merci de forces inconnues acharnées à sa destruction. Il a perdu le sens de son existence. Il a oublié ses instincts naturels. Une recherche analytique l'oblige à se spécialiser et ne lui laisse plus le loisir de méditer, d'entreprendre une mise en ordre synthétique de ses connaissances.

Il se réfugie dans les plaisirs fugaces et appauvrissants. Il compte sur les drogues pour « tenir » et sur les médicaments ou sur des influences extérieures pour « guérir ».

La femme elle-même, longtemps gardienne du foyer et élément stabilisateur, est entraînée dans la même voie, croyant, par cette recherche de jouissance matérielle et de pouvoir technique, devenir l'égale d'un homme dont elle jalouse les prérogatives. Homme et femme ont oublié la loi biopsychologique de la complémentarité des sexes.

Dans de telles conditions, la santé humaine se détériore : physiquement et moralement, l'humanité est à la dérive. Elle cherche un équilibre qu'elle s'acharne constamment à détruire (le tonneau des Danaïdes). De plus en plus nombreux sont les cas de névroses et de troubles mentaux.

La médecine a trop persisté dans la recherche de remèdes qui font perdre à l'homme le sens de sa responsabilité personnelle dans sa vie et sa santé. Une médecine de l'homme total, épurée des superstitions, devient indispensable.

Rapports entre le physique et le mental

De tout temps, on a reconnu que la santé physique influe de la façon la plus heureuse sur la disposition de l'esprit. De même, les exercices physiques bien compris ont pour conséquence le développement de certaines « qualités morales » (coup d'œil, décision, courage, persévérance, sens social) et même de qualités intellectuelles.

Réciproquement, les facultés mentales influencent le corps et la santé.

Ce serait pourtant une erreur de considérer l'action du moral sur le physique comme opposée à celle du corps sur l'esprit. Au contraire, ces deux actions sont conciliables et concordantes. La psychologie des profondeurs (psychanalyse) a récemment attiré l'attention du monde occidental sur cette idée, déjà connue des Anciens, que l'activité psychique n'est qu'un aspect de l'*unité psychosomatique*. La médecine dite psychosomatique observe l'homme malade sous son double aspect : *psychique* (de l'esprit), *somatique* (du corps).

Le mécanisme de l'action de la pensée sur le corps est encore imparfaitement connu. C'est un fait d'expérience quotidienne que nos états d'âme retentissent sur l'activité physiologique de nos organes. Les émotions induisent, directement par voie nerveuse ou indirectement par le jeu des glandes endocrines, des troubles plus ou moins marqués, durables, profonds, dans les rythmes cardiaque et respiratoire, dans le fonctionnement digestif, dans la coordination des mouvements, dans l'activité intellectuelle, etc. Les émotions agréables déterminent dans l'organisme une heureuse stimulation lorsqu'elles ne sont pas trop intenses. Les émotions désagréables ont des incidences très précises sur les fonctions organiques. Par exemple, dans la colère, les muscles de la région du pylore se contractent brutalement, d'où un blocage dans l'évacuation de l'estomac ; des spasmes se produisent tout au long du tube digestif, occasionnant des douleurs abdominales et une sensation d'étau dans la poitrine. En même temps, le nombre de globules sanguins augmente et le sang se coagule plus rapidement. Le rythme cardiaque s'accélère. La pression artérielle monte parfois dangereusement d'où la tendance à l'apoplexie chez certaines personnes par rupture de vaisseau dans le cerveau. Les artères coronaires se resserrent, ce qui peut déterminer l'angine de poitrine, l'occlusion, la thrombose coronaire, souvent mortelle.

Le goutte à goutte

Les émotions violentes ne sont pas les seules à détruire l'état de santé et à créer des maladies d'origine psychosomatique. **Beaucoup plus souvent, les troubles de santé résultent du lent et monotone « goutte à goutte » de petits chocs émotifs, à première vue sans importance appréciable.** Les petites inquiétudes, les découragements, les insatisfactions sont à la base de nombreux états pathologiques. Les ennuis, les chagrins, les craintes produisent de véritables poisons qui ont l'action la plus défavorable sur la santé. Un désespoir d'amour peut entraîner en quelques semaines une dépression profonde, un dépérissement général et parfois une issue fatale. Les crises économiques, avec leur cortège de craintes et d'angoisse, voient la recrudescence des psychoses et autres troubles nerveux, des troubles digestifs, des défaillances. De même, dans bien des cas de cancer, on relève parmi les causes prédisposantes un caractère inquiet et en proie aux soucis. La colère, l'envie, la haine, les émotions destructives ont aussi des effets néfastes, d'autant plus qu'ils sont sournois et inapparents.

L'**imagination** joue un rôle important dans ce domaine. Le fait de penser à des maladies et d'en prévoir la venue peut entraîner leur apparition par suite du même processus qui permet de si merveilleux exemples de rétablissement. **La confiance, la foi, l'optimisme accomplissent des « miracles ».** On connaît le cas de nombreux mystiques qui, à force de penser aux stigmates des blessures du Christ, ont fini par provoquer l'apparition de stigmates semblables sur leurs pieds et leurs mains. Le primitif envoûté, visé par le sorcier, sait qu'il va mourir et il meurt effectivement en quelques heures ou quelques jours. Dans ces cas, des états affectifs sont engendrés par des représentations mentales, et il est probable que le rôle de ceux-ci dans la genèse des processus pathologiques soit considérable.

On sait par ailleurs que les rois de France avaient le *« pouvoir de guérir les écrouelles »* par la simple imposition de la main. Le pourcentage de « guérisons » était assez élevé, et Henri IV ne se faisait pas faute de se moquer de ce don qui lui était ainsi octroyé. Il ne se doutait pas de la puissance de la suggestion qu'il exerçait involontairement sur ses sujets.

Voici *une expérience* rapportée par le docteur Schindler : deux expérimentateurs américains attachent un mince fil métallique à la patte d'un mouton qui paît paisiblement dans un champ. Ils font passer dans ce fil une série de légères décharges électriques. Au début, le mouton se contente d'agiter la patte, sans pour autant interrompre son activité et quelle que soit la fréquence des chocs qu'il reçoit. Puis les expérimentateurs font retentir une sonnerie pendant dix secondes avant chaque décharge électrique. Les chocs électriques ne sont pas plus intenses et cependant, dès lors, l'animal entend la sonnette, il s'arrête de paître et attend avec anxiété l'arrivée de la secousse. La répétition constante de ce complexe appréhensif sonnette-choc provoque rapidement des troubles fonctionnels chez *tous* les moutons sur lesquels l'expérience est tentée. L'animal cesse d'abord de brouter, puis même de se déplacer. Ensuite, il se couche et halète. Il mourrait certainement si l'expérience n'était interrompue à temps. Lorsque l'expérience est interrompue de temps à autre, les appréhensions cessent en partie et les troubles fonctionnels apparaissent moins fréquents et moins graves.

Autre domaine : les *grossesses nerveuses* ne sont pas rares. Certaines femmes désireuses d'avoir un enfant éprouvent tous les symptômes de la grossesse : malaises, gonflements du ventre et des seins, arrêt des menstrues, etc.

Nous avons vu personnellement, chez une chienne, un curieux phénomène. Cette jeune chienne, quoique n'ayant jamais eu de petits, voulait nourrir ceux d'une autre chienne et allait fréquemment dans la niche de ceux-ci, jusqu'au jour où elle les allaita sous l'œil complice de la vraie mère, peu préoccupée de soigner sa lignée.

Le docteur Regnault, dans son article *Influence du moral sur le physique*, paru en mai 1903 dans la *Revue des Revues*, écrivait déjà :

« L'histoire suivante qui m'a été contée par une personne digne de foi, montre bien cette influence suggestive. Sainte Agathe passe pour avoir favorisé la sécrétion lactée. Une chapelle lui a été consacrée à Langon (Ille-et-Vilaine) où les nourrices vont en pèlerinage. Un garçon de ferme, esprit fort du village, fit, par dérision, la neuvaine à la sainte. On le plaisanta ; le doute le prit, puis la crainte, et enfin l'effet habituel se produisit. »

Emotions et tensions, sources de douleurs

Les émotions désagréables entraînent une contraction non seulement des muscles volontaires (striés) mais encore des muscles involontaires (lisses) des organes internes. La tension prolongée des muscles s'accompagne de douleur (*myodynie* ou rhumatisme musculaire), phénomène beaucoup plus courant qu'on ne pourrait le penser.

Dans les situations qui perturbent l'équilibre nerveux, l'individu se raidit involontairement, ses muscles se tendent et se raidissent, notamment ceux du cou, de la nuque et des épaules. Les sujets qui se sentent en état de malaise ou d'infériorité, les inadaptés, les inquiets, les enfants battus, les hyperémotifs sont en état permanent de surtension musculaire. La circulation du sang s'altère dans les régions crispées ; ces régions, mal irriguées, perdent de leur tonus. La circulation du sang dans la tête devient vite insuffisante, d'où une anémie progressive des organes qui s'y trouvent : cerveau, yeux, oreilles, etc., et une baisse de leur activité. Beaucoup de cas de baisse d'acuité visuelle et auditive, de maladies des yeux et des oreilles, de céphalées et de douleurs à la base du crâne sont dus en grande partie à des situations émotionnelles perturbées. Des douleurs localisées dans la partie gauche de la poitrine peuvent faire penser à l'angine de poitrine alors qu'il ne s'agit que de douleurs des muscles pectoraux. L'angoisse qui s'attache alors à un faux diagnostic peut faire naître chez l'enfant une affection psychosomatique.

Ceux qui se font des problèmes constants au sujet de petits faits, de leur alimentation, ceux qui craignent le cancer, la tuberculose, les microbes, se dirigent à coup sûr vers les états de tension psychique et musculaire et la maladie.

Maladies de l'estomac et du système digestif

Peu d'organes sont aussi sensibles que l'estomac. Le moindre choc émotif perturbe l'appétit et la digestion. La contracture des muscles de l'estomac sous l'effet de certaines émotions se traduit le plus souvent par une sensation de « boule au creux de l'estomac », allant jusqu'aux douleurs fulgurantes qui peuvent laisser penser à l'ulcère. Il n'est d'ailleurs pas certain que l'ulcus gastrique soit douloureux par lui-même. Beaucoup de douleurs dites « ulcéreuses » sont dues à la crispation musculaire.

Ce même spasme se produit dans les intestins, plus particulièrement au niveau du côlon (gros intestin). Si la douleur apparaît au niveau du côlon ascendant, c'est-à-dire au niveau de la région supérieure droite de l'abdomen, elle est assez semblable à celle des coliques hépatiques, laissant croire à la présence de calculs biliaires.

La douleur peut aussi être ressentie dans la zone inférieure droite de la cavité abdominale et simuler l'appendicite aiguë.

L'*ulcère d'estomac* peut être la conséquence de soucis en rapport avec une situation familiale ou professionnelle troublée dont on aspire à sortir. Les nerveux émotifs sont très vulnérables et facilement ébranlés par l'angoisse ou le refoulement. Il se produit alors chez eux une hypersécrétion gastrique acide et une poussée d'hypertension artérielle. La répétition de contrariétés entretenues par une situation psychique conflictuelle rend les troubles constants et les fait évoluer vers les désordres somatiques. Ainsi, *le trouble psychique devient fonctionnel puis lésionnel.* L'ulcère apparaît puis s'aggrave.

Maladies de la peau

Nombre d'affections cutanées sont des *neuro-dermatoses.* Chez les sujets émotifs et prédisposés, les petits vaisseaux sanguins sous-épidermiques sont constamment contractés par les manifestations émotives. A chaque contracture, quelques gouttes de sérum sont expulsées à travers les minces parois de ces vaisseaux. A la longue, ce sérum s'accumule en quantité appréciable dans les tissus sous-jacents. La peau brunit légèrement puis rougit. La pression s'accentuant, le sérum se fraye, de force, un chemin vers la surface épidermique, et l'on assiste enfin à l'éruption exsudante, dartreuse, desquamante et irritante d'une neuro-dermatose.

Les verrues signalent presque toujours un déséquilibre psychosomatique : elles guérissent par les *placebos*.

Diabète, asthme, etc.

Ces affections — et bien d'autres — sont indéniablement en rapport avec les émotions. Nous ne pouvons insister ici sur les processus pathologiques en rapport avec les états émotionnels perturbés, mais l'importance de ce facteur est maintenant indiscutée.

Les maladies d'origine inconsciente

Beaucoup de troubles de santé ont aussi pour origine profonde des névroses et des processus inconscients pathologiques en rapport avec des événements traumatisants de l'enfance et de l'adolescence.

Les psychanalystes, à la suite de Freud, Jung, et Adler, ont bien montré (parfois avec exagération, il faut bien l'admettre) comment apparaissent et évoluent ces **phénomènes inconscients dont découlent la plupart des manifestations normales et pathologiques de la personnalité.** Lorsque des troubles paraissent en rapport avec des désordres de cette nature, le psychanalyste essaie de reconstituer leur genèse et de retrouver leurs causes profondes. Ces causes mises au jour et reconnues par le patient, celui-ci se trouverait libéré de son anxiété, de ses « complexes », de son sentiment de culpabilité, d'infériorité ou autre.

On a rapporté à des désordres inconscients, à des névroses, de nombreuses maladies telles que l'eczéma, l'hystérie, le diabète, les troubles cardiaques, etc.

Chez les enfants

D'innombrables enfants sont voués à la mauvaise santé chronique à cause de l'*amour anxieux* que leur portent leurs parents, notamment lorsqu'il s'agit d'enfants uniques. Ces parents redoutent en permanence « quelque chose » de défavorable pour leur petit. Celui-ci s'en rend compte et devient anxieux à son tour ; il vit dans la crispation et risque fort d'acquérir une attitude négativiste qui va parfois jusqu'au refus de s'alimenter et de dormir.

L'influence néfaste, sur le psychisme des enfants, des vaccinations et d'autres traitements médicaux et chirurgicaux ne doit pas être sous-estimée.

Une atmosphère familiale tendue, la dureté des parents, leurs mauvaises habitudes peuvent avoir chez l'enfant des conséquences très graves. Un pédiatre citait le cas d'un enfant dont la constipation tenace faisait croire à une occlusion intestinale, dangereuse et à opérer d'urgence. Il rapportait ainsi la suite de cette affaire : *« J'emmenai le petit dans une clinique pour enfants et, dès son arrivée, ses intestins se mirent à fonctionner. Le simple fait de le soustraire à l'influence de sa mère avait suffi pour faire disparaître son négativisme. Sa mère était réellement une femme impossible. »*

En général, les enfants des parents désunis, séparés, ne sont pas en bonne santé physique et mentale. Ils sont souvent instables, insatisfaits et constituent la majeure partie des inadaptés. S'ils restent bien portants, ils le doivent sans doute à l'un des parents ou à une personne exceptionnellement compréhensive et affectueuse.

Le pèlerinage

Rapportons une plaisante histoire citée par Thomson et qui illustre magnifiquement l'effet de la peur sur la masse des hommes. *« Où allez-vous donc ? »*, demandait un pèlerin d'Orient à la peste. *« Je vais à Bagdad pour tuer cinq mille personnes »*, répondit-elle. Un peu plus tard, le pèlerin rencontra à nouveau la peste qui revenait à la ville. *« Mais vous m'aviez dit aller à Bagdad pour tuer cinq mille personnes et j'ai entendu parler de cinquante mille victimes. » « Non,* répliqua la peste, *je n'en ai tué que cinq mille comme je vous l'avais annoncé — mais les autres sont mortes de peur ! »*

« La peur, peur de souffrir, peur d'être atteint d'une maladie incurable, cette peur peut être fatale à votre résistance. J'ai vu un malheureux gosse de dix ans mourir subitement dix minutes avant qu'on lui enlève l'appendice. Cet enfant n'avait aucune raison de mourir. Mon ami, le regretté docteur B..., chirurgien des hôpitaux, bien connu pour sa grande bonté et sa merveilleuse habileté opératoire, me dit : — Cet enfant est mort de peur. » (Docteur Borianne, *Médecine et bon sens)*

« Le professeur Lorinser, célébrité médicale autrichienne du siècle dernier, cite le cas de deux jeunes gens qui se disaient adieu dans le port du Havre, l'un d'eux partant pour l'Amérique. Ils furent

mordus en même temps par le même chien. Celui qui restait en France mourut au bout d'un mois ; l'autre demeura quinze ans en Amérique, dans l'ignorance de ce qu'était devenu son compagnon. A son retour en France, il apprit sa fin misérable. Il prit peur rétrospectivement et expira trois semaines plus tard... avec tous les symptômes connus de la rage. » (Docteur Lutaud, *Etudes sur la rage*)

N'est-il pas préférable de suggérer l'optimisme et la confiance ? Les noms de maladies sont souvent effrayants. La fréquentation du dictionnaire médical, le colportage des ragots et des fausses allégations concernant la maladie et les moyens de soi-disant guérison font plus de tort au genre humain que les troubles de santé eux-mêmes.

« Vouloir guérir, c'est déjà être à demi guéri. » (Sénèque)

Les placebos

Le placebo est un médicament à blanc, c'est-à-dire un produit neutre ou exempt de « propriétés pharmacodynamiques » : sucre, aqua simplex, amidon, pain...

Au cours d'expériences médicales sur le soulagement des douleurs par la morphine, la codéine et un placebo (pilules de lactose), tous administrés par la bouche, le résultat a été net : les trois produits se sont montrés d'une efficacité presque égale.

Chez cent quatre-vingt-dix-neuf personnes sujettes à des maux de tête, trois médicaments réputés ont été comparés à un placebo de lactose inerte. Le soulagement a été obtenu à 80 % avec les médicaments et à 52 % avec le placebo.

En 1953, Kamman traite trois groupes de trente *sujets déprimés* et prescrit l'iproniazide au premier, et un placebo au second, le troisième ne recevant rien. Il n'observe aucune différence significative dans les résultats.

En 1959, Cole reprend une expérimentation comparable, sur trois lots de *malades psychiatriques déprimés,* traités par l'iproniazide, ou le placebo, ou la psychothérapie ; il conclut également qu'*il n'y a pas de différence significative entre les trois méthodes pour le traitement de la dépression.*

L'exemple de la méphénésine est fréquemment cité dans la littérature médicale. En 1954, Wolf et Pinsky traitent trente et un malades, tous *anxieux,* et porteurs d'*ulcus,* de *migraines,* de *céphalées* ou de *rachialgies,* soit par placebos (deux tablettes *per os* quatre fois par jour), soit par méphénésine, en technique doubleaveugle, le traitement étant interverti tous les quinze jours. Mais *qu'il s'agisse de l'un ou de l'autre produit, ils observent à peu près 25 % d'amélioration, 15 % d'aggravation, et 60 % de persistance des symptômes.*

La conclusion est pire encore avec Hampson qui, expérimentant le même produit, la même année, conclut : *« La diminution de gravité des symptômes était plus grande quand les patients prenaient le placebo que quand ils prenaient trois grammes de méphénésine par jour. »*

1) Un homme de vingt-six ans, *déprimé,* n'arrivant à rien dans son métier, même après deux ans de psychothérapie ; *dès le début de la placébothérapie, il devient dynamique* et gagne beaucoup d'argent (!) ; l'état antérieur est retrouvé en quatre mois.

2) Une femme de trente ans, *anxieuse et insatisfaite sexuelle.* On lui prescrit des placebos pour son anxiété, et ses troubles sexuels prennent fin ; une infection intercurrente oblige à *remplacer le placebo par la pénicilline, et aussitôt, il y a retour aux plaintes initiales et à la frustration sexuelle qui disparaît à nouveau quand le placebo est repris.*

Contre le mal de mer, la toux, l'ulcère gastrique, la tuberculose, l'asthme et bien d'autres affections plus ou moins graves, un bon succès a toujours été obtenu par la « poudre de perlimpinpin ». L'essentiel est que le patient sache qu'il va trouver une amélioration ou la guérison. D'où l'intérêt qu'il y a pour le fabricant de médicaments à étudier une présentation suggestive, une description imagée des bienfaits, des « effets thérapeutiques » à en attendre, de manière à impressionner heureusement le patient.

Cette situation magique se reproduit semblablement dans les rapports du malade avec le médecin, le guérisseur, le sorcier. Le « rituel », la mise en scène, présentent une importance insoupçonnée.

« Grâce à leurs connaissances de la nature humaine, les médecins d'autrefois pratiquaient une forme de psychothérapie, et aidaient certainement les forces naturelles à réagir contre la maladie en inspirant confiance à leurs patients. Comme Berton *l'écrivait dans son* Anatomie de la mélancolie, *c'est grâce au pouvoir curatif de la confiance « qu'un empirique et un médecin idiot obtiennent plus de guérisons surprenantes qu'un médecin rationnel... car le malade a confiance en lui, ce qu'*Avicenne *préfère à l'art, aux préceptes et à tous les remèdes. De l'avis d'*Hippocrate, *celui qui inspire confiance obtient les meilleures guérisons. »* (Professeur Dubos, *Mirage de la santé*)

La médecine psychosomatique et ses insuffisances

Les remèdes proposés par la médecine psychosomatique sont inspirés par une meilleure compréhension de la maladie, mais nous verrons qu'ils sont loin de nous donner toute satisfaction.

1. Le stress et les extraits glandulaires. Le docteur Hans Selye, de Montréal, a émis l'hypothèse du « syndrome général d'adaptation ». Les émotions, les infections, les intoxications, entraînent des réactions de défense accompagnées de modifications dans le fonctionnement des glandes endocrines dont le rôle est essentiel. La formation des hormones se déséquilibre. La santé se détériore rapidement. Si la théorie de Selye (que nous n'exposons pas entièrement ici) est juste dans son ensemble, pourquoi faut-il qu'il propose l'utilisation de médicaments hormonaux (A.C.T.H., cortisone, etc.) pour compenser le déséquilibre ainsi induit dans l'organisme ?

2. Les médicaments nervins. De tout temps, d'ailleurs, la médecine a prétendu « agir sur le système nerveux » à l'aide de drogues dites « stimulantes » ou « calmantes » (belladone, gardénal, opium, amphétamines,...). La mode est maintenant aux tranquillisants, pilules de bonheur. Les cas de toxicomanie sont plus nombreux que jamais, encouragés par certains chercheurs eux-mêmes toxicomanes.

3. La chirurgie. Certains chirurgiens préconisent la résection des nerfs afin d'interdire le passage de l'influx nerveux et la sensation de douleur. Ils veulent aussi intervenir sur le cerveau par la lobotomie, la lobectomie, etc., consistant dans l'incision ou l'ablation de certaines parties de cet organe.

4. L'électrochoc, la relaxation, la cure de sommeil. Ces procédés sont à la mode eux aussi. Le patient reçoit des chocs électriques dans le cerveau par l'électrochoc. Au contraire, la relaxation et la cure de sommeil consistent dans la mise au repos de l'organisme mais avec l'utilisation fréquente de drogues calmantes.

5. Critique de ces moyens et procédés. Nous reconnaissons la valeur du repos, sous forme de relaxation et de sommeil. Nous pensons aussi que la psychanalyse, utilisée par un praticien « humain », possède une valeur réelle. Quant aux autres procédés, ils justifient des réserves quant à leur efficacité réelle et à leur innocuité.

Ils font perdre de vue les vraies causes des symptômes de troubles. La santé n'est pas améliorée par de telles interventions. Au contraire, le déséquilibre tend à se perpétuer et même à s'accentuer. On sait l'effet désastreux des médicaments, drogues et autres toxiques sur la personnalité. De même, les opérations chirurgicales mutilantes du cerveau causent le plus souvent la perte de personnalité ; le malade se trouve calmé, certes, mais indifférent à tout et sans plus guère de valeur humaine, dépersonnalisé.

L'électrochoc peut donner des résultats qui semblent satisfaisants dans certains cas, mais que d'échecs graves !

Les cures de sommeil seraient admissibles, de même que la psychanalyse, si des drogues n'étaient pas utilisées pour rendre ces techniques d'application plus aisées et rapides.

« Les désorganisations artificielles de la personnalité dues aux interventions de l'homme parmi lesquelles on compte des procédés violents de thérapeutique comme la psycho-chirurgie, sont condamnées en raison de leurs conséquences fatales. »

« Non seulement au point de vue humanitaire mais aussi au nom de la science, il faut proscrire ces procédés, car la séquelle des chocs causés par la psycho-chirurgie ferme la porte à la thérapeutique des maladies mentales. » (Professeur H. Baruk)

Les émotions ne sont pas tout

D'une manière générale, si les émotions se trouvent impliquées dans la plupart des maladies, il nous semble que l'attention de la médecine psychosomatique est trop exclusivement concentrée sur des moyens de remise en ordre de nature psychologique. Tout importants qu'ils soient, ces moyens ne doivent pas être seuls pris en considération.

L'équilibre émotionnel est essentiel, mais le sont tout autant les autres facteurs de santé : l'alimentation rationnelle et équilibrée ; le travail bien dosé et l'exercice physique ; le repos suffisant ; le recours à l'eau, à l'air, au soleil. La vie est synthèse ; la santé est une « œuvre synthétique ».

Pour obtenir la santé du corps, la médecine et les guérisseurs utilisent des moyens de palliation qui ne peuvent nullement conférer cette santé. L'équilibre biologique que l'on appelle la santé (l'harmonie des fonctions et l'intégrité des organes) ne peut être réalisé que si les lois naturelles sont connues et suivies.

La maladie n'est pas un accident dont l'origine est étrangère au corps. C'est la conséquence de violations répétées des lois naturelles, des règles biologiques qui gouvernent la matière vivante. On confond la suppression des manifestations pathologiques et de la douleur avec la vraie santé, exactement comme un conducteur de machine à vapeur se croirait à l'abri d'une surpression et d'une explosion de chaudière parce qu'il a supprimé le signal d'alarme.

La santé est une. Il est insensé de ne chercher qu'un aspect des causes des maladies et de prétendre bâtir la santé à partir de recettes analytiques. Tous les facteurs de santé, même ceux qui sont habituellement négligés par la médecine psychosomatique, doivent être pris en considération.

Les facteurs naturels de santé

Passons-les brièvement en revue.

— **L'alimentation rationnelle.** Des aliments naturels et sains sont une nécessité pour l'édification d'un organisme vigoureux. Encore faudra-t-il suivre la loi de modération, manger dans le calme et la gaieté, en « décontraction ». La détente émotive avant et après les repas est utile aux nerveux prédisposés au surmenage et à l'angoisse. Egalement, il est dangereux de se poser en permanence des problèmes de détail quant à l'alimentation comme le font trop souvent ceux qui suivent (comme ils le feraient d'une religion) des théories alimentaires d'ailleurs parfois contestables. *Mangez raisonnablement, sainement ; soyez-en satisfait... puis n'y pensez plus.* Ne vous demandez pas constamment si vous n'avez pas mangé trop de ceci ou pas assez de cela. C'est la raison majeure de bien des échecs lors de la remise en ordre alimentaire, en elle-même souvent profitable mais qui peut être rendue vaine à cause de l'angoisse et du sectarisme.

— **Le recours à l'eau, à l'air et au soleil.** Ce sont, eux aussi, des facteurs indispensables de la bonne santé physique et mentale. Nous n'y reviendrons pas ici car nous en avons traité ailleurs. Ici encore, joue la loi de modération : ni trop, ni trop peu ; suffisamment mais sans excès.

— **L'exercice et le travail, le repos.** La loi du rythme, qui gouverne l'univers, nous enseigne la nécessité de travailler avec intensité mais mesure, d'agir physiquement et cérébralement, mais de faire alterner judicieusement ces périodes d'activité avec des temps suffisants de repos.

La meilleure forme de repos est le sommeil naturel. Viennent ensuite la respiration, la relaxation, l'exercice d'un « violon d'Ingres » bien choisi, le jeu et l'exercice physique. Il est indispensable de suivre l'instinct naturel qui nous pousse à nous reposer à temps, sans faire usage de stimulants qui nous incitent à une activité excessive et mènent à l'épuisement de nos réserves vitales et nerveuses. L'usage des sédatifs doit également être proscrit : ils induisent plutôt un état comateux qu'un vrai repos.

Le travail surmène rarement. C'est l'angoisse ressentie à l'occasion du travail et le recours aux excitants et drogues qui sont les principaux responsables du surmenage, de ce que l'on a appelé la *maladie des responsables,* le breakdown. Tabac, café, alcool, boissons frelatées n'ont pas de place dans la vie saine.

La régénération psychologique spontanée

Si vous vous coupez la main ou si vous vous occasionnez quelque autre lésion corporelle, elle se modifie peu à peu et tend à guérir spontanément. Cette tendance inhérente à l'organisme, nous l'appelons : la force curative de la nature. Il en est de même avec un mal qui frappe l'âme, ce qui du reste est évident puisque l'âme et le corps doivent être considérés comme un seul fait, envisagé de deux points de vue différents. Quand on dit que « le temps guérit toutes les blessures », on pense, en effet au **don merveilleux que possède l'homme de se relever des plus grands désastres et de trouver des voies, là où l'on ne voyait qu'obstacles.**

Ce n'est pas la gloire et la grandeur de la prestation qui déterminent sa valeur morale et libératrice ; c'est la foi et le dévouement qui l'animent.

Il y a un phénomène, appelé dégénérescence, qu'on a étudié de près en suivant la reproduction et le développement des dispositions morbides à travers les générations. Mais il existe un autre phénomène appelé **régénération qui consiste en ce que les forces vitales, qui luttent contre la désagrégation et la mécanisation, réussissent à reprendre le dessus. Les recherches concernant l'hérédité ont toujours accordé un intérêt spécial au phénomène de dégénérescence et elles ont ainsi été empreintes d'une certaine partialité.** Tout au commencement, les chances dégénératrices et régénératrices ont été enchevêtrées dans le fil de la vie de chaque être humain. Si tel ou tel groupe de possibilités se réalise dans sa vie, s'il glisse sur la pente de la dissociation, on monte vers la libération, cela n'est pas déterminé par une fatalité implacable et toute machinale. Partout où la vie existe, il existe aussi une nécessité d'un autre ordre. **Chaque fois qu'un homme suit la nécessité de son être et s'affranchit comme personnalité, il se libère, dans une certaine mesure, de l'hérédité, et cette délivrance implique la création d'un être nouveau.**

Il y a, en nous tous, des forces affirmatives et vitales qui, par maintes voies différentes, essaient de surmonter les suites des lésions qui nous sont infligées au cours de la vie.

Toute thérapeutique tend en dernier lieu vers l'hygiène, vers la manière de prévenir la maladie.

La connaissance approfondie des formations névrosiques, que la science nous offre, a pour conséquence immédiate une sécurité plus grande dans le domaine pédagogique.

Cependant, pour être bien posé, le problème de la psycho-hygiène exige une base beaucoup plus vaste que celle qui est purement pédagogique. Il ne s'agit pas seulement d'éliminer par l'éducation les conflits désastreux, mais aussi **d'aider l'homme à atteindre un état d'équilibre, grâce auquel il saura remporter la victoire dans les épreuves inévitables.** Encore plus, il s'agit d'empêcher que les **forces régénératrices** inhérentes à la nature ne s'étiolent ; **il s'agit, en un mot, de les élever à un tel degré de vitalité que chaque échec se transforme en un nouvel élan de force et de joie.**

(Extrait de *Comment l'âme guérit* (1925, ouvrage épuisé) par le docteur Bjerre)

6. Causes psychiques des troubles somatiques

Les « correspondances »

Des explications très diverses ont été avancées quant à la relation entre les anomalies physiques et les états psychologiques permanents, intenses et prolongés.

Voici une liste de « correspondances » entre les troubles de santé et les états émotionnels qui peuvent y être impliqués.

Bien entendu, il ne s'agit pas d'opérer d'une manière automatique, mais de rechercher, dans chaque cas, les difficultés qui ont pu se produire dans le passé ; le tableau ci-dessous y aidera.

L'organe le plus faible peut être « inconsciemment » et symboliquement choisi à l'occasion de la fuite dans la maladie ou dans l'invalidité. Dans certains cas, l'organe situé le plus directement dans « la ligne de feu » peut souffrir ; il en est ainsi, par exemple, de l'ulcère gastrique produit par un violent stress mental-émotionnel transmis par le nerf crânien pneumogastrique. Une modification de l'état émotionnel peut se révéler aussi nécessaire qu'un changement de régime alimentaire.

Troubles de santé - états émotionnels associés

Amygdales et végétations adénoïdes : Conflits avec parents ou professeurs. Révolte contre l'entourage familial ou scolaire.

Anémie : Peur (Cf. l'expression anglaise : *« Une peur à vous figer le sang »*). Dispersion des énergies.

Asthme : Anxiété. Agressivité réprimée. Dépendance excessive à l'égard des parents.

Bégaiement : Fortes inhibitions. *« Je ne dois pas me trahir. »* Faible disposition à utiliser le langage comme moyen de communication.

Cancer : Voir *Tumeur*.

Catarrhe : Sentiments étouffés. Frustration.

Cœur : Déception dans les relations amoureuses. Anxiété en rapport avec la crainte de ne plus être aimé. Suppression chronique d'émotions.

Colite muqueuse : Ressentiment consécutif à la frustration dans la vie affective. Etats émotionnels, tension mentale prolongée, instabilité.

Constipation : Parcimonie, netteté et propreté excessives. Thésaurisation (d'où le terme *Constipation psychique*).

Crampe des écrivains et des musiciens : Protestation contre le geste scriptural indésirable et dépourvu d'intérêt. Désir inconscient d'abandonner le violon, le piano, la machine à calculer, etc.

Diabète : Soucis d'argent et anxiété.

Diarrhée : Crainte d'une épreuve prochaine. Expiation d'une faute.

Dos (courbatures, raideur, fatigue) : Sentiments profondément blessés. Fureur ou appétit sexuel réprimé.

Douleur à l'épaule et au cou : Impression trop intense de responsabilité.

Epilepsie : Conflit dans l'acceptation ou le rejet du rôle masculin ou féminin.

Faiblesse vertébrale : Timidité, sentiments d'infériorité.

Foie : Le foie est affecté par les critiques, le ressentiment, le préjudice, la mauvaise humeur.

Genoux : Insécurité. Indécision.

Goitre : Anxiété. Orgueil (impossibilité « d'avaler » les outrages).

Hémorroïdes : Sentiment de culpabilité par autosuggestion.

Hypertension : Tension irritante et prolongée. Colère.

Hystérie : Désirs sexuels réprimés. Désirs inconscients défendus.

Insomnie : Insécurité. Excès de vigilance et d'état de disponibilité. Vie fébrile.

Maladies aiguës (fièvres) : Crises mentales ou émotionnelles aiguës, déception grave, impatience, trouble mental et moral.

Maux de tête : *De type migraine :* colère, jalousie ou doute réprimés. *Douleurs du haut de la tête :* stress émotionnel en rapport avec la sexualité ou la domination. *Douleurs au front :* faible disposition à affronter la réalité. Représentations pénibles ou peurs réprimées.

Maux de gorge : Inaptitude ou faible disposition à exprimer ses sentiments. Crainte de s'exprimer. Troubles sexuels (abus de rapports sexuels ou fuite devant la sexualité).

Mélancolie : Sentiment d'insuffisance. Irritabilité. Haine.

Neurasthénie : Inhibitions importantes. Fuite devant les responsabilités anciennes ou nouvelles.

Névralgie : Fureur réprimée.

Névrite : Confusion mentale ou distraction.

Obésité : Croyance excessive au matérialisme et au confort.

Paralysie (spasmodique) : Absence de volonté ou volonté contrecarrée ou exercice excessif de la volonté.

Phtisie pulmonaire : Découragement. Jalousie. Haine tenace.

Raideur vertébrale : Egoïsme et orgueil.

Rein : Etroitesse et « fixité » d'esprit. Amertume.

Rhumatismes : *Fibrosités musculaires* (dégénération fibreuse) : ressentiment étouffé ou réprimé. *Arthrite rhumatoïde :* l'énergie émotionnelle refoulée s'accumule et fait finalement irruption dans le système vaso-moteur affectant ainsi la circulation capillaire. *Ostéo-arthrite :* états volontairement agressifs et obstinés.

Sciatique : Agressivité refoulée. *(« A qui aimeriez-vous botter le derrière ? »)*

Sclérose en plaques : Scission de la personnalité qui dissocie les rôles et les fonctions du système nerveux central.

Sclérose des glandes ou artères : Caractère dur, intraitable, inflexible.

Surdité : Refus de contacts sociaux. Introversion.

Troubles du sinus. Fureur et humiliation refoulées.

Troubles gastriques : *Hypersécrétion :* anxiété. *Hypermotilité :* insécurité. *Ulcère :* stress mental-émotionnel. Energie et ambition excessives.

Tumeurs : « Communications » perturbées entre les nerfs et les tissus. *Causes :* anxiété, peur ou désir inconscient d'autodestruction.

Vertige : Peur de chute morale. Confusion ou désordre des idées.

Vision défectueuse : Faible disposition à voir ou à reconnaître. Intervention excessive de l'intellect, de la raison ou de l'intuition au détriment de l'observation (1).

7. Cancer et psychisme

A mon sens, le **cancron** — cellule cancéreuse — est un microcosme en anaérobie plus ou moins profonde, plus ou moins irréversible qui se développe en parasite impitoyable au détriment de cellules normales, hier encore ses associées. Cet anarchiste qui, subitement, refuse les ordres coordinateurs du tissu dont il est issu, s'est mué en une individualité révoltée et implacablement hostile. On constate chez lui une insuffisance d'assimilation d'oxygène. Un tel défaut provient de facteurs divers, souvent conjugués, parmi lesquels je tiens à citer plutôt :

— **Oxygène absorbé :** quantité trop faible.

— **Oxygène absorbé :** qualité anionique anormale.

— **Vitamines oxygénantes** (toutes à des degrés différents) : carences.

— **Oligo-éléments catalyseurs d'oxydation** (magnésium, fer, cuivre, cobalt, etc...) : carences.

— **Catalases d'oxydation :** quantité trop faible ou nulle.

Importance du milieu

Par conséquent, l'influence du milieu extérieur (air, lumière, eau, aliments) ne peut être niée. Quels que soient le tissu atteint primitivement et la cause du cancer, l'organisme ne se défend, avec des chances de succès, que s'il fournit aux cellules assez d'oxygène valable et les moyens de le fixer à temps, en quantité normale. Il ne

---

1. Voir notre ouvrage : *La Santé de vos Yeux* (Editions Dangles ; collection « Santé Naturelle »).

suffit pas qu'il en diffuse assez par l'exercice respiratoire, par l'anionisation de l'air, par l'hydrothérapie hyperthermique, etc... Il faut tout autant qu'il en permette la fixation dans le chimisme cellulaire par l'apport intégral des vitamines, des diastases et des oligo-éléments spécifiques d'oxygénation.

Respirer un air vivifié

Aussi, respirer profondément un air vivifié me paraît la base de tout traitement du cancer. Mouvements adaptés, frictions, compresses, bains, etc..., obligent l'oxygène à mieux circuler et plus vite dans l'immense réseau des capillaires et puis à filtrer à travers les membranes électrisées des cellules. **L'être physiquement inactif est un être sans défense,** « encrassé » voué avant peu à la toxémie et finalement à l'hyposphyxie aux conséquences toujours dangereuses.

Alimentation et cancer

Ensuite vient l'alimentation naturelle, saine, sobre, variée, équilibrée qui apporte, au total et sans difficulté, tous les biocatalyseurs précités, associés entre eux dans des complexes irremplaçables où ils s'exaltent mutuellement.

L'individu « mal nourri », donc carencé, s'affaiblit, s'use tôt et s'hyposphyxie. En fragilisant sa défense organique, en la déréglant, il favorise l'apparition de processus anarchiques et leur développement. **Seul, est « anticancéreux » le nutriment non bouleversé par des cultures ineptes, par des cuissons excessives ou par des conservants artificiels.** Dès que des ingrédients de l'agriculture, de la conserverie ou de l'art culinaire le souillent, il tend à véhiculer des facteurs de cancérisation. Qui mâche mal, gloutonnement, en excès, digère mal et fabrique alors des poisons de dégradation et de fermentation, même à partir de bromatons de qualité. Pareils toxiques à leur tour bloquent et inactivent des vitamines, des biocatalyseurs, des diastases, etc..., créant de l'asphyxie tissulaire. C'est pourquoi l'alimentation et l'hygiène alimentaire totale jouent un rôle énorme dans l'instauration d'états précancéreux et plus encore dans le développement des tumeurs, quel que soit le traitement pharmaceutique, photonique, électrique, etc..., utilisé.

Un cancéreux qui ne choisit pas une nourriture convenable risque fort de ne jamais guérir. Malgré son importance, cette partie aujourd'hui n'est pas de mon propos. « L'état psychique » de l'individu m'intéresse plutôt.

Détérioration du système nerveux

Le « fatigué » par un emploi du temps incohérent, le surmené continuel, l'énervé à longueur de journée, le violent, le pessimiste, le craintif sans raison, l'insomniaque par déplorable hygiène physique et mentale, etc..., tous détériorent leurs systèmes nerveux et hormoniques, au détriment de l'harmonie cellulaire. En effet, **surmenage, insuffisance de relaxation, peurs, idées noires, etc..., fabriquent des substances agressives, des ptomaïnes, qui désorganisent et lèsent le fameux terrain de Claude Bernard et qui, autant que les poisons alimentaires et parfois plus, provoquent des hyposphyxies en annihilant des catalyseurs d'oxygénation et d'oxydation.**

Celui qui ne mange pas posément, qui ne domine pas ses soucis et qui ne sait ni mesurer, ni varier ses efforts quotidiens en fonction de son « moi », devient son propre ennemi et « fabrique de mauvais tissus », vite envahissables par des cancérons. Donc, n'accusons pas exclusivement les produits exogènes dans la formation et le développement des tumeurs.

Peurs et cutions

Les mauvais états physiques à leur tour sont des synthétiseurs de poisons cancérigènes.

La société en est souvent responsable, ne serait-ce que par le fait qu'elle éduque mal. Ils imposent de placer les cancéreux dans un milieu calme, gai, qui apaise les nerfs et esprit, où les bruits sont légers et plaisants (phonothérapie), où les couleurs flattent le regard et ne l'offensent jamais (chromothérapie). Plus que l'homme sain et fort, il a besoin de loisirs agréables et de spectacles harmonieux et délassants. Ne le laissons pas inactif et replié dans son angoisse. Au contraire, évitons-lui les soucis, les doutes, les peurs, les agressions physiques et morales.

Loin des rues grouillantes, loin des cacophonies qui ébranlent et dérèglent le système nerveux, rendons-lui confiance dans sa résistance physique ; extirpons le pessimisme de son subconscient. Pour lui, appliquons la « médecine du sourire » qui retrempe son âme.

Vivre sain et sage n'épargne pas systématiquement les atteintes du cancer. Par exemple, nous n'évitons pas toujours la monstruosité cellulaire sous les rayonnements ionisants artificiels ou subis par hasard et dus à des aberrations passagères locales ou atmosphériques, etc... ; mais nous sommes certains de nous trouver dans les conditions de défense les moins insuffisantes et de profiter des meilleures chances de guérir.

Contagion ou hérédité ?

Le cancer est-il contagieux ; est-il héréditaire ? On en discute toujours. Chaque cancérologue défend sa théorie, preuve que les autres ne l'ont pas convaincu. **A mon avis, le cancer n'est pas contagieux** à proprement parler, surtout pour qui rompt avec les erreurs d'hygiène et cherche à satisfaire le « mens sana in corpore sana ».

Par contre, je crois à des prédispositions par hérédité. On trouve des familles à cancéreux, parce que le code héréditaire n'est pas correct et qu'il transmet des tares altérant tel ou tel organe de défense. Autrement dit, il fait des fragilisés qui, placés dans le même milieu ou soumis à des modes de vie incohérents, n'affrontent pas avec assez de vigueur les agressions de l'environnement et de l'alimentation. Sortis de cette ambiance anormale pour eux, rééduqués et mieux nourris, ils verraient croître leurs probabilités d'éviter le fléau rouge. D'une certaine façon, nous retrouvons là les sinistres maisons à cancer où l'état électrique anormal, où les rayonnements du sol provoquent sans fin des morts par anarchie cellulaire, d'autant plus que la même façon de mal vivre provoque les mêmes déficiences.

Sans profiter d'une théorie du cancer, je pense que cette maladie dérive de poisons exogènes et endogènes qui dénaturent des cellules saines et les mutent en anarchiques. Ils les décatalysent et, en particulier, ils les font basculer de l'aérobie dans une anaérobie plus ou moins profonde, plus ou moins irréversible.

Au cours de cette métamorphose parfois mortelle, apparaissent, par paliers, des états électroniques nouveaux, voire anormaux, et des rayonnements électromagnétiques qui rendent compte des processus déclenchés et qui parfois nous indiquent le traitement le mieux adapté.

Qui est responsable ?

Insistons sur les responsabilités encourues par notre civilisation qui nous instruit défectueusement ; qui martyrise nos cellules et notre esprit. En nous désharmonisant, en nous extrayant de notre milieu naturel, elle intervient pour une grande part dans le développement et dans la multiplication des anarchies tissulaires.

Plaçons l'homme dans un environnement normal où il s'épanouit physiquement et spirituellement, et il a beaucoup moins à redouter l'atteinte cancéreuse.

En conclusion, **prévenir le cancer exige, à la base, la pureté tissulaire et la puissance mentale. Cela s'acquiert, cela se gagne pas à pas, par l'association constante des hygiènes corporelle, alimentaire et intellectuelle.** Sans le concours de ces trois armes, pas de victoire définitive sur l'ONCOS (cancer). Ici, **le psychanalyste est aussi nécessaire que le diététicien.** (Professeur Raymond Lautié, docteur ès sciences)

8. Les enfants anormaux

On appelle enfants anormaux ceux qui présentent un retard de développement psychomoteur. On distingue parmi eux :

— les **débiles légers,** éducables et susceptibles d'être intégrés à la vie en société ;

— les **débiles moyens,** pouvant être partiellement éduqués et insérés dans la société ;

— les **débiles profonds,** inadaptables et inéducables.

Le nombre de ces enfants n'ira pas en diminuant. Au contraire, il augmentera, et c'est là la rançon des thérapeutiques modernes qui font vivre des enfants fragiles qui, sans elles, seraient morts (1).

Il est rare que ces anomalies soient le fait d'un facteur héréditaire. Presque toujours, on peut rassurer sur les futures grossesses (2).

Le problème capital est celui de la *rééducation.* Il faudra parfois envisager un placement, temporaire ou définitif. Malheureusement,

---

(1) Rappelons aussi que bien des enfants seraient normaux s'ils ne subissaient pas les conséquences des pratiques prophylactiques et thérapeutiques abusives qui sont la règle à notre époque.

(2) A condition que les géniteurs prennent des précautions avant la conception et que la femme enceinte évite les médicaments, le déséquilibre nutritionnel, etc., causes de malformations et de tares chez l'enfant. Ajoutons encore que bien des retards mentaux sont imputables à l'hygiène alimentaire et générale de l'enfant. (Voir André Passebecq : *Votre santé par l'alimentation saine et la diététique,* Editions Dangles.)

l'équipement nécessaire au traitement de ces enfants est nettement insuffisant. Les prévisions, à plus forte raison les réalisations, sont sans commune mesure avec les besoins.

Les malformations

L'édification anatomique et fonctionnelle du cerveau s'étend sur une période très étendue ; elle englobe non seulement la vie intra-utérine mais les premiers mois et même les premières années de la vie aérienne.

Si les organes sont formés durant les trois premiers mois de la grossesse et capables de fonctionner passé ce délai, il n'en est pas moins vrai que c'est durant cette période critique que se présentent les plus grands risques de malformation.

D'autre part, *l'édification du cerveau étant beaucoup plus lente, c'est cet organe qui sera le plus exposé aux accidents.* Ainsi, supposons une lésion cérébrale relativement localisée. Chez un adulte, elle entraînera une perte de la fonction cérébrale correspondant à la zone lésée. Mais chez un enfant, en plus de ce déficit, elle entraînera bien d'autres effets parce que, l'organe cérébral étant en cours d'édification, il va s'ensuivre une viciation de l'ensemble du cerveau, qui ne sera ainsi jamais ce qu'il aurait dû être.

C'est pourquoi les tableaux cliniques réalisés par ces atteintes cérébrales sont extrêmement variés et qu'une étiquette précise est souvent bien difficile à établir avec précision dans le cas d'enfants manifestement atteints de troubles cérébraux.

L'enfant débile

C'est celui qui présente un déficit intellectuel. Il peut être reconnu à des âges très divers et dans des circonstances différentes :

— à la naissance : malformation visible au niveau du crâne (hydrocéphalie, microcéphalie, etc.) ;

— morphologie caractéristique : mongolisme par exemple ;

— comportement : nouveau-né particulièrement hypotonique ;

— dans la petite enfance : retard des acquisitions psychomotrices, de la marche, de la station debout, regard atone, sans éclat ;

— à l'âge scolaire : dépistage par les tests intellectuels (quotient intellectuel inférieur à la moyenne).

Il est important de **ne pas confondre un déficit intellectuel avec un déficit sensoriel** (retard de la parole pouvant avoir pour origine une surdité, par exemple). Egalement, **la carence affective peut avoir des conséquences sur le développement psychomoteur de l'enfant,** et un enfant apparemment arriéré peut se révéler normalement intelligent mais insuffisamment entouré de chaleur affective. Dans ces conditions, la thérapie devra considérer les causes et non les effets, et un résultat sera bien plus rapidement acquis que si le retard est dû à une lésion cérébrale organique.

Les **débiles légers** ont un Q.I. situé entre 65 et 85. A condition de recevoir une formation spécialisée dans le cadre scolaire ou professionnel (classes de perfectionnement et centres de perfectionnement professionnel), **ces enfants peuvent acquérir une assez large autonomie sociale.**

Les débiles moyens ont un Q.I. variant entre 50 et 65. Ils seront éduqués dans des internats médico-pédagogiques et recevront une formation professionnelle dans un institut médico-professionnel. Ils ne sauront que rarement assumer leur autonomie sociale et devront être constamment suivis.

Quant aux **débiles profonds,** leur Q.I. est inférieur à 50. Dans la mesure où on peut les éduquer à s'habiller, se déplacer, se nourrir, etc., ils trouveront place dans des collectivités composées exclusivement de déficients intellectuels.

Mais il faut aussi tenir compte des facteurs psychologiques, qui prennent une importance considérable chez les débiles. En effet, le milieu familial conservera plus facilement un débile affectueux et doux qu'un instable coléreux qui sera mal toléré partout, même dans une collectivité de déficients intellectuels.

L'enfant infirme moteur cérébral

Deux sortes de troubles dans cette catégorie : *les infirmités motrices à forme de paralysie partielle ou locale et les mouvements anormaux qui viennent perturber gestes et mouvements* (mouvements choréo-athétosiques).

Ces troubles peuvent apparaître à n'importe quel âge, et pourtant ils sont dus à une *atteinte cérébrale remontant à la naissance.*

C'est que la maturation du cerveau moteur se fait au cours des premiers mois de la vie aérienne, et il est donc normal qu'une lésion du cerveau moteur existant dès la naissance ne se manifeste à l'observation qu'à l'âge de l'apparition normale des possibilités motrices correspondantes chez l'enfant (marche, par exemple).

Il faut noter que ces infirmités motrices peuvent s'additionner à des déficiences intellectuelles, mais pas forcément. **Il sera ainsi plus facile de rééduquer un déficient moteur intelligent que débile,** parce que la rééducation réclame la coopération de l'enfant et qu'elle sera donc facilitée.

Néanmoins, dans un grand nombre de cas, on s'aperçoit que les possibilités intellectuelles des déficients moteurs vont en se dégradant. Ce qui nous ramène à notre observation, au chapitre des malformations : le cerveau étant encore en période de maturation, une lésion va vicier toute sa construction et les conséquences n'en seront ressenties que des années plus tard, fréquemment. Ajoutons que, selon notre expérience, **la dégradation progressive de certains déficients moteurs peut être due aux traitements médicamenteux qu'ils ne manquent pas de subir** — sans aucun succès dans la plupart des cas (sinon dans tous les cas).

TROISIEME PARTIE

fatigue, surmenage, dépression

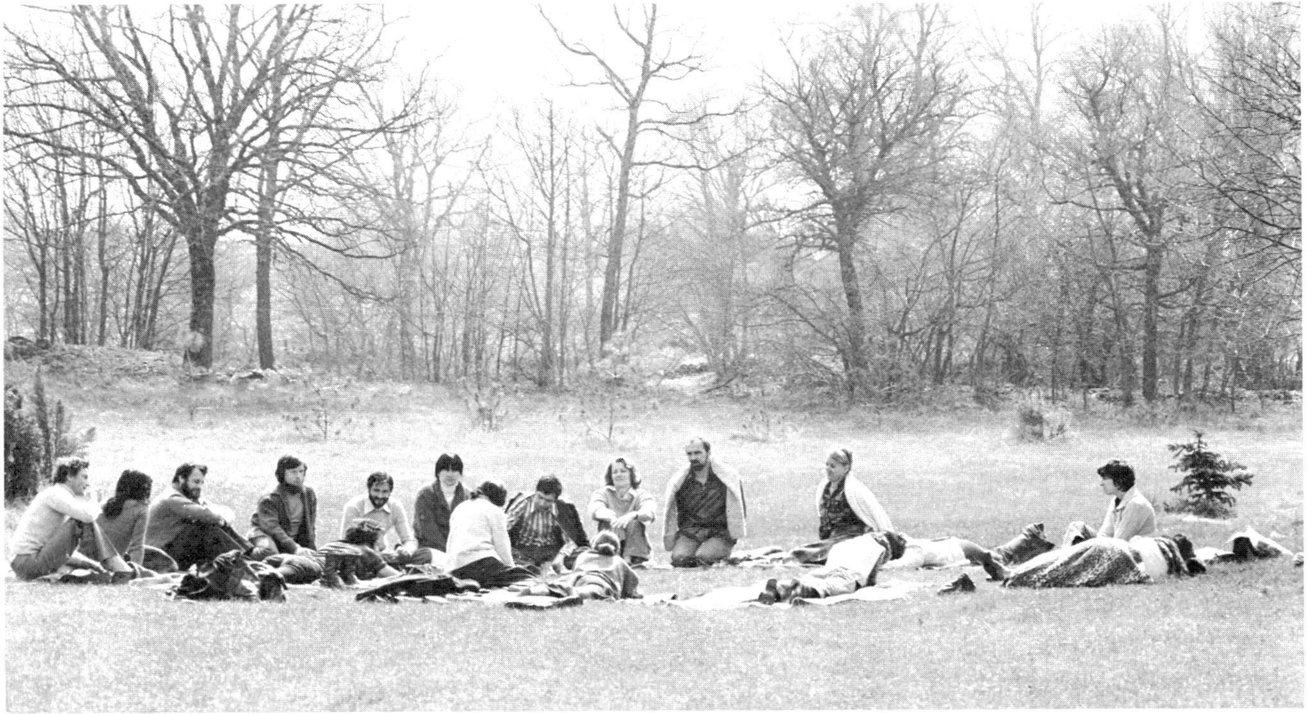

Au milieu de la nature, certaines activités de groupe acquièrent une intensité particulière. Reprise du contact avec les rayonnements telluriques, ionisation négative de l'atmosphère, impression de liberté retrouvée, prise de distances par rapport aux contraintes sociales artificielles et souvent dégradantes..., telles sont des conditions extérieures favorisant la force médicatrice naturelle et la régénération psychologique spontanée dont parlaient le Dr Bjerre et Charles Baudouin. (Photo Vie et Action).

9. La fatigue physique et mentale

« La science a ouvert à l'homme un pays merveilleux mais plein de dangers. Nous avons été trompés par d'étranges mirages. » (Docteur Alexis Carrel, *Réflexions sur la conduite de la vie.*)

Lorsque les réactions organiques ne sont pas perturbées par des interventions que nous appelons artificielles, **la fatigue représente une mesure d'autoprotection,** une sonnette d'alarme : elle indique que les tensions exercées sur l'organisme, sur le système neuro-hormonal, approchent d'un niveau dangereux. On trouve aussi la fatigue dans les maladies aiguës où sa signification n'est pas différente.

La nature indique ainsi que le repos est devenu nécessaire et que des mesures doivent être prises pour corriger les causes du déséquilibre. Qu'il s'agisse de l'exercice physique, du travail intellectuel ou des conflits affectifs et émotionnels, les réactions peuvent se présenter sous des formes semblables. L'excès de travail intellectuel, avec sédentarité, peut provoquer les mêmes réactions physiques (palpitations, essoufflement, transpiration, etc.) que le travail physique intensif. Combien de refoulements émotionnels prennent le masque de la fatigue ! En période de forte fatigue musculaire, la baisse du rendement intellectuel est bien connue.

Travail physique et fatigue

Longtemps on a pensé que les muscles sécrétaient une sorte de « toxines de fatigue ou d'épuisement ». Les réserves d'énergie de l'organisme (sucre et oxygène) sont très faibles. Après les avoir consommées, les muscles, faute de nourriture, s'arrêtent de fonctionner, tout comme un moteur d'automobile a des ratés lorsqu'on réduit son arrivée d'air ou qu'on dilue l'essence.

Au repos, nous ne consommons que peu d'oxygène mais le moindre effort fait grimper cette consommation en flèche, jusqu'à vingt-six litres à la minute. Or, les poumons ne peuvent fournir que quatre litres à peine d'oxygène par minute, et le reste de ce que nous brûlons doit être emprunté aux globules rouges du sang, qui ne tiennent pas plus d'une vingtaine de litres à notre disposition.

Notre réserve d'oxygène nous permet une dépense d'énergie massive mais brève. *En courant,* même brièvement, nous pouvons user près du tiers de cette réserve. Cependant, la défense organique s'éveille : il nous est presque impossible d'arriver à un stade d'épuisement complet car toutes sortes de malaises protecteurs nous obligent à ralentir notre effort : crampes musculaires, points de côté, messages de détresse du poumon qui cherche à combler son retard (bien entendu, en cas de cardiopathie, l'échéance peut être dramatique).

En cas d'exercice modéré, la demande et l'offre d'oxygène s'équilibrent approximativement mais ici un autre frein entre en jeu : nos réserves énergétiques en sucre sont faibles. La marche ordinaire double la vitesse de combustion du glucose sanguin et le travail de force l'accélère de cinq à quinze fois.

Or, *le cerveau et les nerfs sont particulièrement sensibles au manque de sucre et d'oxygène* et, bien avant l'épuisement des réserves sanguines, ils nous protègent en ralentissant les influx nerveux qui déclenchent les mouvements musculaires. La « saine fatigue » de l'exercice physique apparaît et nous empêche de nous détruire.

Effort intellectuel et fatigue physique

Le cerveau représente 2 % du poids du corps mais il accapare 14 % de la circulation sanguine et 23 % de l'apport total d'oxygène. Il n'accomplit aucun travail mécanique mais consomme beaucoup de sucre.

Pourquoi a-t-il besoin de tant de combustible ? Nous l'ignorons mais nous savons qu'il transforme en ondes électriques et en influx nerveux l'énergie chimique de l'oxygène et du sucre. Il ne dispose d'aucune réserve propre et il dépend en permanence de son apport sanguin. Lorsque celui-ci s'interrompt, le coma survient. *Huit minutes suffisent pour que se produisent des lésions irréversibles* et que des cellules cérébrales meurent sans pouvoir être régénérées ni remplacées.

On conçoit l'importance considérable d'une bonne circulation du sang dans la tête, grâce à une bonne santé des vaisseaux, veines et artères, qui traversent le cou et irriguent le cerveau.

L'équilibre vital de cette zone est si précaire que le cerveau doit se protéger contre toute baisse, même légère, de la fourniture d'oxygène et de sucre. Il allume le feu rouge de la fatigue physique et ralentit ainsi les autres organes afin de dériver à son profit les sources de ravitaillement, et c'est ainsi qu'apparaît la sensation très nette de lassitude corporelle. Celle-ci pourrait être comblée par un apport d'oxygène et de sucre, d'où la nécessité, pour un travail intellectuel efficace, de périodes rythmées d'exercices oxygénants, indépendamment d'une alimentation bien équilibrée permettant une bonne assimilation des sucres.

Les émotions et la fatigue

Si nous nous reportons à l'homme primitif, nous pouvons penser qu'il devait souvent faire appel à toutes ses forces pour combattre ou fuir ses ennemis. La peur, la colère, qui influent sur les glandes surrénales, l'entraînaient à puiser dans ses réserves d'énergie. Le stress, en effet, provoquant une décharge d'adrénaline dans le sang, rend le souffle plus ample et le cœur plus rapide. Dérivé vers le cœur, les muscles et le cerveau, le sang leur apporte davantage d'oxygène. Le sucre est en même temps libéré de ses réserves hépatiques. L'influx d'adrénaline permettait donc à l'homme des cavernes de ne ressentir son épuisement qu'une fois le combat terminé.

Nous avons, nous les hommes du XXe siècle, hérité du même mécanisme protecteur vital et, grâce à lui, nous pouvons surmonter des crises aiguës et brèves. Mais contrairement à l'homme de jadis, nous nous trouvons souvent en présence de difficultés qu'une action énergique ne saurait aplanir : la crainte du chômage, la jalousie, la peur de perdre son prestige, un environnement trop bruyant, etc. A toutes ces causes d'irritation permanente, bien peu d'entre nous réagissent par la colère rouge. **Nous cherchons à dominer nos émotions pour garder un masque digne et impassible.** Les conflits retentissent à l'intérieur de nous-mêmes : *« notre machine à mobiliser l'énergie reste coincée et nous nous sentons fatigués ».*

Lassitude chronique et maladies organiques

En cas de maladie aiguë, il est évident que les symptômes (fièvre, céphalée, abattement, etc.) découragent tout effort superflu ; *l'organisme concentre ses moyens dans le but de se désintoxiquer, de lutter contre les causes pathogènes,* de se régénérer. Ce n'est donc pas le moment le plus favorable pour prendre des excitants ou d'autres substances qui masquent les symptômes et nous incitent intempestivement à l'action.

Dans certaines maladies chroniques également, des « dérégulations » peuvent apparaître, entraînant la fatigue (par exemple, dans le diabète). Des dispositions adéquates sont alors à envisager.

Cependant, la fatigue est parfois l'unique symptôme décelable. Avons-nous alors affaire à des troubles organiques insidieux ou à des problèmes émotionnels ? Bien des chocs affectifs, des déceptions, des stress peuvent être en rapport direct ou indirect avec des névroses mais il faut se garder de conclure prématurément. *Des difficultés émotionnelles peuvent être amplifiées par des troubles organiques ;* d'autre part, *des troubles organiques peuvent être dus à des problèmes psychologiques.* Ici apparaît la nécessité d'une approche dans l'optique de la psychosomatique naturelle.

Alimentation et fatigue

En cas de fatigue physique, si l'on se contente d'un ou deux repas importants par jour, un phénomène défavorable se produit au niveau du sang : quelque temps après le repas, le sang se charge en sucre mais l'exercice physique fait rapidement décroître cette glycémie, et le sujet peut passer de l'hyper à l'hypoglycémie. En revanche, lorsque le sujet prend un plus grand nombre de repas : quatre ou cinq par exemple, moins copieux mais mieux équilibrés, le taux de sucre dans le sang reste plus constant, plus stable, et la fatigue est moins sensible.

C'est d'ailleurs ce même conseil que nous pouvons donner aux diabétiques : la stabilité du taux de sucre sanguin permet de mieux contrôler celui-ci et facilite, lorsqu'il est possible, le rétablissement par les méthodes naturelles.

Régime amaigrissant et fatigue

Certains régimes peuvent entraîner une fatigue plus ou moins accentuée. Les formules trop restrictives, celles qui consistent, par exemple, à ne prendre que des aliments protidiques, en refusant les hydrates de carbone sous prétexte que ceux-ci font grossir ; les régimes comportant en prédominance des hydrates de carbone sous prétexte que la viande est nocive ; les régimes dissociés, séparant les protides des hydrates de carbone — *toutes ces formules sont défavorables à l'équilibre nutritionnel ; elles rendent le sujet plus sensible à la fatigue.* L'effort physique et intellectuel peut alors devenir beaucoup plus pénible. L'efficacité générale s'en ressent. Objectivement, le tonus musculaire s'affaise lors des mesures physiologiques qui peuvent être entreprises pour l'apprécier.

Manque d'exercice et fatigue

La sensation de fatigue apparaît généralement après un exercice physique intense mais est-ce l'exercice qu'il faut incriminer ? La fatigabilité n'est souvent que la conséquence d'un manque d'entraînement.

Au cours d'une enquête effectuée à Harvard, U.S.A., on a soumis aux mêmes exercices des athlètes et des étudiants sédentaires puis on a comparé leurs pulsations ; on a constaté que *le cœur des athlètes pompait davantage de sang en moins de battements.*

Il a également été démontré qu'*après entraînement, les sujets parvenaient à effectuer le même travail en consommant moins d'oxygène ;* la capacité et le rendement de leurs poumons s'étaient accrus par l'exercice.

D'autres études ont montré que le fait de soumettre des sujets sédentaires à un exercice soudain et violent pouvait entraîner la destruction de 12 à 30 % de leurs globules rouges, d'où une diminution brutale de la capacité du sang à transporter l'oxygène aux muscles et au cerveau. C'est pourquoi *il faut éviter les efforts sportifs violents* après une période de plusieurs jours de sédentarité. Il est nocif de se dépenser excessivement au cours du week-end, le reste du temps ayant été passé au bureau dans l'inactivité physique.

La fatigue au réveil

Certaines personnes se plaignent d'être plus fatiguées en s'éveillant qu'en s'endormant.

Au cours du sommeil, les dépenses d'énergie sont beaucoup plus faibles que les processus de mise en réserve, si bien qu'au bout de sept ou huit heures, le plein doit normalement être refait ; on doit se réveiller dispos.

Cependant, il suffit de se découvrir excessivement dans une pièce froide pour que la lutte du corps contre le refroidissement ralentisse la reconstitution de l'énergie. Dans une chambre à coucher surchauffée, les poumons et le cœur doivent travailler davantage pour dissiper les calories excédentaires.

Certaines fatigues ressenties le matin peuvent provenir de conflits émotionnels profonds qui se réactivent durant la nuit et perturbent le sommeil. D'ailleurs, nous pouvons facilement constater que ce qui nous tourmentait la veille au coucher revient immédiatement au réveil.

Excitants et fatigue

Le café, le thé et certaines autres drogues contiennent des substances excitantes qui semblent stimuler le cerveau et rendre plus toniques les contractions musculaires. Ces substances sont généralement utilisées pour surmonter la fatigue du matin et donner un coup de collier. Est-ce judicieux ?

Pouvons-nous sans risques masquer la fatigue, surexciter un organisme qui présente des défaillances ? N'est-ce pas reculer pour mieux sauter dans le vide ? N'est-il pas préférable de prendre le repos nécessaire mais, surtout, d'adopter les mesures qui permettront de rectifier les causes physiques et psychologiques de la fatigue ? Les athlètes en compétition qui se livrent au *dopage* accélèrent la dégradation de leurs muscles et de leur système nerveux. Beaucoup de champions terminent lamentablement leur vie. Les *drogues* entraînent à une accoutumance, d'où résulte une prise de plus en plus forte de toxiques ; elles suppriment l'appétit, provoquent des étourdissements, des maux de tête, des insomnies, jusqu'aux troubles plus graves : coma ou mort dans certains cas.

L'alcool, de son côté, déprime plus qu'il ne stimule. Les forts buveurs s'épuisent facilement car ils tirent de l'alcool une bonne part de leurs calories et manquent, de ce fait, d'autres apports nutritifs. Le taux de sucre sanguin est en général trop bas chez eux ; leurs nerfs et leurs muscles privés de vitamines sont douloureux ; leur humeur est sombre. Ils sont fatigués avant de se mettre à l'ouvrage et complètement épuisés quand les autres commencent à trouver leur cadence.

Le tabac et l'effort

La nicotine du tabac accélère les pulsations et le flux sanguin, du moins au début, ce qui accroît la quantité de sang que reçoit le cerveau. Mais il s'agit là d'une illusion car, à cette première excitation, succède un état de fatigue cardiaque dû à la réduction du calibre des vaisseaux sanguins (effet vaso-constricteur du tabac). La fumée contient aussi de l'oxyde de carbone, poison des globules rouges qui les empêche de se charger en oxygène. Nous ne parlerons pas des mille trois cents autres toxiques que contient la fumée de tabac.

Le sommeil et la récupération sont mieux assurés si les soins sont basés sur une étude psychosomatique naturelle des causes physiques et psychologiques des troubles.

10. Le surmenage (syndrome d'épuisement) — le risque des « nouvelles armes thérapeutiques »

« Si l'on défend de publier des erreurs, on arrêtera le progrès de la vérité, parce que les vérités nouvelles passent toujours pendant quelque temps pour des erreurs et qu'elles sont rejetées comme telles par les magistrats. » (Malesherbes, *Troisième Mémoire sur la librairie.*)

Un mal répandu

Le rythme de vie auquel l'homme moderne est soumis, les chocs émotionnels, le bruit, les préoccupations trop diverses qui l'assaillent, les déficiences et les carences alimentaires exigent de son organisme et de son esprit des efforts d'adaptation, de réglage intellectuel et physique, dont la répétition risque de dépasser ses forces.

Les travaux du docteur Selye (Montréal) et des psychosomaticiens ont montré que le *syndrome dépressif essentiel* (ou *psychasthénie*) est en passe de devenir, par sa fréquence croissante, le trouble le plus caractéristique de notre époque d'agitation, de productivité, de technique à tout prix.

Troubles psychiques

C'est un état qui se caractérise principalement par une *fatigue physique et psychique* accompagnée, à des degrés variables, d'un cortège de *troubles fonctionnels* des différents organes.

Les troubles psychiques proprement dits sont dominés par la fatigue et la dépression, fatigue matinale qui s'atténue en fin de journée, la perte de la volonté, les difficultés de concentration intellectuelle, la diminution très nette du rendement. Il y a anxiété, sentiment d'insécurité, d'incapacité, d'infériorité accentuée, d'angoisse, de doute, ainsi qu'une vulnérabilité excessive aux chocs affectifs et sentimentaux.

Le psychasthénique souffre beaucoup de cet état, qu'il ne peut contrôler, comme s'il était « dépersonnalisé ». Son échelle des valeurs se modifie et elle se trouve souvent beaucoup plus atteinte par les petites contrariétés que par les drames.

L'insomnie est alors constatée, avec ruminations anxieuses, soucis démesurés amplifiés par la nuit, impossibilité de trouver la détente.

Douleurs et maladies organiques

D'autre part, la multiplicité et l'infinie diversité des **troubles somatiques** se traduisent par des douleurs et des maladies organiques dont nous pouvons passer en revue les principales.

Le malade souffre de partout, surtout d'*algies dorsales et lombaires,* de *névrites,* de *migraines* fréquentes accompagnées souvent de vertiges ou d'une sensation de brouillard trouble devant les yeux.

On observe aussi des **troubles du système cardio-vasculaire,** qui se traduisent par des palpitations, des douleurs souvent très vives au niveau du cœur et du bras gauche, une mauvaise réaction aux variations de température, ou encore par des bouffées de chaleur émotionnelles. L'hypotension est alors de règle.

On trouve encore des **troubles gastro-intestinaux, urinaires ou génitaux** qui se traduisent aussi bien par un fonctionnement anormal que par une véritable infirmité.

Plusieurs de ces signes organiques peuvent être présents simultanément. Ils sont parfois discrets ou, au contraire, intenses au point de masquer le contexte moral et mental, c'est-à-dire la véritable cause.

Dans certains cas, le trouble, qui est purement fonctionnel au début, évolue vers une véritable lésion : coronarite, ulcère gastrique ou duodénal, etc.

Et que dire encore de l'infinité des *affections nerveuses qui se doublent de déséquilibres endocriniens* (goitres, affections des surrénales, diabète, maladie bronzée d'Addison, etc.) ? Les troubles vago-sympathiques sont la clé et la source de nombreuses affections.

Mais il faut bien savoir que ces diverses perturbations psychiques et physiologiques sont autant de *réponses d'un organisme normal aux agressions constantes* auxquelles il est aujourd'hui exposé.

On a dit avec raison que l'homme moderne semble devoir payer de sa paix intérieure la prospérité matérielle que lui apporte l'ère de la technique.

Les vacarmes de cette époque agitée, enregistrés au niveau de l'écorce cérébrale, se répercutent, par l'intermédiaire des centres de la base du cerveau, sur le système neuro-végétatif et se traduisent alors, selon leur intensité et leur fréquence, par les *sensations d'anxiété ou de lassitude* ou par les perturbations les plus diverses des organes internes commandés par ce même système.

Le traitement

Comment donc envisager le traitement de l'asthénie, du syndrome d'épuisement, du surmenage ?

Péguy avait souhaité *« que l'humanité entreprît de simplifier son existence avec autant de frénésie qu'elle en mit à la compliquer »*.

Et Alain disait : *« Apprendre à ne plus penser, c'est une partie, et non la moindre, de l'art de penser. »*

Le véritable traitement consiste à mettre l'organisme au **repos** le plus total possible (physiologique, émotionnel, intellectuel).

Le **problème alimentaire** doit être étudié d'une manière précise, en fonction de chaque situation. Le **rythme travail-repos,** l'**exercice physique,** l'**exposition mesurée au soleil,** la **rectification des erreurs de vie** (excès et déficiences de toute sorte) et la **suppression du bruit,** constituent l'essentiel de la véritable thérapeutique.

Parfois même, il faut **éloigner le surmené du milieu dans lequel il cultive ses soucis,** le rééquilibrer, le rééduquer même.

Après le retour au calme, des mesures d'ordre pratique s'imposeront : réorganisation du travail et des loisirs, hygiène alimentaire et générale correcte, **abstention des toxiques** (tabac, alcool, médicaments, etc.).

Les palliatifs dangereux

Beaucoup possèdent une volonté insuffisante pour mener à bien un tel traitement et jugent plus expédient et plus facile de recourir aux stimulants sous toutes leurs formes. Rappelons-en quelques-uns pour mémoire.

Certains stimulants portent sur l'état général, telles *substances tissulaires* (sérum de Bogomoletz, extraits placentaires), *biologiques* (hormones) ou *chimiques* (phosphore, calcium, arsenic ou vitamines).

D'autres influencent directement le système nerveux soit par un effet de *stimulation brutale et passagère,* avec tous les dangers que cette stimulation représente, soit par une *action lente sur le métabolisme cérébral,* tels les glutamates, les vitamines du groupe B ou les dinitriles.

Dans les formes anxieuses, la thérapeutique médicale classique a recours au contraire aux *calmants,* qui présentent pour la plupart de gros inconvénients par leurs effets secondaires de malaises divers et surtout leurs propriétés hypnogènes, leur danger d'accoutumance et leurs effets cumulatifs.

Mais récemment, l'arsenal thérapeutique s'est enrichi de nouvelles substances beaucoup plus spécifiques et beaucoup plus « efficaces ». Leur action porte non plus sur l'écorce cérébrale mais, semble-t-il, dans les centres hypothalamiques sous-corticaux.

Leur mécanisme pourrait être comparé à celui d'un disjoncteur du courant émotionnel circulant entre le cortex et le centre de commande neuro-végétatif.

Ainsi donc, hanté et dévoré par la technique, c'est vers la technique et la chimie que l'homme se retourne, espérant y retrouver la liberté de son esprit.

Serons-nous tous un jour soumis à ces drogues nouvelles ?

Beaucoup se laissent tenter, considérant qu'il s'agit de régulateurs discrets de notre humeur et de notre comportement. Ils croient en leurs promesses de sérénité, de calme, et ils pensent que ces drogues leur apporteront la fin de leurs angoisses ou de leurs appréhensions.

Ces dérivés des alcools tertiaires acétyléniques ou du chlorobenzhydryl sont, a-t-on pu écrire, *« le reflet et la conséquence des tourments d'une époque qui porte en elle le germe d'un avenir plus frénétique encore où risquent de dominer de monstreux substituts chimiques de la solitude et de la méditation* ».

Leurs effets à court ou à long terme sont redoutables : *dépersonnalisation, accentuation de l'angoisse, manifestations épileptoïdes, déséquilibres mentaux, impulsion au suicide.*

La clé de l'équilibre et de la santé ne réside certainement pas dans les drogues, tranquillisants et pilules de bonheur. Ces palliatifs indésirables n'ont pas de place dans la vie saine. Le recours occasionnel à ces substances n'est même pas admissible car elles créent un besoin de « récidive », d'autant plus regrettable que leurs effets sont cumulatifs, c'est-à-dire s'additionnent. Il se trouve même que les effets de plusieurs drogues ne s'additionnent pas mais se multiplient.

La vie saine ne réserve aucune place aux substances antibiologiques. L'homme raisonnable ne se laisse pas aller aux mirages.

11. Causes de la dépression et des troubles nerveux

Causes organiques	**Causes psychiques**	**Causes familio-sociales**
Troubles sympathiques. Terrain. Troubles digestifs (foie, estomac, intestin). Constitution (pas toujours responsable). Migraines. Troubles glandulaires. Corps thyroïde. Ovaire (syndrome prémenstruel par hyperfolliculinémie). Trouble de la ménopause (ordre glandulaire et circulatoire). Impuissance-frigidité. Les anxieux du cancer. *Très souvent c'est le système neuro-endocrinien qui provoque le trouble organique.*	Emotivité native exagérée (femmes surtout). Instabilité nerveuse. Surmenage intellectuel. Apathie intellectuelle. Conflit moral (très fréquent). Dysharmonie conjugale. Sensibilité étouffée (manque de confiance en soi, doute, timidité). Sexualité paralysée. *Le trouble psychique affectif remonte toujours assez loin dans le passé du malade.*	Milieu de vie actuelle. Vitesse et précipitation dans l'action (mouvement perpétuel). Rythme anarchique du système nerveux (rythme nuit troublé, insomnie). Bruits permanents (à la ville, chez soi, T.S.F.). Spectacles choquants (certains films). Lectures choquantes (magazines, faits divers où s'affichent meurtres, sadisme). Soucis matériels : enfants, famille. Travail automatique imposé par nécessité (Robot social), pas d'orientation personnelle dans le travail. Inadaptés professionnels.

Bilan organique	Bilan psychique	Bilan social
Alimentation (suralimentation nocive pour le système nerveux). Boissons toxiques (alcool, vin, café). Vapeurs toxiques (professionnelles). Tabac. Surmenage physique ou décontraction exagérée (pas de mouvements, d'exercices, de jeux, de sports). Circonstances physiologiques. Multi-natalités, lactation excessive.	Enfance, éducation (parents, éducateurs). Adolescence mal orientée. Concentration sur soi. Pas d'éducation de la volonté. Sensibilité restée au stade infantile. Complexe inconscient (infériorité). Rythme psychique dysharmonique : pas d'alternance : activité psychique et physique (l'individu est trop intériorisé). Absence de culture de la personnalité (intelligence, sens artistique, idée élevée).	Suggestions de la société par perte de la réaction personnelle d'où révolte inconsciente (revendication ou fuite hors de la société). Absence de vie familiale ou divorce. Absence de loisirs et de détente (campagne, air pur). L'individu n'est plus une personnalité sociale. Pas de charité, pas de solidarité. Complexe inconscient, collectif (haine, jalousie en puissance de se manifester, névrose collective).

Etes-vous sur la voie de la dépression ?

Chaque fois que vous répondez oui, entourez d'un cercle le nombre correspondant à la question, dans la colonne de droite.

	Oui
1. Eprouvez-vous des difficultés de concentration ?	1
2. Avez-vous souvent des pertes de mémoire ?	1
3. Eprouvez-vous des difficultés à prendre rapidement vos décisions ?	1
4. Avez-vous perdu le sommeil, ou vos nuits sont-elles troublées par de fréquents réveils ou des cauchemars ?	10
5. Avez-vous perdu confiance en vous ?	1
6. Avez-vous l'impression d'être devenu inférieur à vous-même ?	2
7. Votre travail s'accumule-t-il excessivement ?	2
8. Avez-vous de la peine à vous lever le matin ?	2
9. Avez-vous perdu le goût de faire de la gymnastique ou du sport ?	2
10. Etes-vous fatigué après un coup de collier, même court ?	1
11. Avez-vous perdu l'enthousiasme au travail ?	1
12. Trouvez-vous que tout ce que vous faites est trop lourd pour vous, vous dépasse ?	2
13. Ressentez-vous une fatigue constante ?	2

14. Avez-vous eu récemment une promotion qui vous semble dépasser vos limites de compétence ? 2

15. Etes-vous mécontent de vous et de la manière dont vous travaillez ou dont vous conduisez vos affaires ?........... 1

16. Etes-vous fréquemment nerveux et crispé ? 1

17. Avez-vous souvent la gorge serrée ? 1

18. Ressentez-vous souvent de la tension et de la douleur au creux de l'estomac ?.............................. 2

19. Etes-vous devenu hargneux et vindicatif, réagissant trop vite et durement ? 2

20. Eprouvez-vous un dégoût pour la nourriture ?........ 1

21. Souffrez-vous d'une boulimie croissante ?............ 1

22. Etes-vous tenté, pour « tenir le coup » de prendre, du café, des drogues ou d'autres toxiques ?................ 5

23. Avez-vous fréquemment envie de pleurer ? 2

24. Eprouvez-vous moins de chaleur affective pour les membres de votre entourage ? 1

25. Eprouvez-vous des difficultés à rencontrer les autres ou à entretenir des relations avec les autres ?................. 1

26. Consacrez-vous maintenant trop peu de temps à parler avec les autres ?.................................. 1

27. Trouvez-vous que la vie n'est qu'une lutte constante et exténuante ?.................................... 1

28. Ressentez-vous de l'angoisse ou de la panique sans raison apparente ?.................................... 1

29. Pensez-vous que la vie soit absolument sans espoir ?... 2

30. Etes-vous découragé quant à votre avenir ? 2

31. Pensez-vous que la vie ne vaut pas la peine d'être vécue ? 2

32. Mangez-vous plus de 100 grammes de viande chaque jour ? 2

33. Prenez-vous moins de 300 grammes de fruits et de légumes chaque jour ?............................ 2

Total : ....

Si vous totalisez plus de 10 points, nous vous conseillons de réexaminer votre plan de vie en réfléchissant sur votre mode d'existence par l'étude des questions auxquelles vous avez répondu positivement.

Si vous totalisez 20 points et plus, consultez d'urgence un conseiller psychologue enseignant également les méthodes naturelles de santé.

Vos habitudes alimentaires sont-elles favorables à votre équilibre physique et mental ?

Chaque fois que vous répondez oui, entourez d'un cercle le nombre correspondant à la question, dans la colonne de droite.

	Oui
1. Avez-vous tendance à grignoter tout au long de la journée ?.	2
2. Manquez-vous fréquemment d'appétit ?	1
3. Sautez-vous habituellement un ou deux repas chaque jour ?	1
4. Vous sentez-vous faible ou défaillant si vous ne pouvez pas manger exactement à l'heure ?	1
5. Avez-vous l'impression de défaillir après un exercice physique même modéré ?	1
6. Prenez-vous un dessert sucré chaque jour, systématiquement ?.	2
7. Prenez-vous fréquemment des repas hypocaloriques avec produits sucrants artificiels ?	1
8. Consommez-vous habituellement des boissons sucrées entre les repas ?	2
9. Prenez-vous fréquemment une forte ration d'aliments farineux (pâtes, pain, biscuits, céréales, etc.) ?	2
10. Etes-vous très porté à prendre des aliments sucrés (sucre, sirops, fruits au sirop, confitures, pâtisseries, etc.) ?.	3
11. Ajoutez-vous systématiquement du sel de cuisine à votre nourriture ?	2
12. Prenez-vous habituellement de la viande deux fois et plus par jour ?	2
13. Prenez-vous moins d'un œuf en moyenne chaque jour ?	1
14. Prenez-vous en abondance des aliments provenant du lait ou de ses dérivés ?	2
15. Rejetez-vous les crudités (salades, légumes crus râpés, fruits crus, etc.) ?	5
16. Prenez-vous des végétaux jaunes ou verts moins de deux fois chaque jour ?	5
17. Evitez-vous habituellement les citrus (citrons, oranges, pamplemousses, etc.) ou les pommes ?.	5
18. Fumez-vous ?	5
19. Prenez-vous du café ou un excitant après le repas de midi, plus de 2 fois par semaine ?	2

20. Consommez-vous des boissons alcoolisées au-delà d'un petit verre de vin biologique de temps à autre ?	2
21. Prenez-vous régulièrement des médicaments allopathiques ?	10
22. Prenez-vous en abondance des fruits acides avant ou après le repas ?	5
23. Etes-vous porté à manger excessivement vite ?	3
24. Mangez-vous gloutonnement, en vous suralimentant ? .	5
25. Lisez-vous ou regardez-vous la télévision ou écoutez-vous la radio au cours du repas ?	3
26. Vos discussions à table au cours du repas sont-elles souvent orageuses ?	3
27. Souffrez-vous de ballonnements après le repas ?	5
28. Etes-vous régulièrement constipé ou souffrez-vous de diarrhées fréquentes ?	2
29. Etes-vous fatigué après le repas de midi ?	5
30. En état de fatigue ou de malaise, éprouvez-vous le besoin de vous alimenter, même si votre repas précédent a été normal ?	2
Total :	

Si vous totalisez jusqu'à 10 points, rectifiez les habitudes en cause ; vous y parviendrez aisément.

Au-delà de 10 points, un effort plus important sera requis.

Au-delà de 20 points, c'est toute une réforme de votre mode de vie et d'alimentation qu'il faut réaliser.

Dans toutes les hypothèses, la réflexion à propos de chacune des questions qui ont comporté une réponse positive vous sera salutaire. Ne souriez pas en contestant la validité de ce petit test ; il est bien plus sérieux que vous ne sauriez l'imaginer.

QUATRIEME PARTIE

traitements, iatrogénie, paix thérapeutique

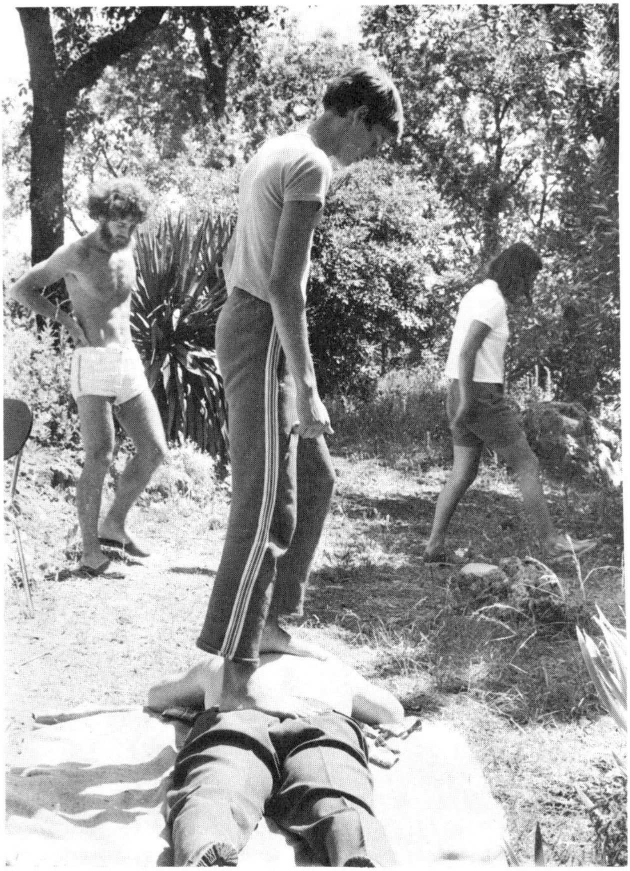

Psychosomatique naturelle : relation affectivo-sensorielle dans le massage du thorax et du rachis. (Photo Vie et Action).

12. Risque médicamenteux et paix thérapeutique

> *« Remède : agent thérapeutique qui guérit rarement le mal qu'on a mais donne à chaque instant un mal qu'on n'avait pas. »* (Georges Courteline)

Un risque appréciable

Depuis 1952, date de l'introduction de la *chlorpromazine,* les progrès de la psychopharmacologie ne cessent de se développer. Les anomalies de nos conditions de vie aidant, la tension de chacun dévoré par le temps, mue par le souci d'efficacité et de jouissance, conduisent aujourd'hui un grand nombre d'hommes à consommer peu ou prou, habituellement parfois, spontanément ou sur l'indication de leur médecin, une variété impressionnante de *neuroleptiques* ou de *psychotropes.* C'est dire *la fréquence avec laquelle des manifestations pathologiques observées peuvent leur être attribuées.* Les modifications neuropsychiques observées sont le témoignage d'une activité pharmacodynamique originale de ces médicaments et la frontière est donc ténue avec les accidents qu'ils peuvent engendrer.

Les *inhibiteurs de la mono-amine-oxydase,* de même que la *chlorpromazine* ou *largactil, neuroleptique,* causent certains accidents cutanés ou hépatiques (ictère rétentionnel). La *phénotiazine* peut causer des polynévrites.

D'autres effets secondaires peuvent survenir et se traduire par des syndromes neurologiques de la sphère extra-pyramidale. Le plus fréquent est un syndrome parkinsonien, akinéto-hypertonique avec le *largactil.* Inversement, on observe des syndromes excito-moteurs, touchant essentiellement la face, avec la *prochlorprémazine,* des crises d'épilepsie ont été rapportées au *tofranil.* Le *largactil* entraîne parfois un syndrome d'hypotension orthostatique.

« Le risque psychiatrique existe également, dû à la modification et à l'inversion brusque de l'humeur. Il y a les poussées anxieuses ou dépressives qui accompagnent certains traitements et surtout *le risque de suicide qu'entraînent les anti-dépresseurs comme le tofranil,* le suicide se produisant du fait de la levée de l'inhibition mélancolique alors qu'il n'y a pas effacement des thèmes dépressifs. Les déprimés par surmenage ont souvent des réactions paradoxales à ces drogues ; ainsi, *les psychotropes ne peuvent apparaître comme une panacée.* » (Docteur H. Bour, *Revue du praticien*)

L'excitabilité psychique permanente

Pourquoi parler de paix thérapeutique, alors que la puissance, le nombre et l'efficacité des médications donnent à la médecine moderne un légitime sentiment de puissance ?

Le terrain des malades est perturbé.

Tout d'abord, il faut souligner l'état de tension neuro-végétative qu'entraînent les multiples agressions de la vie actuelle, agressions dont, heureusement, chacun commence à prendre conscience, en cherchant à y porter remède. Cet état de tension crée chez nombre de malades une *hypersensibilité somatique permanente,* à laquelle vient encore s'ajouter une *excitabilité psychique,* entretenue par des sollicitations toujours plus nombreuses.

En ce qui concerne le malade, il n'est pas jusqu'à une *angoisse latente,* aggravée par une vulgarisation médicale nécessaire mais trop souvent hâtive et mal conduite, qui, à une ignorance protectrice, ne substitue qu'*une connaissance fragmentaire, tuant la foi en la médecine,* cet adjuvant indispensable de l'efficacité thérapeutique. Il suffit pour s'en convaincre, d'avoir été victime une fois de ces réactions anormales, de ces résultats paradoxaux que l'on rencontre si souvent chez les malades touchant de près à la profession médicale... *L'abus fait actuellement des stimulants,* particulièrement des sympathico-mimétiques, ne laisse pas d'entretenir cet état d'hypersensibilité que nous venons d'incriminer.

Les médications

Jadis, l'ordonnance ne comportait qu'un petit nombre de prescriptions, d'activité strictement limitée et dont une longue fréquentation permettait au médecin de connaître les dangers, à vrai dire restreints. Maintenant, lorsqu'on veut bien faire l'analyse précise de bien des traitements, on constate avec étonnement que **les moindres malaises se voient sanctionnés par la prise d'une demi-douzaine de médicaments,** quand ce n'est pas plus ; il s'agit là de drogues dont la puissante efficacité peut être aussi bien source de dommage pour l'organisme, qu'elle l'est habituellement de bénéfice vis-à-vis de la maladie. **On se soigne, souvent trop, souvent mal.** Le malade obéit à de multiples prescriptions thérapeutiques : les siennes, celles de son voisin, de son pharmacien, de son médecin aussi, quand il n'en a qu'un.

L'organisme refuse les médicaments

Sur un terrain hautement préparé par la vie quotidienne et **l'abus de médecines d'autant plus dangereuses qu'elles paraissent plus anodines,** se développent de véritables réflexes conditionnés, une autodéfense de l'organisme vis-à-vis des médicaments, dont l'accumulation peut déclencher des syndromes déroutants. Le malade se présente à nous, non seulement avec sa maladie mais avec tout un passé, vite créé, de sensibilisations complexes et d'intolérances variées, avec lequel il faut compter. Le temps n'est plus des prescriptions schématiques, des ordonnances « omnibus ». Nous ne pouvons plus tabler sur la complaisance de l'organisme, pourtant encore étendue et fréquente. Ce n'est pas perdre son temps que s'enquérir systématiquement des susceptibilités individuelles du malade à l'égard des médications, c'est se garder simplement de graves déboires qui ne sont plus l'exception. M. Perrault le souligne bien en écrivant : *« On ne peut guère avancer l'heure de la guérison sans risques disproportionnés ; on peut facilement la retarder si la maladie naturelle est relayée par l'accident thérapeutique. »* Nous ne parlons pas ici d'accidents provoqués par des associations malencontreuses ou des posologies inadaptées, dont le diagnostic et la prévention sont faciles. Ce qui constitue notre propos, c'est l'ensemble de ces manifestations trompeuses qui ne sont le plus souvent que le reflet de phénomènes de sensibilisation ou de saturation de l'organisme vis-à-vis de thérapeutiques pourtant judicieusement conduites au cours d'affections aussi bien aiguës que chroniques. Seule, en effet, peut en venir à bout **la paix thérapeutique, autrement dit, la suppression totale, pour un temps, de tout médicament, quel qu'il soit.**

Asthénie et névropathie : un cas

« Une femme de quarante ans nous est adressée pour fléchissement de l'état général, *asthénie physique et psychique et température à 38°* tous les soirs. Elle se plaint en outre de douleurs dans la région hépato-vésiculaire. Tous les examens se révèlent pourtant négatifs. L'on se perd en conjectures, quand au bout de vingt jours d'observation, nous apprenons que la malade absorbe régulièrement chaque matin depuis six mois 5 gouttes de thyroxine afin de perdre un embonpoint jugé excessif à une visite systématique de médecine du travail. **La suppression de la drogue est aussitôt suivie de la sédation de tous les troubles** alors que tous les traitements médicamenteux essayés, même les plus anodins, n'avaient fait qu'aggraver la situation suscitant des réactions d'intolérance, qui, comme c'est souvent le cas, avaient orienté vers une soi-disant névropathie. » (Docteurs Brun et Pozzetto).

13. Risques des traitements et médicaments psychotropes

« A la pensée de rendre l'homme plus humain par les moyens de l'inhumaine chimie, nous nous sentons partagés entre l'enthousiasme et la révolte ; un peu lâchement, nous préférons détourner le regard de cet étrange avenir où nous attendent de si contestables bienfaits. » (Jean Rostand, *Le droit d'être naturaliste.*)

Les antidépresseurs

L'usage des antidépresseurs expose à divers risques :

— Les **inhibiteurs de la mono-amine-oxydase** (I.M.A.O.) aux œdèmes des membres inférieurs, à l'ictère grave (Iproniazide ou Marsilid), à des accidents hypertensifs paroxystiques, favorisés par l'usage de péthidine (Dolosal) ou la consommation de fromage (on a signalé des cas de mort par état de mal épileptique ou hémorragie cérébrale) ;

— L'**imipramine** (Tofranil) à une réactivation anxieuse avec risque de suicide, à des crises épileptiques ;

— L'**amitriptyline** (Elavil, Laroxyl) à des réactions confusionnelles ;

— **Tous à une transformation de l'état dépressif** en état maniaque, à l'hypotension orthostatique avec risque d'accident cérébral chez le sujet âgé ou athéromateux.

Les neuroleptiques

Réserpine, Nozinan et Largactyl sont hypotenseurs.

Réserpine et Halopéridol peuvent induire un syndrome dépressif.

La Réserpine à forte dose peut déterminer des hémorragies digestives (anciens ulcéreux).

Le Largactyl peut donner un ictère (de type obstructif). Des cas de mort subite par le Largactyl ont été signalés.

A forte dose, Témentil, Majeptil et Halopéridol peuvent déterminer un syndrome extra-pyramidal qui disparaît à l'arrêt du traitement.

Les tranquillisants et les psychotoniques

Par **tranquillisants** on entend généralement le gardénal à dose faible, certains neuroleptiques à faible dose et d'autres produits plus récents. Ils diminuent la vigilance, la vitesse de réaction et leur utilisation par les conducteurs d'automobiles soulève de délicates questions.

Les **psychotoniques** risquent d'accroître l'anxiété, de provoquer de l'insomnie, de l'anorexie, des accoutumances, voire des toxicomanies, notamment en ce qui concerne les amphétamines.

Risques liés à la maladie psychiatrique : Les médicaments mis à la portée du sujet peuvent lui faciliter le suicide.

Les autres traitements en psychiatrie

— L'**électrochoc** est souvent moins dangereux chez le vieillard que les antidépressifs. Les fractures, luxations, abcès pulmonaires de jadis ont pratiquement disparu. Cependant, la récupération mnésique est parfois imparfaite et les anxieux se plaignent de cette méthode.

— La **grande cure insulinique** comporte un risque de mort subite.

— Les **psychothérapies** demandent expérience, bon sens et prudence. Leurs risques sont loin d'être négligeables.

Exemples de troubles généraux induits par les médicaments

Aspirine	Irritations gastro-intestinales	Déficience en thiamine et en vitamine C.
Bentyl et Phénobarbital	Sécheresse de la bouche. Fatigue.	Accélération du métabolisme de la vitamine K.
Brevicon, Enovid... (*contraceptifs oraux*)	Thrombo-phlébite. Embolie pulmonaire. Thrombose cérébrale. Nausées. Vomissements. Migraines. Dépression nerveuse.	Réduction des vitamines B_6 et C.
Butazolidine	Œdèmes. Troubles gastro-intestinaux. Confusion. Vertiges.	Déficience d'acide folique.
Colchicine	Migraine. Troubles gastro-intestinaux. Troubles de la fonction urinaire. Vertiges.	Malabsorption du lactase, des graisses, du sodium, du potassium, de la vitamine B_{12}
Cortisone	Hirsutisme. Gonflement. Faciès lunaire.	Déficience de vitamine B_6. Accélération du métabolisme de la vitamine D. Déficience de zinc, potassium, vitamine C.
Diethylstibestrol	Nausées. Vomissements. Vertiges. Anxiété. Soif.	Carence de vitamine B_6
Diuril (*hypertension*)	Nausées. Vomissements. Diarrhée, etc.	Hyperexcrétion du potassium et du magnésium.
Mycolog (*candidoses cutanées, eczéma infantile*)	Atrophies localisées	Réduction des niveaux de lactase. Déficience en vitamine K. Malabsorption de la vitamine B_{12} et de l'acide folique
Néomycine	Nausées. Vomissements. Toxicité pour les reins.	Réductions des niveaux de lactase. Déficience en vitamine K. Malabsorption de la vitamine B_{12} et de l'acide folique.
Prednisone (*arthrite, rhumatisme...*)	Troubles hormonaux	Accroissement des besoins en vitamine B_6 et de l'excrétion de la vitamine C. Déficience en zinc et potassium.
Prémarine (*ménopause, vaginite sénile, prurit vulvaire*)	Hémorragies utérines	Déficience en acide folique. Réduction de l'excrétion du calcium.

Troubles nerveux et mentaux causés par les médicaments

Epilepsie et/ou Parkinson, et syndromes associés : Dystonie, spasmes du cou, de la langue et des muscles pharyngiens, dépressions respiratoires, myasthénie, pseudo-tabès, paralysie bulbaire peuvent être causés par : chlorpromazine, mécamylamine, réserpine, prochlorpérazine, iproniazide, isoniazide, acétozolamide, perphénazine.

Myélites et névrites : Hydrazide isonicotinique, disulfurame, méthimazole, composés arsenicaux et mercuriels, isoniazide, antitoxine tétanique, vaccination antirabique, vaccination antivariolique.

Complications anesthésiques postspinales : Après anesthésie spinale par pontocaïne ou autres drogues : radiculite, myélite ascendante, méningo-encéphalite, relâchement des sphincters, névropathie périnéale.

Troubles psychiatriques : De nombreux médicaments sont en cause, par exemple : barbiturates, dérivés du chlore et du brome, anesthésiques (éther, chloroforme, alcool, oxyde nitreux), opiacés, narcotiques synthétiques, insuline, mescaline, amphétamines, antihistaminiques, antibiotiques, sulfonamides, digitaline, thiocyanates, atabrine, atropine, mégimide, stéroïdes, chlorpromazine, dérivés de la Rauwolfia, mécamylamine, isoniazide, L.S.D., hydrazides isonicotiniques (donnent des pseudo-pellagres), etc.

14. Tableau des troubles nerveux iatrogènes

QUELQUES EXEMPLES

Médicaments	Troubles neuropsychiques mineurs
Certaines chimiothérapies : antihistaminiques, anticonvulsivants, tranquillisants, anti-rhumatismaux, antihypertenseurs.	Céphalées ou sensation de tête vide, vertiges, dyspnée, somnolence diurne.
	Troubles neuropsychiques majeurs Ils sont de trois types et s'observent isolés ou associés :

Il n'existe pas, en général, de spécificité. Un même produit peut entraîner des troubles psychiques variés en fonction du terrain, de la posologie...	1) Troubles de la conscience : obnubilation, désorientation, torpeur, état confusionnel avec ou sans onirisme. 2) Troubles de l'humeur : excitation euphorique agressive, état hypomaniaque ou maniaque franc, syndrome dépressif pouvant aller de la dysphorie anxieuse à l'état mélancolique, voire au raptus suicidaire. 3) Etats délirants à type de crise de dépersonnalisation épisodes oniroïdes, bouffées hallucinatoires ou confuses délirantes.
	Médications le plus souvent à l'origine des troubles psychiques
Corticoïdes	Sensation d'euphorie, de bien-être, réduction du temps de sommeil. Dans certains cas, troubles graves de l'humeur : psychose corticoïde, difficile à distinguer de troubles psychiques symptomatiques de l'affection en cours (sclérose en plaques, hémopathie maligne, etc...).
Chimiothérapies antituberculeuses : Isoniazide, ethionamide, protionamide et surtout isoxazolidinone.	Troubles psychiques mineurs (effet euphorisant avec l'isoniazide). Crises convulsives, épisodes dépressifs, psychoses toxiques. Psychoses d'allure pellagreuse.
Antihypertenseurs. Alcaloïdes du rauwolfia : réserpine, rescinnamine et déserpidine.	Symptômes psychiques au cours des traitements réserpiniques chez 20 % des patients. Risque élevé de suicide. Dépression profonde nécessitant des soins psychiatriques. Quand un sujet a des antécédents dépressifs, le risque d'accès dépressif dépasse 50 %.
Guanéthidine, clonidine, alphaméthyldopa.	Etats dépressifs, parfois sévères nécessitant l'arrêt immédiat du traitement.
Mécamylamine.	A doses élevées, peut donner un tableau proche du *delirium tremens*.
Digitaline et digitaliques.	Signes neuropsychiques pouvant précéder ou accompagner des troubles digestifs et des perturbations du rythme. Surviennent surtout lors d'une atteinte rénale associée ou d'une déplétion potassique.
Anticholinergiques et antiparkinsoniens : trihexyphe-	Psychoses atropiniques d'origine iatrogène observées après utilisation de collyre

nidyle, procyclidine, biperidène, benzatropine.	(surtout chez l'enfant et en pays tropicaux) et lors de traitements de l'infarctus du myocarde avec des doses élevées. Les parkinsoniens âgés ou athéroscléreux sont très sensibles à ce traitement.
Amantadine.	Insomnie, subexcitation, état confusionnel.
L. Dopa.	Complications psychiatriques chez environ 20 % des parkinsoniens traités. La L. Dopa est formellement contre-indiquée chez les malades mentaux sous neuroleptiques dont elle aggrave les troubles psychiatriques sans corriger bien au contraire le syndrome neurologique.
Chimiothérapies anti-infectieuses. Sulfamides.	Etats d'agitation ou bouffées confuso-oniriques chez certains enfants.
Colistine, sulfones, acide nalidixique.	Psychoses toxiques.
Griséofulvine.	Etats dépressifs.
Antimitotiques : alcaloïdes de la pervenche, en particulier la vincristine, l'asparaginase.	Etats dépressifs ou confusionnels.
Antihelminthiques : sels de pipérazine.	Chez l'enfant : des états confusionnels, des hallucinations. Ils sont contre-indiqués chez les épileptiques (risque de crises, de troubles de la conscience).
Niridazole.	Céphalées, insomnies, vertiges ; chez les malades présentant une atteinte hépatique : crises convulsives et état confuso-délirants.
Maléate de perhexiline (pour la maladie coronarienne).	Sensations ébrieuses, anxiété, manifestations psychiatriques majeures que l'on attribue à l'hypoglycémie entraînée par ce produit.
Hypoglycémiants.	Tous les hypoglycémiants peuvent être à l'origine de troubles psychiques qui doivent faire vérifier la glycémie.
Contraceptifs oraux.	Irritabilité, troubles dépressifs.
Sous-nitrate de bismuth.	Encéphalopathies myocloniques (la phase prédominante est souvent marquée par des troubles du comportement et de l'humeur).
Médications psychotropes. Antidépresseurs imipraminiques (IMAO).	Etat confusionnel ou confuso-onirique spécialement chez les sujets âgés, les athéroscléreux, les insuffisants rénaux.

	Potentialisation par des tranquillisants, des neuroleptiques et des antiparkinsoniens anticholinergiques. Risque suicidaire.
Neuroleptiques majeurs et neuroleptiques-retard.	Etats dépressifs survenant au cours de l'évolution de schizophrénie et de délires chroniques. Syndrome malin des neuroleptiques : insuffisance respiratoire aiguë (pathologie souvent méconnue).
Dipropylacétamide.	Potentialisation de l'action des psychotropes et augmentation de leurs effets secondaires. Altération de la vigilance, jusqu'à la confusion mentale.

15. Drogues et développement mental

« Dans les journaux, les encyclopédies, les écoles et les universités, partout l'erreur se chauffe au soleil, consciente qu'elle est d'avoir pour elle la majorité. » (Goethe).

De l'illusion...

Le vin est trompeur et les boissons fortes créatrices d'illusion, a dit un auteur antique qui n'incriminait pourtant que des boissons à faible teneur alcoolique, telles que le vin, la bière, l'hydromel et le cidre, sa remarque ayant été formulée avant la découverte des procédés de distillation. La consommation d'autres drogues n'était pas répandue autrefois comme elle l'est de nos jours. Tabac, chocolat, cacao et peyotl étaient inconnus sauf de quelques Indiens d'Amérique. Le thé et le café étaient peu connus. Bon nombre de drogues étaient utilisées sur un plan local mais on ne les produisait pas à grande échelle, non plus qu'on ne cherchait à en accroître la vente. L'apparition de l'intempérance généralisée est un phénomène psycho-social récent.

Récente également est la conception selon laquelle les drogues peuvent servir à accroître le champ de conscience de l'homme. A l'occasion d'un article consacré à l'intempérance de William Burroughs, Ronald Weston écrit : *« La marihuana, comme toutes les drogues élargissant le champ de conscience, est un amplificateur. La musique paraît alors plus douce, les impressions sensorielles plus agréables, les couleurs plus vives et la douleur plus pénible.* »

Un ex-drogué contemporain, colporteur de drogues, a dit : « *Avec le stupéfiant, tout devient merveilleux, dans les premiers temps du moins. On ne craint rien, on croit pouvoir enjamber une montagne ou égaler Toscanini, tout en étant incapable d'une telle performance, en fait.* »

...à la délinquance ou au crime

Cette description précise de l'illusion procurée par les stupéfiants est bien meilleure que celle donnée par les prétendus scientifiques toujours prêts à excuser ou justifier la vente des stupéfiants. Le poète Allen Ansen, parlant de Burroughs dont il était l'ami, écrit : « *Combien de drogués ne peuvent que sangloter ou s'exprimer par monosyllabes... Se droguer sans perdre la notion du réel ou la faculté d'articuler, se livrer à l'homosexualité sans faire de sa vie une prostituée intelligente est une forme d'héroïsme.* »

Cependant, rien ne semble héroïque dans la vie de Burroughs. Jamais au même endroit, il perd ses amis, tue sa femme et se sépare de son fils. Il vit dans le quartier indigène de Tanger où, nous dit-on, il n'a pas pris un bain, nettoyé et épousseté sa chambre une fois par an. Des détritus de toutes sortes sont empilés jusqu'au plafond ; l'eau et l'électricité sont coupées pour non-paiement. C'est alors que Burroughs dit de lui-même : « *Si un ami venait me rendre visite, ce qui était rare, je restais assis sans me soucier de celui qui entraît dans mon champ visuel, écran gris toujours plus vide et plus faible, et mon impassibilité était la même lorsqu'il s'en allait.* »

L'enfer de la toxicomanie

C'est alors que Weston proclame : « *Je n'ai moi-même aucun doute que Burroughs a connu, par son passage dans l'enfer de la toxicomanie et dans le « paradis artificiel » (comme l'appelait Baudelaire) des drogues hallucinogènes, une sorte d'expansion du champ de conscience.* » Pour expliciter ce point de vue, Weston ajoute : « *Après tout, il a fait l'essai non seulement de l'héroïne et de la marihuana, mais aussi de substances telles que hachich, pylocybine, yage, Pakistan berries, L.S.D. 25, mescaline, et l'extraordinairement puissant N-diméthyl-tryptamine dim-N.* » Ce que Weston ne parvient pas à expliquer, c'est la raison pour laquelle une large expérience de cette sorte (qui n'était probablement menée qu'en tant qu'expérimentation) assure un élargissement du champ de conscience. Burrough, lui-même dit, des drogues censées étendre le champ de conscience, qu'*« elles conduisent effectivement à des lumières nouvelles, non verbales, mais que très vite une telle faculté s'affaiblit. Et elles sont dangereuses. J'ai vu des gens traverser des crises d'anxiété qui auraient pu les mener au suicide si on ne les en avait empêchés ».*

Richard Alpert, révoqué de l'Université de Harvard en 1963 pour avoir expérimenté le LSD, avance l'idée absurde selon laquelle cette drogue a le pouvoir de provoquer des changements bénéfiques quant aux possibilités d'évolution de l'homme. Il affirme qu'une expérimentation plus large (et non des restrictions gouvernementales) est nécessaire. Alpert est un psychologue de cette forme de parasites qui étaient inconnus des Anciens. Et ce qu'il revendique pour le LSD n'est pas plus en progrès que la pensée du chaman des tribus primitives sur les effets des différentes drogues hallucinogènes dont il se servait au cours des cérémonies rituéliques. Il en dit qu'*« au moins, l'individu sort de lui-même et parvient à une vision différente et meilleure de son environnement social et physique ».* Cependant, en dépit de tout ce qui a été avancé en faveur de l'empoisonnement par cette drogue, rien d'insolite ou d'étonnant n'a été révélé par les expérimentateurs de ce nouveau mirage.

Les illusions qui résultent de l'ingestion de LSD ne correspondent pas plus à la réalité que celles de l'ivrogne invétéré croyant voir des serpents dans ses chaussures ou un éléphant rose sur le mur.

Une confiance imméritée

Notre confiance dans le caractère bienfaisant des poisons semble être sans bornes. L'industrie de la drogue et ses laquais (médecins, pharmaciens et même certains psychologues) s'activent à répandre la foi dans les drogues. L'homme ne prête pas attention à la santé. Il n'entend rien aux exigences de la santé. Il ne prête attention qu'à la maladie, et on l'a conditionné de telle sorte qu'il se tourne vers les drogues au plus léger malaise. Pilules ou piqûres seront considérées comme la solution à tous les problèmes et, en cas d'échec, on recourra aux irradiations ou au scalpel. **Nulle part ailleurs, peut-être, l'absurdité de la foi dans le pouvoir des produits chimiques pour assurer les fonctions vitales n'est plus ridiculement aveuglante que l'idée selon laquelle les drogues peuvent accroître les facultés mentales et le champ de conscience,** assurant ainsi une meilleure pénétration de la nature intime des problèmes.

Tout au plus, les drogues peuvent-elles exciter ou inhiber une fonction mentale tout comme leur pouvoir se limite à l'excitation ou à l'inhibition de fonctions physiques. Dans tous les cas, l'utilisation habituelle des drogues dans le but d'exciter les fonctions de l'esprit ou du corps doit inévitablement aboutir à la maladie et à l'arrêt final de la fonction vitale.

Une société décadente

Les expériences avec les hallucinogènes, tant en vogue auprès des psychologues et des psychiatres, ne devraient donc pas nous surprendre. La psychologie est un enfant bâtard des superstitions magiques et, au cours des âges, nombreux sont les chefs spirituels qui ont cherché l'inspiration par l'emploi de drogues. L'absorption de peyotl par le guérisseur (chaman) chez les Indiens du sud-ouest des Etats-Unis n'est qu'un exemple de l'emploi des substances toxiques dans la recherche d'expériences prétendues spirituelles. Dans de nombreuses tribus, le guérisseur administrait différents poisons aux enfants pour leur permettre de prophétiser et de désigner les coupables lorsqu'un délit avait été commis. En Grèce, des temples étaient consacrés à ces pratiques irrationnelles. Les hallucinations vécues pendant la période d'empoisonnement ont été attribuées à une inspiration divine, et les idées étranges exprimées sous l'effet de la drogue ont été introduites dans les différents systèmes philosophiques du monde. **Les expériences des psychologues avec les drogues censées élargir le champ de conscience ne sont que le prolongement des vieilles absurdités des sorciers et des chamans.** Si nous assistons aujourd'hui à leur recrudescence, c'est bien que l'humanité est entrée, sur le plan humaniste, dans une période de décadence. (D'après le docteur Herbert Shelton.)

16. Drogue et sexualité

Substances dites aphrodisiaques

Actuellement, le **ginseng** jouit d'une certaine vogue, mais les qualités de cette racine dépendent de sa variété, du mode de culture et du terrain dans lequel a lieu cette culture. Certaines préparations sont également inadéquates.

Dans les pharmacies, on trouve des remèdes à base de **yohimbine,** extraite de l'écorce d'un arbre. Cet alcaloïde provoque une dilatation de la sphère génitale, mais malheureusement à des doses proches de la toxicité.

Souvent, la yohimbine est associée avec l'**arsenic** et la **strychnine.** Nous n'avons pas besoin d'insister ici sur les **dangers** d'un tel traitement.

On trouve d'autres **drogues** mais sur lesquelles nous n'insisterons pas, n'étant pas favorables à ces interventions.

De nombreux **aliments** ont été proposés comme stimulants de l'appétit sexuel : de la cervelle aux crustacés en passant par toutes sortes d'épices. Il est vraisemblable qu'une alimentation riche (notamment en protides : œuf, fromage, viande, poisson, crustacés) entraîne des processus vaso-moteurs pouvant favoriser certaines réactions de la zone génitale. En revanche, **un régime pauvre en protides peut inhiber la sexualité et une alimentation insuffisante peut conduire à une indifférence érotique.**

L'**alcool** est physiologiquement un dépresseur sexuel : de faibles quantités entravent les processus d'érection et d'orgasme ; de fortes doses finissent par produire l'**impuissance.** Dans certains cas, cependant, il contribue à réduire certaines inhibitions morales ou sociales qui empêchaient les pulsions sexuelles de se transformer en actes.

Le **tabac** exerce une action défavorable dans le domaine génital. Dans certains cas, une légère excitation peut se produire pendant un temps, mais, rapidement, cette drogue se révèle nocive et néfaste.

Toxicomanie et sexualité

La recherche d'une augmentation du plaisir génital ou la quête de nouvelles sensations dans ce domaine peut être recherchée par la stimulation de toxiques. Il peut en résulter, au début, un réel effet « dynamisant », mais avec une dépression consécutive, plus ou moins grave et durable, ainsi qu'une déchéance prématurée.

Citons quelques-unes de ces drogues :

— **Cocaïne.** Elle accroît les fantaisies sexuelles et fait rechercher de nouvelles possibilités érotiques jusqu'à l'éclosion de comportements d'allure perverse. Cependant, après une phase d'hyperactivité, une impuissance progressive s'installe, indiquant l'abrutissement et la dégradation rapide de l'organisme. Le docteur

Lewin écrit : « **Les désirs érotiques sont amplifiés mais les fonctions sexuelles sont affaiblies.** »

— **Amphétamines.** Ce sont des excitants du système nerveux central quelquefois recherchés pour élever l'excitation génésique. Le sujet voit au début ses possibilités accrues (l'orgasme est retardé, l'érection est prolongée chez l'homme et les orgasmes multiples chez la femme). Le désir s'amplifie mais les actes eux-mêmes deviennent de plus en plus difficiles et rapidement impossibles.

— **Opiacés** (opium, morphine, héroïne et dérivés). Ils modifient le plaisir génital dans le sens d'un raffinement souvent intense. Mais les voluptés éprouvées ainsi semblent être surtout contemplatives. L'héroïne à petites doses retarde l'éjaculation mais à fortes doses elle finit par diminuer la libido. L'instinct sexuel s'affaiblit jusqu'à l'impuissance. La suppression brutale des opiacés peut provoquer des érections douloureuses, voire du priapisme.

— **Ether.** Il peut induire des rêveries érotiques mais avec, rapidement, une décadence physique et psychique.

— **Sédatifs et hypnotiques.** Le chloral et le bromure atténuent la libido. Les barbituriques n'auraient que peu d'effets sur l'appétit sexuel mais leur retentissement à distance serait appréciable.

— **Tranquillisants.** Diminuent l'excitabilité et le désir sexuel. Ils peuvent dans certain cas, comme l'alcool, avoir un effet favorable en réduisant les inhibitions. Mais, à l'échéance, les risques en sont graves.

— **Hallucinogènes.** Aucun n'est réellement aphrodisiaque. Tous provoquent une distorsion de la perception, avec, parfois, une hyperesthésie des sensations. Pourtant, le L.S.D. serait le plus puissant aphrodisiaque que l'homme ait jamais découvert et certains médecins, même, le préconiseraient pour le traitement de certaines névroses sexuelles. Cette attitude de la part du médecin est difficilement compréhensible quand on sait que le L.S.D. est à l'origine de malformations génétiques chez les enfants et, chez les toxicomanes, de tares de plus en plus considérables.

— **Haschisch.** Les opinions sont diverses quant à son pouvoir aphrodisiaque. Certains pensent qu'il s'agit là d'un stimulant efficace. Pourtant, une enquête récente effectuée auprès d'adolescents, à Hambourg, aboutit aux conclusions que le haschisch émousse plutôt le désir qu'il ne l'amplifie. Il est vrai que certaines inhibitions peuvent être ainsi levées. Pourtant, le docteur Wesley

Hall, président de la Société médicale américaine, écrit : *« Qui fume la marijuana doit compter sur une atteinte progressive de la santé, des troubles psychiques et une impuissance sexuelle. »*

« Si nous examinons le vécu des toxicomanes, nous constatons un désengagement progressif de leur existence en général et de leur vie sexuelle en particulier. La plupart des toxicomanes souffrent déjà d'une évolution affective et sexuelle troublée ; la drogue n'a fait que faciliter des mécanismes régressifs vers un narcissisme primaire où domine la fixation érotique orale et cutanée. Le corps devient l'objet d'une jouissance non génitalisée, avec l'éventualité de rapports sexuels sans éjaculation. Progressivement, le désir se désincarne, le sujet vit dans le monde des phantasmes, évitant la relation avec l'autre et s'enfonçant peu à peu dans un état d'aliénation où toute vie sexuelle finit par être bannie, dernier élément d'une réalité annihilée dans un besoin masochique d'autodestruction. » (D'après le docteur A. Calanca.)

CINQUIEME PARTIE

le terrain et les agressions

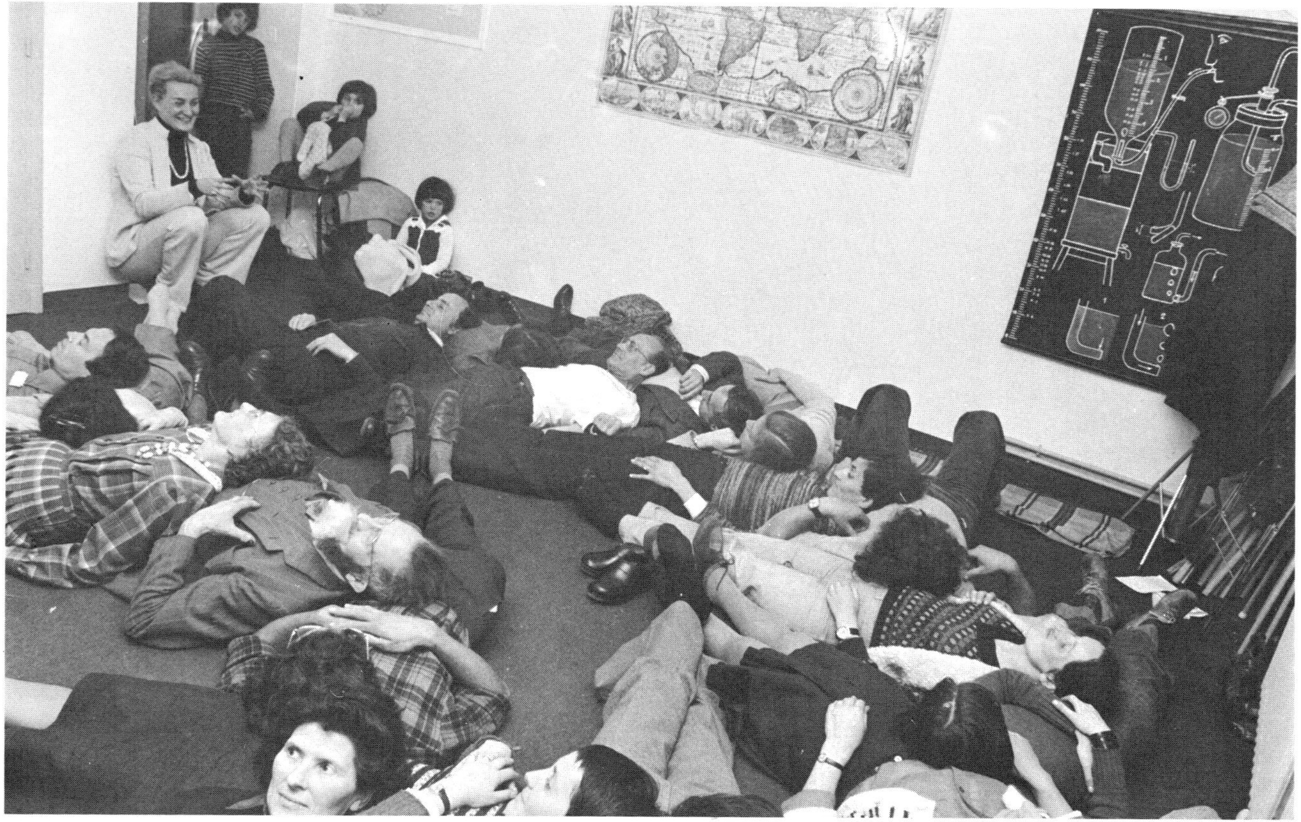

Biodynamique de la personne : prise de conscience des phénomènes de communication non verbale. (Photo Vie et Action).

17. Le terrain psychosomatique, condition de l'harmonie de la personne

« La maladie ne se révèle brusquement qu'en apparence. » (Hippocrate).

Terrain et tempérament

Le meilleur artisan de la résistance du terrain est l'esprit, qui découvre et dissipe les causes du déséquilibre, au prix d'un labeur qui ne cesse jamais de se perfectionner.

Le terrain, c'est le mécanisme d'équilibre de l'organisme, l'artisan de la santé. Les facteurs d'équilibre, physiologique et biologique, peuvent être troublés par des causes très variées. Préciser, rechercher et rectifier ces causes de déséquilibre : voilà une tâche essentielle. Il s'agit en effet de soigner un fond vital qui n'est pas une chose inerte mais une énergie en mouvement que le rythme psycho-organique saura équilibrer et harmoniser grâce à l'intelligence du corps.

Le grand mérite des médecins de la tradition hippocratique est de nous avoir transmis cette idée essentielle que la maladie n'a d'authenticité que par la personne qui la fait naître, croître et évoluer.

Hippocrate complète la notion de tempérament par celle des humeurs (réactions du milieu intérieur). C'est une des composantes du terrain qu'il devine ainsi, sans la décrire intégralement.

Galien différencie les humeurs bilieuse, pituiteuse, mélancolique, lymphatique ; cette classification montra tant de force qu'elle subsista jusqu'à nos jours. Certains auteurs l'ont adoptée presque intégralement. Elle ne saurait cependant se maintenir devant le progrès de la physiologie et de la biologie, qui nous ont révélé notre univers secret, nos hormones, notre système nerveux d'équilibre végétatif, notre personnalité (consciente et inconsciente), autant de mécanismes agissant suivant des rythmes psychiques conscients et biologiques, ou naturels.

Les lumières de la physique et de la chimie ont, elles aussi, soulevé quelques-uns des voiles où se cachaient nos réactions vitales cellulaires.

La notion de tempérament qui, d'emblée, frappe l'individu de fixité, ne correspond pas à cette évolution permanente attachée à la vie, à ses créations. Ces changements de notre corps et de notre esprit sont très différents chez chacun de nous, puisque notre rythme psychique personnel se superpose aux rythmes biologiques pour leur donner notre marque propre.

Ces mouvances, nous les apercevons précisément dans une conception scientifique du terrain.

Qu'est-ce que le terrain ?

Précisons différents termes dont la synthèse permet de mieux saisir la notion de terrain psychosomatique.

1) **La constitution marque l'individu à sa naissance.** On parle de constitution faible, forte, débile, lymphatique... L'hérédité détient une partie mais non la totalité de la constitution. C'est pourquoi l'individu peut toujours agir sur cette constitution, qui n'est pas le signe du destin, de la fatalité.

2) **Les organes.** On a voulu assimiler le trouble à l'organe en disant : c'est un dyspeptique, un hépatique, un eczémateux, un urticarien, un asthmatique... Expressions courantes, facilement utilisées parce que plus vivantes et plus significatives pour le malade qui demande un point précis, un remède pour tel trouble, tel organe.

Cependant, cette conception organiciste de la maladie n'a pas de valeur scientifique. Un trouble hépatique, par exemple, n'est jamais isolé dans l'organisme ; il s'accompagne de perturbations humorales, nerveuses, digestives, psychiques même...

3) **L'état humoral** a été étudié avec précision.

Le choc colloïdal, ou la tendance à la floculation, a été décrit remarquablement par Auguste Lumière, apôtre de la médecine humorale. Pourtant, cet état humoral, quelle que soit son importance, ne saurait, une fois stabilisé, assurer une guérison complète. D'autres facteurs existent :

4) **La réaction personnelle** de l'individu devant tel ou tel trouble. C'est en l'individu, en effet, que réside le secret du terrain. C'est pourquoi :

5) Il y a lieu d'essayer de comprendre son propre terrain comme **un tout difficile à dissocier**, une entité, qui n'est autre que la sensibilité personnelle à réagir vis-à-vis des circonstances naturelles ou artificielles de l'existence.

Cette définition fait comprendre pourquoi deux individus de même âge et d'habitudes semblables, présentent un comportement différent devant la maladie. L'un peut subir une évolution tuberculeuse, l'autre résister et guérir.

Les déséquilibres psycho-organiques

Habituellement, il y a eu ignorance, négligence devant les déséquilibres initiaux du terrain, qui ont marqué les préludes des troubles (par exemple, de la tuberculose).

« La maladie ne se révèle brusquement qu'en apparence », disait déjà Hippocrate, qui ne disposait que de son sens clinique et de sa compréhension du tempérament du sujet pour diagnostiquer la pré-maladie.

Ce terrain, sa définition étant comprise, va-t-il cataloguer l'individu de la même manière que la marque critiquable du tempérament ou de la constitution ? Non, puisque la référence est la biologie, qui est mouvement perpétuel.

La notion d'équilibre ou de déséquilibre tient compte de cette condition fondamentale.

Il est possible de caractériser certains déséquilibres : humoral, nutritif, nerveux, psychique... mais habituellement, il existe un *déséquilibre global du rythme psycho-organique,* autrement dit un trouble du terrain individuel. Ce terrain n'est pas une terre stérile, privée de végétations riches de sèves et de fruits ; il est un humus sans cesse fouaillé, retourné, labouré, ensemencé. Il est aussi le lieu de mille manœuvres, de tactiques contre les ennemis qui nous menacent à chaque instant.

La défense organique

Les acteurs qui luttent sont les mécanismes complexes défensifs du terrain, ceux qui, tout au long de l'existence, sont les sentinelles, les gendarmes, les guetteurs, les attaquants de première ligne, les réserves de l'arrière. A eux appartiennent la ruse, l'habileté des tactiques, des offensives et des contre-offensives.

Les résultats ? Victoire passagère ou définitive mais sous

surveillance armée ou capitulation, retraite, défaite totale, écrasement par l'ennemi (si les conditions d'existence du milieu sont particulièrement défavorables).

Tel est le terrain, son combat pour la possession de cette victoire précieuse : la santé.

La sensibilité des mécanismes qui doivent nous alerter est établie scientifiquement. Notre milieu intérieur, nos organes, nos cellules même, sont de précis laboratoires de physique et de chimie qui enregistrent et traduisent par le langage du terrain les divers degrés de gravité des affections qui nous menacent.

Les mouvances passagères du terrain

— **Troubles métaboliques** (par intolérance alimentaire, par mauvaise assimilation, par excrétions défectueuses) sous la dépendance de facteurs nutritifs.

— **Troubles glandulaires,** par discordes dans le jeu harmonieux du concert endocrinien au moment de la puberté, de l'adolescence, de l'âge mûr ou de la vieillesse.

— **Troubles vago-sympathiques** se traduisant par un ralentissement ou une accélération des fonctions métaboliques ou glandulaires.

— **Troubles humoraux :** stabilité ou instabilité des composants du sang et du plasma (alcalinité ou acidité exagérée).

— **Troubles psychiques** (d'ordre affectif, moral, professionnel, personnel, familial, social, sexuel). Les complexes inconscients (datant parfois de l'enfance et dus aux conditions du milieu) sont des causes fréquentes, et trop souvent ignorées ou soignées sans compétence, dans les mouvances du terrain (par exemple, dans l'asthme, l'eczéma, l'ulcère gastro-duodénal, etc.).

La psychosomatique naturelle constate tous les jours de telles manifestations du terrain psychique en désordre, provoquant des déséquilibres du terrain organique.

Les perturbations chroniques

Elles s'installent à demeure, pour ainsi dire, ayant pris droit de cité dans l'organisme.

L'**arthritisme** est le plus bel exemple de ces perturbations chroniques qui, dans les familles, marquent les descendants en vertu non d'une fatalité mais d'une ignorance commune aux parents et aux enfants victimes d'habitudes nocives génératrices de multiples troubles métaboliques d'ordre nutritif auxquels se surajoutent la sédentarité et une certaine norme psychique, facteur de stabilisation et non de progrès.

Le **rhumatisme,** la **goutte,** l'**artériosclérose** sont des formes de déséquilibre du terrain arthritique.

Nous trouvons également un exemple de perturbation chronique du terrain psychosomatique dans les **affections nerveuses,** souvent caractérisées par une destruction, lente et sournoise, de la structure nerveuse elle-même mais aussi des structures qui permettent au sang de parvenir jusqu'aux organes vitaux (par exemple, le cerveau) afin d'y apporter les nutriments et l'oxygène.

Les cataclysmes, les maladies

Sur un terrain en déséquilibre, aux résistances et capacités de défense amoindries, les cataclysmes peuvent sévir dangereusement. Cet état, la maladie, n'est heureusement pas toujours une défaite certaine. C'est très souvent une crise qui doit éclore et jouer son rôle.

La maladie naît après une période de maturation (pré-maladie), puis elle éclôt, enfin elle meurt.

Ainsi, un état aigu avec température, fatigue, manque d'appétit, diminution de toutes les sécrétions organiques, n'évoque-t-il pas une mise en répit de la machine humaine ?

La maladie aiguë peut être une halte dans l'existence ; elle opère, dirons-nous, à l'image de la médecine expérimentale, un choc spontané qui rétablira l'équilibre du terrain.

Il faut donc modifier cette conception simpliste qui n'aperçoit dans la maladie qu'une manifestation diabolique, microbienne, aux causes toujours hors de notre responsabilité, alors qu'elle peut jouer une action salvatrice.

Il n'est pas inutile de répéter cette idée, que la conception du terrain renforce remarquablement et tout particulièrement à notre époque où l'assaut antimicrobien et la cassure de la courbe de température semblent être des buts immédiats et suffisants.

D'innombrables médecins, tels que Sydenham et Trousseau, considéraient bien certaines maladies comme des exutoires, des nécessités vitales à respecter.

Tableaux synoptiques « Le terrain » (d'après le Dr O. Loras)

Les systèmes d'équilibre du terrain

E. métabolique ou nutritif	E. humoral	E. hormonal	E. neuro-végétatif	E. psychique
Alcalinité et acidité en équilibre (des substances alimentaires transformées dans l'organisme) *ou* Equilibre acido-basique.	Stabilité du sang (Equilibre de tous ses éléments : plasma, minéraux, globules) *ou* Equilibre dit colloïdal.	Jeu harmonieux des glandes (Corps thyroïde, hypophyse, surrénales, ovaires, testicules, thymus) *ou* Harmonie du concert endocrinien.	Pneumogastrique et sympathique doivent alterner dans leurs actions sur les régulations vitales *ou* Rythme jour et nuit, veille et sommeil.	Oscillations entre fonctions individuelles et sociales *ou* Alternances de travail et de détente.

Les mouvances du terrain (prémaladie)

Troubles nutritifs et humoraux	Troubles hormonaux	Troubles vago-sympathiques	Troubles psychiques
Intolérants digestifs. Intolérants cutanés (urticaire, eczéma, séborrhée, calvitie). Intolérants respiratoires (asthme, coryza). Tendance à grossir. Troubles articulaires légers, crises d'arthrite. Arthritisme et toutes ses manifestations.	Hyperthyroïdie légère. Troubles des règles. Troubles hypophysaires. Troubles surrénaux. Troubles testiculaires (déficience génitale).	Sensibilité aux changements de temps. Asthénie ou excitation. Crises de larmes fréquentes.	Névroses par complexes inconscients (états d'infériorité, de culpabilité, etc.).

Les cataclysmes du terrain (d'après le Dr O. Loras)

et humoraux	Troubles hormonaux	vago-sympathiques	Troubles psychiques
Calculs du rein et du foie. Goutte - Obésité. Diabète - Poliomyélite. Oxalémie - Hypercholestérolémie. Néphrites - Urémie. Suppuration - Infection. Septicémies (par défaillance du terrain), etc. Prédisposition au cancer.	Maladie de Basedow. Aménorrhée - Stérilité. Fibromes. Hypertrophie de la prostate. Syndrome adiposo-génital. Cancers glandulaires (sein, utérus, corps thyroïde, testicule).	Hypertension progressive maligne avec hémorragie cérébrale. Ramolissement cérébral.	Etats mélancoliques graves. Etats maniaques. Démences séniles. Psychoses chroniques.

La recherche des causes de déséquilibre

Causes alimentaires	Causes physiques	Causes aériennes et climatiques	Causes psychiques et sociales
Aliments choc. Alimentation déséquilibrée, ou carencée, ou suralimentation, ou sous-nutrition.	Excès de fatigue ou sédentarité. Déficience de la fonction respiratoire (poumons et peau). Atonie musculaire. Atonie de la peau.	Air toxique de ville, pollué d'aérosols chimiques et microbiens. Climats extrêmes (trop chauds ou trop froids). Influence des radiations atomiques.	Anxiété et instabilité permanentes. Absence de stimulation des forces individuelles, familiales, sociales. Méconnaissance et déviation de la sexualité saine. Dépersonnalisation.

La remise en ordre du terrain

Diététique	Cinétique physiologique	Aérophylaxie et cosmoclimatisme	Psychogenèse créatrice
Régime adapté aux conditions de vie et à certaines circonstances. Tenir compte du pouvoir de digestion des organes. Régime alcalin ou acide (suivant les réactions individuelles). Pas de suralimentation.	Education respiratoire. Culture musculaire générale. Marche, sports suivant les possibilités. Alpinisme (éducation de la sûreté et de la volonté). Education physique, physiologique, dynamique, générale, sans spécialisation. Relaxation - Sommeil.	Bains d'air. Bains de soleil prudents (à surveiller). Montagne, mer, océan, camping. Utilisation raisonnée.	Analyse psychique pour se renseigner sur l'inconscient. Entraînement de la volonté par l'épanouissement du sentiment, du travail adapté à chacun. Moyens individuels de perfectionnement. Habitat convenable. Vie sociale et collective équilibrée.

Quant aux cataclysmes provocateurs de troubles irréductibles (atteintes organiques, hypertension avec hémorragies cérébrales, néphrites, urémie, diabète avec acidose, infections telles que tuberculose, septicémie, dégénérescence cancéreuse), ils ont été les témoins de multiples défaites ayant abouti invariablement, par négligence de thérapeutique adressée au terrain, à une lésion d'un ou plusieurs organes dont la valeur vitale fera la gravité de la maladie.

Beaucoup d'affections chroniques sont évitables lorsque nous avons pris conscience des mouvances passagères ou chroniques de notre terrain.

Traitement du terrain individuel

Nous pouvons schématiser ainsi :

1) Traitement des **causes** du déséquilibre.

2) Traitement du **rythme** psycho-organique.

Le tableau ci-joint mentionne les facteurs dynamiques irremplaçables :

— L'alimentation ou diététique ;

— Le mouvement (musculaire, respiratoire, sport) ou cinétique physiologique ;

— La protection de l'air (air pur, organismes, habitations) ou aérophylaxie ;

— L'utilisation des forces conscientes au service de la volonté, de l'intelligence, du sens psycho-social et individuel, ou psychogenèse.

Le rétablissement de la santé ne peut intervenir sans la suppression des causes de déséquilibre par la mise en jeu d'un rythme psycho-organique harmonieux dans les conditions de vie de chaque jour.

Ce n'est qu'en soignant le terrain psychosomatique que l'individu peut espérer éviter les désordres graves et les maladies de dégénérescence. L'adoption d'un comportement raisonnable, avant comme pendant les troubles de santé, est la condition essentielle de la sauvegarde et du rétablissement vrai de la santé, par les processus de ce que le docteur Salmanoff appelait l'*autopharmacologie* de l'organisme, c'est-à-dire, en d'autres termes, la **force médicatrice naturelle.**

Les troubles nerveux et mentaux n'échappent pas à ce principe.

18. Bio-météorologie — Influence du temps sur l'humeur et la vitalité

Le stress du temps

Depuis longtemps, on avait remarqué, par exemple, qu'un flux d'air chaud et humide provoquait des insomnies avec fatigabilité ; qu'un vent chaud et sec provoquait des céphalées, de l'oppression cardiaque, des accidents du travail plus nombreux.

Une expérimentation plus attentive a fait apparaître des correspondances précises entre l'état de la terre et de l'atmosphère, d'une part, et l'état de bien-être et de santé des êtres vivants, d'autre part. Tel est le domaine de la bio-météorologie ou de la météoropathie.

Que se passe-t-il dans l'organisme lorsque le temps va changer ? Des différences de température peuvent atteindre, d'un jour à l'autre, 10 ou 15 degrés ; la hausse ou la baisse brutale de température peut occasionner, chez certains patients, notamment chez les hépatiques et les cardiocirculatoires, des troubles de l'humeur mais aussi des malaises qui ne sont pas seulement psychosomatiques. Les Américains, dont beaucoup vivent en atmosphère climatisée, appellent cette pathologie le *stress du temps*.

Température et vent, facteurs de troubles

La plupart des fonctions biologiques du corps humain sont perturbées ; même les propriétés du sang se modifient (la coagulation sanguine, par exemple, s'accélère). Les taux de sucre, de calcium, de phosphates, de sodium et de magnésium sont modifiés.

Indéniablement, une brusque variation de température représente un facteur de risque sur le plan de la santé ; plus la température est élevée, plus le sang devient fluide. Les variations barométriques peuvent provoquer l'explosion d'accidents cardio-vasculaires, lesquels sont deux fois plus fréquents les jours de passage de front chaud, c'est-à-dire lorsque l'air chaud repousse l'air froid.

C'est ce même front chaud qui provoque aussi des crises d'asthme et de rhumatisme articulaire aigu, ou qui avive les douleurs du rhumatisme chronique.

Certaines épidémies de maladies dites infectieuses sont en rapport étroit avec la modification brutale de température. A

Leningrad, pendant l'hiver 1965, le thermomètre est passé de — 43° à + 6° en une seule journée ; le lendemain, quarante mille personnes étaient grippées.

Suicides et crimes

Indépendamment de la température, il faut compter avec les effets du vent lui-même. En Italie du Sud, le sirocco donne des « coups de cafard » ; il en est de même du fœhn en Suisse et en Autriche, du vent du Midi à Lyon ou du vent d'autan à Toulouse, ou encore du sagave en Israël. Lorsque ces vents soufflent, apparaissent dans la population des symptômes tels que **nervosité, insomnie, cauchemar, angoisse ; l'oppression saisit les cardiaques ;** on observe une **recrudescence de suicides et de crimes.**

Le vent d'autan s'accompagne d'une augmentation de température d'une dizaine de degrés et d'une baisse de l'hygrométrie de 30 à 40 %. Il en résulte, selon le professeur Denarb, de Toulouse, *« une oppression thoracique, des céphalées à prédominance frontale ou bi-temporale, mais surtout des manifestations névrotiques ».* On compte aussi des accidents, d'automobile ou de travail entre autres, dus à un manque de concentration.

Ions positifs et négatifs

L'ionisation de l'atmosphère est également à prendre en considération. Les ions sont des atomes ou des molécules portant une charge positive ou négative. Un certain équilibre doit être assuré entre ces ions.

Par temps gris ou orageux, les **ions positifs** sont en prédominance ; l'être humain se sent alors plus lourd, fatigué, mal à l'aise, nerveux, tendu, dépressif ; la cicatrisation est moins rapide ; le rétablissement de la santé est plus lent, ou même n'intervient pas. Au contraire, lorsque l'atmosphère est suffisamment riche en **ions négatifs,** l'être humain éprouve une sensation de bien-être, de détente, de dynamisme ; les activités mentales sont plus vives et efficaces ; les maladies dites infectieuses se guérissent plus rapidement ; la cicatrisation des plaies est plus rapide.

Il faut savoir que l'air est ionisé négativement d'une manière intense à proximité de l'eau en mouvement vif, dans les forêts de résineux, etc. L'ionisation est rendue plus positive, dans les appartements, par le chauffage central, l'air chaud pulsé, la fumée de tabac, la présence de personnes trop nombreuses dans une même pièce, etc. L'ionisation négative est favorisée par l'humidification de l'atmosphère (dans une certaine mesure), l'émission d'essences végétales naturelles, l'utilisation de certaines lampes (appareils d'ionisation négative, dont certains présentent cependant un danger, car ils émettent une proportion excessive d'ozone).

Le professeur Raymond Lautié conseille de laisser dans la pièce (bureau, chambre à coucher...) une soucoupe contenant de l'essence de térébenthine dans laquelle on a déposé un peu de camphre et quelques essences végétales naturelles : eucalyptus, lavande, thym, etc.

19. Le bruit et ses effets physio-psychologiques

Altération auditive

Le niveau du bruit maximal supportable sans risques dépend non seulement de son intensité et de sa durée totale mais également de sa fragmentation et de ses durées d'interruptions.

Le bruit devient désagréable à partir de 65 ou 70 décibels (dB). La **nuisance véritable existe à partir de 90 dB.**

Si le niveau maximal du bruit est atteint en un temps plus petit que le temps de réaction des muscles de l'oreille moyenne, il y a apparition de *fatigue auditive,* premier stade de la surdité. Cette modification est réversible mais le temps de récupération peut être de quelques heures à plusieurs semaines suivant la durée de l'exposition au bruit.

Une *surdité* peut intervenir chez ceux qui se trouvent habituellement dans un environnement très bruyant (surdités professionnelles, déficit auditif chez les jeunes qui vivent dans le bruit intense et les musiques criardes, par exemple).

Fatigue générale

Indépendamment de leurs effets sur l'audition, les bruits d'intensité élevée peuvent entraîner des troubles intéressant d'autres fonctions de l'organisme humain. Des bruits sporadiques peuvent être également en cause.

En particulier, un sujet qui reste soumis pendant assez longtemps à l'action d'un bruit de forte intensité, ressentira en tout premier lieu **une sensation de fatigue, des céphalées, des malaises, de l'instabilité caractérielle.** Puis apparaissent **un amaigrissement, une anémie, des troubles du sommeil et des réactions végétatives.**

Action sur le système nerveux central

On peut observer des **troubles de la vision,** des défaillances de l'appréciation du relief, une diminution de la capacité visuelle nocturne, des modifications du sens chromatique pour le rouge.

Troubles psychiques

Le bruit diminue les capacités d'attention mais favorise un état psychologique de tristesse, d'inquiétude ou d'apathie.

Chez le sujet prédisposé et sensible, le bruit exagère l'instabilité et l'irritabilité caractérielle, même chez ceux qui n'en souffrent pas en apparence. Il accroît les tendances à l'excitation, suscitant parfois des réactions violentes.

Chez les déprimés, il accroît encore la dépression nerveuse et s'oppose à la guérison. Il provoque l'obsession chez les anxieux.

Chez les hystériques et les épileptiques, le bruit inattendu peut provoquer une grande crise.

Des médecins ont relevé des perturbations de l'électro-encéphalogramme chez des individus exposés au bruit. Il peut y avoir un trouble de l'électrogenèse cérébrale avec électro-encéphalogramme plat chez des sujets présentant un état de fatigue chronique avec atteinte auditive.

Troubles moteurs

On a noté des perturbations de la rapidité des réponses et une augmentation des erreurs.

L'*asthénie musculaire* est un des symptômes les plus souvent rencontrés après exposition aux bruits intenses comme après un effort violent. Elle diminue la capacité de travail. Au contraire, une diminution d'intensité sonore améliore les conditions de travail physique et intellectuel.

Troubles endocriniens

Il semble y avoir une *activation générale du système endocrinien* analogue à celle que l'on rencontre quand l'organisme est soumis à d'autres agressions : froid, émotion, etc.

L'hypophyse s'en trouve affectée dans sa structure et ses fonctions.

Il en est de même de la thyroïde : chez les travailleurs soumis à des bruits intenses, on a enregistré des signes d'hyperactivité thyroïdienne, avec métabolisme de base augmenté et parfois maladie de Basedow.

Les surrénales subissent des variations de structure dont l'évolution se déroule suivant les trois phases connues du syndrome d'adaptation de Selye :

1. Phase d'alarme. Hypertrophie des granulations cellulaires au niveau des trois zones du cortex.

2. Phase de résistance. Hypertrophie et hyperplasie cellulaire de la corticale.

3. Phase d'épuisement. Cytolyse et homocrinie accentuées au niveau de la zone réticulée et s'accompagnant de troubles à d'autres niveaux.

Il y a augmentation d'hormones corticotropes.

Gonades

L'examen histologique des testicules d'animaux mâles ayant vécu dans le bruit a fait apparaître *une oligospermie, une spermatogenèse ralentie et une hyperplasie des cellules interstitielles.*

Après ultra-sons, on a pu observer une désorganisation de la structure normale du parenchyme.

Ovaires

Dysfonctions ovariennes chez les travailleuses exposées au bruit

Il est possible que l'antéhypophyse diminue sa production de gonadotrophines en faveur d'une production d'A.C.T.H. maximale.

Les stimuli auditifs affectent sous une forme ou sous une autre le système reproducteur des rongeurs : cycles, poids et morphologie des organes, fertilité, développement intra-utérin du fœtus et lactation. Là ne se limitent pas les effets défavorables du bruit.

Croissance

Vitamine C (acide ascorbique) : cette vitamine est utilisée en plus grande quantité dans le bruit. Son taux diminue dans les surrénales, les reins, le pancréas, le cervelet, avec une augmentation dans l'hypophyse, les testicules et la thyroïde.

Pour d'autres vitamines, les observations sont en cours.

*

* *

Conclusions : Le bruit intense et durable peut compromettre l'équilibre physiologique de l'individu. De nos jours, chez de nombreux jeunes, le déficit auditif peut atteindre 20 %.

La fatigue auditive s'accompagne souvent d'asthénie et de troubles psychiques et psychomoteurs s'aggravant encore avec l'augmentation de la stimulation sonore.

Parmi bien d'autres, certains troubles sont surtout sensibles au niveau endocrinien. En effet, l'agression sonore déclenche une excitation qui engendre un hyperfonctionnement des principales glandes : hypophyse, thyroïde, surrénales et gonades, avec pour conséquences des modifications du milieu sanguin aussi bien cellulaires que biochimiques, et des dérèglements embryogénétiques.

En revanche, certaines œuvres de musique classique exercent une heureuse influence nerveuse et même physique sur les humains (et sur des animaux !).

L'ambiance urbaine a atteint un niveau sonore tel, dans certains cas, que l'on assiste à de véritables psychoses dès qu'un certain seuil de quantité et surtout de qualité est dépassé. A ce titre, les recherches expérimentales sur les effets physiologiques du bruit sont l'un des chapitres les plus importants de l'hygiène de l'environnement.

20. Le système endocrinien mis à rude épreuve

« Les hommes sont les créateurs de leurs maux. Les malheureux ! Ils ne savent pas que leurs vrais biens sont à leur portée, en eux-mêmes. Combien rares sont ceux qui connaissent la façon de se délivrer de leurs tourments. » (Pythagore)

Les glandes en première ligne

Indéniablement, le mode de vie et d'alimentation retentit considérablement sur la régulation endocrinienne et, par répercussion, sur l'ensemble de la vie organique de l'homme et de la femme : fonctions digestives, cardiaques, nerveuses, sexuelles, etc.

Le docteur Marc Levrier a insisté tout particulièrement sur les troubles dont peut souffrir la femme dans une société désadaptée.

Il rappelle que la fonction génitale féminine est déterminée par une cascade de stimuli descendant de l'hypothalamus à l'hypophyse, puis à l'ovaire et aux récepteurs : utérus, vagin, seins. L'hypothalamus est relié à l'écorce cérébrale et reçoit les incitations du monde extérieur. Il est soumis, de la puberté à la ménopause, à des fluctuations inhérentes au cycle menstruel.

Emotions = agressions

L'appareil génital de la femme peut donc être très rapidement affecté de troubles fonctionnels. Les agressions nerveuses, psychiques et affectives ont un retentissement immédiat. Toute agression est susceptible de modifier le déroulement d'une fonction fragile.

Sous l'effet d'une émotion, isolée ou de conflits répétés, le diencéphale peut se trouver perturbé et l'ovulation peut s'en trouver elle-même fort troublée. La menstruation en souffre forcément. Le même processus peut entraîner des troubles de la libido.

« *L'être humain,* écrit le docteur Levrier, *apparaît souvent comme un psycho-sexuel.* » **La région pelvienne de la femme possède une valeur psychologique extraordinaire :** elle contient des organes qui ont une signification symbolique pour l'individu, pour sa postérité, pour sa valeur humaine. C'est ce qui peut expliquer le rôle de **la douleur au niveau du pelvis comme langage psychologique** s'exprimant par le langage physiologique.

Les algies pelviennes sont plus fréquentes chez la femme que chez l'homme car la femme est plus sensible, donc plus angoissée. **Les douleurs au niveau pelvien peuvent empoisonner la vie du couple** ; elles rendent le rapport sexuel difficile ; elles peuvent entraîner des règles douloureuses, mais il peut aussi exister, psychologiquement, un refus inconscient du rapport sexuel.

Au niveau de l'ovaire

Les travaux pénibles, les grandes fatigues, les fortes émotions, provoquent des réactions pathologiques au niveau du système endocrinien et génital de la femme. Aujourd'hui, la femme produit sans avoir souvent l'impression de créer ; elle ressent davantage la fatigue professionnelle que l'homme. Les excès de fatigue sont incompatibles avec un rythme menstruel normal.

Hormones contraceptives : danger !

Il faut compter aussi avec les nouveaux **contraceptifs** hormonaux. La possibilité de modifier la physiologie d'un cycle menstruel aussi bien pour provoquer une ovulation que pour l'empêcher, ou pour retarder l'écoulement menstruel (pour des raisons professionnelles, compétitives, sportives, de voyage, etc.) occasionne une **rupture d'un circuit naturel** qui peut entraîner des réactions incontrôlables.

« La pilule transforme l'ovaire d'une femme de vingt ans en un ovaire de ménopause, crée un état pré-artérioscléreux, facteur de vieillissement de l'organisme. » (Docteur Levrier)

Autres méthodes : des risques

Le dispositif mécanique **stérilet** représente un corps étranger dans une cavité pratiquement virtuelle, et constitue une **agression permanente combattue par l'organe utérin,** qui réagit par hémorragies ou infections mais qui, le plus souvent, finit par s'adapter (du moins, en apparence).

La contraception chirurgicale (*vasectomie, stérilisation tubulaire*) constitue également une agression. A l'opposé, l'**insémination** peut poser de sérieux problèmes psychologiques, tout comme une chirurgie esthétique ou même plastique.

Les orages hormonaux

En présence d'un choc émotionnel ou d'une agression répétée ou prolongée, la teneur du sang en glucose s'élève puis diminue, puis remonte, et se maintient à un niveau plus élevé que la moyenne. L'hypophyse, sécrétant une hormone qui augmente le taux de glucose dans le sang, produit une stimuline qui va alerter la glande cortico-surrénale ; celle-ci va sécréter à son tour des corticoïdes qui se déversent dans le sang par décharges.

Les émotions provoquent aussi des décharges d'adrénaline qui, si elles ne sont pas dirigées vers une activité musculaire et sportive, vont causer l'hypertension et l'athérome.

La rupture de l'équilibre biologique se traduit par des désordres neuro-végétatifs et des désordres fonctionnels. Que ce soit chez l'homme ou chez la femme, quand des contraintes extérieures empêchent la personne de s'exprimer par des réactions adaptées, la réaction biologique au milieu « stressant », d'expression vasomotrice et endocrinienne, se transforme en *maladie psychosomatique.*

La thyroïde réagit également, et de façon parfois plus violente, aux agressions du milieu : les *syndromes d'hyperthyroïdie d'origine émotionnelle* deviennent fréquents.

Vie stressante et sexualité

Les cadences de travail (travail de nuit, les trois huit, le rendement obligatoire...) ont sur l'organisme un impact encore mal connu car cette atmosphère permanente de tension se traduit par des modifications du rythme cardiaque, de la pression sanguine, du taux d'urée, aussi bien que par une excitation nerveuse, une agressivité accrue et une répercussion sur la puissance sexuelle. Le taux d'ulcères de l'estomac est plus élevé chez les travailleurs qui font les trois huit.

Le système endocrinien est certainement victime du bruit, pollueur numéro un.

Les déficiences sexuelles et les troubles de la libido sont rarement organiques. Survenant chez un adulte par ailleurs sain, elles sont la **manifestation d'une angoisse,** souvent en relation avec un surmenage intellectuel et des soucis professionnels et financiers, causant une fatigue psychologique de plus en plus profonde.

« Les intoxications par le tabac et l'alcool engendrent aussi des perturbations importantes du système endocrinien en parallèle avec l'atteinte hépatique : on parle de drogués mais combien sont-ils par rapport aux intoxiqués quotidiens officiels, protégés, encouragés, fumeurs du tabac et consommateurs d'alcool ? »

Pathologie alimentaire et médicale

Une alimentation trop riche en hydrates de carbone et en lipides provoque une artériosclérose des vaisseaux péri- et intraglandulaires, allant jusqu'à des zones de nécrose, c'est-à-dire de destruction des tissus (type infarctus). Les glandes endocrines ne sont pas à l'abri des agressions métaboliques.

Ne perdons pas de vue l'importance des *maladies iatrogènes*, c'est-à-dire des troubles causés par les traitements médicaux et chirurgicaux. La cortisone et les médicaments qui en contiennent provoquent un épuisement hormonal ; la consommation régulière d'aspirine, de neuroleptiques, tranquillisants, psychotropes, etc., retentit sur l'hypothalamus : ce sont des drogues aux effets inhibiteurs ou accélérateurs qui détraquent les circuits neuro-endocriniens, causant une nouvelle pathologie mammaire et gonadique.

« La civilisation semble s'acharner à fabriquer des fatigués, des inadaptés, candidats à des troubles fonctionnels cédant souvent la place à d'authentiques maladies organiques. L'appareil neuro-endocrinien en fait souvent les frais. » (Docteur Levrier)

21. Poussées de violence

Le comportement agressif

De nombreuses recherches ont été menées sur l'agressivité dans le monde moderne. Sujet d'une actualité brûlante, puisque même les contestations les plus valables éliminent rapidement les discussions courtoises et s'achèvent dans des incohérences, des brutalités, voire des destructions qui amplifient les erreurs au lieu de les corriger.

Au plus loin que nous remontions dans la chaîne des événements de l'humanité, nous constatons que nos aïeux se sont souvent heurtés sans pitié. Querelles familiales, tribales, nationales se rencontrent à chaque page de l'histoire des peuples et s'achèvent dans la torture, l'esclavage ou le crime. Vols, pillages, meurtres sont de tous les temps et de toutes les latitudes. L'homme tue pour survivre, pour dominer, pour le plaisir. Quand il ne chasse la bête, il se défoule dans la guerre. Sa soif d'anéantir, de martyriser, est un vieux besoin que parfois on retrouve sous une forme atténuée, dans ses battues, dans la destruction de sites, dans son mépris du voisin qu'il assomme de bruits, dans son impolitesse ordurière au volant de sa voiture, dans les mille pollutions qu'il rejette avec désinvolture au péril de l'environnement et par conséquent de lui-même.

Sans conteste, **l'homme est un destructeur abusif comme le prouve en surabondance la biosphère vidée, pillée, stérilisée au fur et à mesure qu'il la découvre et l'exploite.**

Serait-ce la conséquence physiologique de certaines de ses structures cérébrales ? Dans plusieurs circonstances, en période des amours ou quand on force son territoire, l'animal devient agressif. L'homme lui ressemble sur ce sujet, mais avec une violence comme centuplée par son intellectualité !

Son intelligence lui permet de penser, de créer des religions et des philosophies qui parfois l'entraînent hors de toute sagesse et tout amour, vers des concepts nébuleux où il s'égare à son détriment et à celui de la Nature.

Avant de devenir l'adulte que déforment des règles sociales, avant de devenir l'esclavagiste, l'usurpateur, le bourreau de ses frères, il est le bébé, il est l'enfant qui, malgré lui, commet cent actes agressifs par jour, quelle que soit son ascendance, quels que soient le milieu et la latitude où s'écoule sa vie. D'une façon moins dissimulée que la petite fille, le garçonnet a ses explosions violentes qui traduisent un état instinctif, inné, d'agressivité, semblable en cela au jeune chimpanzé ou au taurillon, un état voulu par la nature **pour qu'il réagisse à temps contre tout ce qui risque de lui nuire.**

Plus curieusement, d'après Lorenz et Eibl-Eibesfeldt, il se montre impitoyable au plus faible, au retardé, à l'estropié, à qui est différent de lui-même, comme poussé par une sorte de racisme. Ne retrouvons-nous pas là la dure réflexion de La Fontaine : « ...*Cet âge est sans pitié...* » ?

L'homme serait un « tueur-né », un « raciste » par perception et rejet d'une différence à cause de sa structuration cérébrale ; mais que le jeu des forces sociales entraverait, refrénerait fréquemment ou dévierait vers des pôles de défoulement plus ou moins sensés.

Confirmant le pessimisme de Freud, la psychologie expérimentale prouve que **le comportement agressif existe dans toutes les espèces vivantes,** particulièrement chez l'homme situé aujourd'hui au sommet de la complexité cérébrale.

Chaque individu est en somme un agresseur en puissance parce que ses structures nerveuses le lui commandent par son hérédité, par ses gènes, afin de bien répondre à un signal, à une stimulation qu'il juge frustrante ou susceptible d'altérer sa survie. De telles réactions, manifestées à des degrés divers, dépendent de sa personnalité physiologique, de son organisation nerveuse, de ses possibilités d'assimiler, de s'oxygéner et de s'épurer.

L'environnement agressif

Ce fond de violence en sommeil et qu'un événement risque de réveiller d'une certaine façon, n'est pas une tare indélébile et terriblement incrustée. **Pareille « prédisposition innée » dépend, dans l'œuf, de l'association, heureuse ou non, des chromosomes des deux géniteurs qui confère à l'ensemble physique qualités et défauts, complexité, finesse et potentialité très personnalisées ; ensuite, peu à peu, de l'environnement familial, de l'éducation générale de la société.**

Ces nouveaux facteurs d'induction ne « destructurent » pas le cosmos cérébral mais **influencent la latence de ses réactions, les dévient, les corrigent ou les domptent au point que « l'éduqué » arrive à se maîtriser et ne plus paraître agressif.**

Selon sa valeur, une société jugule les agressivités innées ou les débride. Par exemple, les spectacles qui, à toute heure, heurtent les sens, deviennent des responsables de l'éclatement de violences.

Le docteur Leyens a expérimenté sur deux groupes d'adolescents : l'un soumis journellement à des **films violents,** l'autre à des **films aimables.** Il a observé, chez les premiers, une intensification de l'agressivité et au contraire une baisse chez les seconds. De tels effets sont beaucoup plus accusés par la **télévision.** D'où l'**énorme responsabilité** de cette dernière dans les violences de la société actuelle, à tous les niveaux. Par son martèlement quotidien des nerfs, **elle ramène en surface des agressivités refoulées et leur donne le champ libre.** D'où des manifestations absurdes, subites, où l'homme, comme grisé par son instinct retrouvé, s'abandonne aux excès, même contre son intérêt. Etat psychique trouble, presque second, momentané, corrigible ; mais aux conséquences désastreuses. Cela explique pourquoi le professeur Liébert (Université de New York) s'est écrié devant tous ses collègues :

« ...Nous sommes en voie de préparer, avant vingt ans, la planète entière au barbarisme... Il importe que les producteurs d'émissions enfantines prennent conscience de leurs responsabilités et qu'ils s'efforcent de diffuser non plus des comportements antisociaux, mais des attitudes compatibles avec l'existence d'un monde paisible et cultivé... »

Les stimulations

L'agressivité primaire répond aux stimulations de l'environnement. Les sociétés qui les multiplient sont responsables entièrement des poussées de violence qui secouent le monde entier.

Analysons une étude récente que le docteur Brunetti a faite dans le Vaucluse. Il note 1,58 % de psychoses graves ; 1,61 % de débilité mentale ; 1,17 % d'alcoolisme chronique ; 0,29 % d'épilepsie ; 12 % de névroses, soit un total de **16,65 % de troubles psychiques. Environ un Français sur six en est atteint, ou huit millions dans la population de la France !**

Ces nombres sont lourdement significatifs.

Sur les prédispositions innées à l'agressivité, se greffe la nervosité « accidentelle » parfois plus inquiétante. Détraqués par cette dernière, les neurones désharmonisent aussi bien les fonctions physiologiques que les fonctions psychiques. Quand l'individu est à la merci de son système nerveux affaibli ou déréglé, il ne se domine pas aussi bien, et se laisse davantage entraîner par son patrimoine agressif, même si son environnement et son éducation sont satisfaisants. La plus faible stimulation que, normalement, il aurait maîtrisée le pousse à des réactions hors de proportion avec elle.

Présentement, les nerfs des civilisés sont surtendus à l'extrême, ne serait-ce que par les criailleries des rues, les vibrations des usines, les lumières trop instables, le grouillement des autos et des gens qui se bousculent, etc. Au cœur de la cacophonie qui leur vole relaxation et sommeil profond, un rien les surmène et ils s'intoxiquent des ptomaïnes de la fatigue, du repos imparfait, de l'anxiété, de la peur, etc.

La cité actuelle est une dévoreuse de systèmes nerveux qui, débridés et s'estimant frustrés, décuplent à faux leur agressivité atavique. **On croirait que la société s'ingénie à les détériorer par les environnements qu'elle crée, par les médicaments qu'elle impose à outrance, par les vaccins et par les milles pollutions dont elle souille champs, rivières et mers.**

Les poisons et carences

Chaque année davantage, les structures nerveuses sont imbibées de poisons divers qui les lèsent. Depuis la fécondation et tout au long de leur développement si délicat, elles sont agressées au point qu'elles ne réagissent plus avec autant de rapidité et de finesse aux ordres de leurs codes héréditaires ? Encombrées de déchets, mi-bloquées, quelquefois monstruosées, elles s'étiolent dans une ankylose dont elles s'extirpent par à-coups, commettant alors des erreurs croissantes.

Quand la pharmacie ne les martyrise pas assez, des drogues

leur créent des états artificiels, résultats d'intoxications qui conduisent à la dégénérescence et à la folie. Sommeils factices, désénervements factices, toutes ces tromperies, toutes ces duperies transforment des êtres valables en tarés aux violences imprévisibles.

Pensons aux **nervins**, sous toutes les formes, aux **alcools** dont on se dope par snobisme ou pour avoir quelque illusion de se défatiguer et qui rongent les nerfs ! Pensons aux **alcaloïdes du tabac...** Mais que ce cortège de toxiques imposés par des mœurs décadentes, et qui à plaisir bravent les lois naturelles, ne nous fasse pas oublier notre **alimentation.** Elle aussi a une large part dans la genèse de violences parce qu'elle empoisonne le foie, fragilise les capillaires et irrite les nerfs, jour après jour, d'autant plus que la **sédentarité et l'insuffisance d'exercices respiratoires** les privent d'oxygène.

Parce que l'agriculture en folie abuse d'hormones, de vaccins, de pesticides, d'engrais chimiques, la nourriture est adultérée, déséquilibrée, carencée. Ensuite, elle est **mal apprêtée** et enfin **consommée en excès.** Poisons exogènes, poisons endogènes de digestions incorrectes, s'associent, s'exaltent mutuellement pour mieux offenser les structures nerveuses comme si les sons excessifs et les spectacles bas n'y suffisaient point.

Quoi qu'il prétende, le civilisé est un mal nourri. Il souffre de **carences en vitamines et en oligo-éléments,** telles que celles de **manganèse,** de **cuivre** et de **magnésium.** Particulièrement, cette dernière affecte les nerfs. A ce seul point de vue, nous pouvons dire que le sel raffiné, les farines trop blutées et le pain blanc contribuent à l'instauration de l'agressivité générale.

De toute évidence, grâce à la qualité des mets et à sa sobriété, l'individu correctement alimenté, donc sans carences, l'individu qui respire à fond, a des nerfs trempés qu'il domine mieux, même si son hérédité d'agressivité n'est pas heureuse. D'autre part, sa mémoire meilleure, ses sens plus aigus, son raisonnement plus sûr, il profite davantage d'une éducation saine ou, si elle est douteuse, il en surprend à temps les imperfections et ne les subit pas.

Parler des violences actuelles qui ébranlent nos règles et coûtent tant au pays, les mettre en exergue, ne suffit pas. D'urgence, partout, **nous devons les brider non pas par d'autres violences, mais en allant hardiment au fond de tous les problèmes,** sans exception. Parmi eux, résolvons sans tarder celui de l'**oxygénation** au maximum, hors des villes ; celui du **sommeil** à l'écart des bruits ; celui de l'**alcoolisme,** du **caféisme** et du **tabagisme** ; celui de la

goinfrerie, etc. Recherchons, exigeons des **aliments sains,** vraiment exempts d'additifs chimiques, c'est-à-dire de poisons. **Apprenons à nous épurer physiquement** sans arrêt. A ce régime qui dépend de notre bon sens et de notre volonté, déjà nos nerfs résisteront mieux aux stimulations de l'environnement et subiront beaucoup moins nos prédispositions agressives. (Professeur Raymond Lautié)

22. Biochimie et troubles nerveux et mentaux

Une conception très répandue de la médecine psychosomatique tend à considérer que la majorité des troubles physiques ont pour origine des troubles de la vie psychologique. Une telle conception est sans doute vérifiée dans de nombreux cas mais il n'en reste pas moins que l'inverse peut également être constaté : des facteurs d'ordre physique peuvent avoir (et ont fréquemment, en fait) des incidences plus ou moins marquées sur le comportement psychologique.

Un rapport récent de l'Organisation Mondiale de la Santé fait état de l'étude de maladies mentales du point de vue biochimique ; les chercheurs ont constaté que nombre de maladies mentales étaient probablement dues à des troubles purement chimiques et, pour plusieurs, il a déjà été possible de trouver une thérapeutique biochimique.

Il paraît en effet probable que de nombreux troubles mentaux sont dus à des **carences chimiques** du cerveau ou de l'organisme ou à un **déséquilibre des systèmes enzymatiques.** La recherche biochimique en psychologie et en psychiatrie élargit son champ d'action et d'application

Arriération mentale

Les maladies héréditaires du métabolisme s'accompagnent d'arriération mentale dans une importante proportion des cas et, dans un grand nombre de ces « erreurs innées », il a été possible de mettre en évidence une diminution ou une altération d'une enzyme spécifique. Fréquemment, **le défaut fondamental ne se situe pas dans le cerveau mais dans un autre organe, habituellement le foie.**

En principe, le traitement des anomalies héréditaires du métabolisme des acides aminés essentiels est d'ordre **diététique** et consiste à introduire dans le régime alimentaire un protide de remplacement ne fournissant que la quantité de phénylalanine indispensable à la croissance. La plupart des experts admettent que la majorité des cas typiques de phénylcétonurie sont améliorés par le traitement si celui-ci est institué précocement.

Pendant la grossesse, le fœtus d'une mère phénylcétonurique non traitée se trouve exposé à de fortes concentrations de phénylalanine et il risque, dans ces conditions, de présenter une arriération grave. Il semble que le cerveau non encore complètement développé soit particulièrement vulnérable à une forte teneur de cet acide aminé.

D'autres anomalies héréditaires du métabolisme ont été observées : la leucinose, l'homocystinurie, la galactocémie et la thyrosinose. On a pu abaisser l'incidence des déficiences mentales dues à d'autres facteurs biochimiques tels que l'hyperbilirubinémie, l'hypoglycémie et le saturnisme. D'autres maladies encore seraient causées par l'absence héréditaire d'enzymes spécifiques dont quelques-unes ont été identifiées, du moins jusqu'à un certain point.

Dans les maladies neurométaboliques pour lesquelles il existe un traitement, celui-ci peut, s'il est appliqué de façon précoce, sauver la vie de l'enfant ou éviter une lésion cérébrale irréversible. Un traitement diététique très correct doit être instauré.

Dans de nombreux cas d'arriération mentale, les lésions cérébrales se produisent avant la naissance, surtout pendant les trois premiers mois de la gestation ou pendant la période périnatale. Si l'on examine le cerveau plusieurs années plus tard, le processus pathologique initial peut être masqué par des phénomènes de cicatrisation ou des altérations dégénératives.

Rôles des facteurs de nutrition

Le cerveau est le siège d'une activité métabolique intense par rapport à celle des autres viscères. La vitesse élevée de renouvellement des protides cérébraux et la synthèse active de nombreuses substances qui se déroule localement au niveau de l'encéphale pourraient expliquer la **sensibilité de cet organe aux effets de la malnutrition. Les carences en calories, en protides, en vitamines et en éléments minéraux se traduisent toutes par des symptômes cliniques qui évoquent des troubles du système nerveux central.**

Il est probable que la sous-alimentation (ou plutôt la nutrition incorrecte) soit responsable d'un plus grand nombre de ces troubles que toutes les autres causes réunies, car elle entraîne chez l'enfant un retard intellectuel et, chez l'adulte, un non-épanouissement des capacités mentales.

L'apathie et la confusion mentale de l'individu affamé ou chroniquement sous-alimenté, ainsi que son incapacité à se concentrer sur un travail, sont bien connues. Le métabolisme basal et l'activité volontaire sont réduits. Bien que le sujet sous-alimenté (ou incorrectement alimenté) soit capable d'exécuter un travail musculaire pénible dont il a l'habitude, il ne se souciera pas d'entreprendre la moindre tâche qui ne soit pas indispensable.

Une réduction de l'apport calorique a un effet moins grave qu'une carence protidique, mais l'apathie et la diminution d'activité provoquées par une sous-alimentation, de quelque nature qu'elle soit, risquent de réduire artificiellement la stimulation psychologique au cours des périodes critiques du développement.

La carence de protides chez l'animal peut provoquer des anomalies de l'électro-encéphalogramme, et des altérations ont été signalées au niveau des cellules nerveuses et des cellules névrogliques de la moelle épinière. On observe des tremblements, de la somnolence, une mauvaise coordination motrice, un abaissement du niveau de performance psychologique et un retard de la maturation. L'effet est accentué si la mère est elle-même carencée. La plupart de ces changements sont totalement ou partiellement réversibles, si l'individu a atteint un certain âge, mais ils sont généralement irréversibles si ces carences se sont produites au cours de la gestation ou dans les six premiers mois de la vie de l'enfant, sauf exception.

La malnutrition va souvent de pair avec une ambiance psychologique défavorable ; si l'amélioration de la nutrition ne s'accompagne pas d'une amélioration de cette ambiance psychologique, elle risque de n'avoir aucun effet sur l'état psychique de l'enfant. Il est d'ailleurs notoire que des enfants correctement nourris et élevés dans un milieu comportant des carences psychologiques, tel qu'un orphelinat, présentent aussi des signes de retard du développement.

Nous savons d'autre part que les **carences vitaminiques** jouent, dans une certaine mesure, un rôle étiologique dans des troubles tels que le béribéri, la pellagre et l'anémie pernicieuse, qui présentent tous des symptômes caractéristiques d'un mauvais fonctionnement du système nerveux central.

Le rôle de la **vitamine A** dans le fonctionnement des cellules photoréceptrices de l'œil est connu, et une mauvaise sensibilité à la lumière peut altérer gravement les fonctions nerveuses centrales en modifiant et en réduisant la stimulation psychologique nécessaire au développement du système nerveux. En raison de son rôle dans le développement du squelette, notamment des vertèbres et du crâne, la carence en vitamine A peut également provoquer des anomalies du système nerveux central. Cette vitamine est indispensable à la formation et à la fermeture du tube neural, et elle semble également exercer un effet indirect sur le système nerveux central par son interaction avec l'hormone thyroïdienne.

Une carence grave en **vitamine D** associée à une carence de calcium telle qu'il y ait une diminution du taux de calcium sérique, entraîne la tétanie et la mort.

Les sujets souffrant d'une carence en **thiamine** présentent des symptômes tels qu'anxiété, dépression, irritabilité, ainsi qu'une sensibilité accrue au bruit et à la douleur. Dans les cas graves, on observe une disparition des réflexes tendineux, la paralysie et la mort.

La carence prénatale en **iode** est incriminée dans l'étiologie du crétinisme qui se caractérise principalement par l'altération irréversible du développement mental, des anomalies de l'audition et de la phonation, des troubles neuro-musculaires, un retard du développement physique et l'hypothyroïdisme. Le crétinisme a maintenant en grande partie disparu partout où l'on consomme du sel iodé. (Il est vrai que d'autres facteurs nutritionnels ont pu intervenir au niveau des populations en question.)

Troubles affectifs

Des recherches sont actuellement en cours sur la composition d'échantillons de liquide céphalo-rachidien prélevés sur des sujets maniaques et dépressifs. En comparant la teneur en amines et en leurs métabolites du cerveau de malades qui se sont suicidés, avec celle du cerveau de personnes mortes subitement pour des raisons différentes, on a constaté dans le premier groupe une diminution de la concentration de certains facteurs, notamment la sérotonine et l'acide hydroxy-5-indolacétique.

On a également observé des anomalies du métabolisme de l'eau et des électrolytes chez des malades atteints de psychose maniaco-dépressive.

La répartition du **sodium** et peut-être aussi celle du **potassium** dans les tissus de l'organisme est sensiblement différente chez les maniaques, les déprimés et les sujets normaux.

On a remarqué que l'administration de **sels de lithium** influence favorablement certains troubles affectifs, notamment la manie, et peut prévenir les rechutes dans la psychose maniaco-dépressive récurrente. D'autres observations ont été réalisées en ce qui concerne les psychoses périodiques, la catatonie périodique, etc.

De nombreux faits incitent à penser que les facteurs génétiques jouent un rôle important dans l'étiologie de la schizophrénie, et il y a de bonnes raisons d'envisager l'existence d'une anomalie biologique bien qu'aucune anomalie n'ait encore été identifiée.

Substances de synthèse ou substances alimentaires ?

Jusqu'à présent, la majorité des recherches ont mis en œuvre des substances de synthèse (oligo-éléments, vitamines, acides aminés, etc.). Dans certains cas, des résultats positifs ont pu ainsi être obtenus. Cependant, plusieurs problèmes se posent :

1) Les substances de synthèse ainsi administrées ne risquent-elles pas de provoquer des troubles à d'autres niveaux ? L'intervention d'un seul élément dans un complexe nutritionnel ou organique donné ne risque-t-elle pas de provoquer des excès ou des carences préjudiciables à l'assimilation ou à la formation d'autres facteurs ? Il ne s'agirait alors que d'une palliation locale et momentanée.

2) Ne serait-il pas préférable de recourir à des facteurs alimentaires « organiques » en provenance de sources vitalisées par leur passage dans le végétal ou éventuellement l'animal ?

Ces questions nous amènent à poser le problème dans une plus large perspective. De nombreuses altérations nerveuses et mentales, héréditaires, congénitales ou acquises au cours de la vie sont indéniablement d'origine nutritionnelle. Non seulement sont en cause les carences de l'alimentation mais encore les déséquilibres de la ration alimentaire : l'excès d'un facteur peut entraîner un défaut d'assimilation d'un autre ou de plusieurs autres facteurs, et cette remarque se vérifie, par exemple, dans l'étude comparée du kwashiorkor et du marasme.

Dans la prévention des anomalies mentales et des troubles nerveux et mentaux ainsi que dans le traitement de ces anomalies, les prescriptions alimentaires et diététiques doivent tenir une part beaucoup plus large que celle qui leur a été reconnue jusqu'à présent. A plusieurs reprises, nous avons insisté sur la **relation existant entre les facteurs nutritionnels et les troubles nerveux et mentaux,** et l'orientation des nouvelles recherches en biochimie et en psychiatrie révèle qu'il ne s'agissait pas là de simples vues de l'esprit.

23. L'alimentation toxique détruit le système nerveux

De nombreuses maladies dégénératives du système nerveux restent jusqu'à présent sans causes bien définies. Des influences très diverses interviennent souvent conjointement mais il est raisonnable d'estimer que des insuffisances nutritionnelles puissent déprimer un individu et le rendre inapte biologiquement à surmonter des troubles ou des agressions. La combinaison d'une malnutrition ou d'une nourriture anormale et d'autres influences pathogènes peut expliquer l'apparition de maladies qui submergent le système nerveux.

Sclérose en plaques

Elle consiste en zones d'inflammation multiples, disséminées à la surface du cerveau et de la moelle épinière et conduisant à une *démyélinisation - dégradation de la partie isolante externe des fibres nerveuses, la myéline.* Cette démyélinisation semble apparaître aussi dans l'encéphalomyélite disséminée et la neuromyélite optique. (La myélinisation de la fibre nerveuse commence à 4 mois environ de vie fœtale et est achevée avant l'âge de 2 ans.)

La myéline est édifiée à partir de maintes substances incluant les acides gras insaturés essentiels que le corps ne peut pas fabriquer lui-même mais qu'il trouve dans la nourriture absorbée. Il est donc important que, durant la gestation et au cours des années suivant la naissance, la nourriture ne contienne pas d'acides gras anormaux ou altérés, tels que la margarine, qui, tout en étant semblable aux acides gras essentiels, ne peut pas être normalement utilisée par le corps pour édifier la myéline. Il est en effet raisonnable de supposer qu'*une myéline fabriquée à partir de matériaux contrefaits sera un ersatz prêt à se désintégrer lors d'agressions qui seraient normalement supportées par une myéline normale.*

Lorsque la myélinisation est achevée, nous ne savons pas si ses éléments fondamentaux sont remplacés par d'autres ni si, endommagés, ils peuvent être réparés. Il semblerait toutefois possible qu'une telle réparation intervienne, et que, pour sauvegarder ou éventuellement refaire (au moins partiellement) la myéline, il soit préférable de **disposer de matériaux de bonne qualité et non d'éléments altérés tels que la margarine, les graisses cuites ou le pain et la farine habituels.**

Une observation a pu être faite en Norvège. Pendant la guerre de 1939-45, les Allemands ont détruit les margarineries de ce pays, de sorte que la margarine ne fut plus guère consommée. Toutefois, dans les deux ans qui ont suivi la guerre, les Norvégiens ont consommé trois fois plus de margarine qu'avant-guerre. Simultanément, le nombre de cas de sclérose en plaques doublait ou triplait par rapport à celui du temps de guerre. (Dr Swank, Multiple Sclerosis, *A Correlation of its Incidence with Dietary Fat,* Amer. J. Med. Sci., 1950, 220, 421).

Les Africains du Sud, de quelque couleur ou race qu'ils soient, demeurent exempts de sclérose en plaques tant qu'ils n'ont pas quitté leur pays. Les Norvégiens de l'intérieur sont plus affectés que les pêcheurs de la côte.

Une corrélation familiale pour la sclérose en plaques est trouvée chez 5 à 10 % des patients, mais plus chez les frères et sœurs que chez les enfants par rapport aux parents. Autrement dit, s'il y a une tendance héréditaire à la sclérose en plaques, elle est très faible. Cette affection semble être la caractéristique d'une génération qui a eu la même nourriture. **Il est possible que les dégâts soient causés par une nourriture agressive pendant la formation et la croissance du système nerveux,** ce qui, plus tard dans la vie, amènera un affaiblissement des immunités naturelles, donc de la résistance aux maladies. Il est même possible qu'il n'y ait aucune tendance héréditaire à la sclérose en plaques ; même lorsque plusieurs générations en sont affectées, elles peuvent ne souffrir d'aucune faiblesse héritée des géniteurs mais simplement d'une carence ou d'altérations dues aux erreurs d'une longue tradition alimentaire familiale.

On a trouvé une **corrélation entre une forte teneur du sol en plomb et la sclérose en plaques ;** les dents contiennent alors une proportion excessive de plomb. Le plomb, à lui seul, ne donne pas la sclérose en plaques, à moins que celle-ci ne soit pandémique chez les travailleurs du plomb, mais sa présence excessive peut interférer avec certaines autres substances contenues dans le sol ou les végétaux alimentaires qui y ont poussé.

La maladie des agneaux nouveau-nés appelée *swayback* par les Anglais et consistant en une démyélinisation peut être prévenue en nourrissant les brebis avec des aliments riches en **cuivre.** Le swayback, cependant, peut survenir dans certains pâturages non déficients en cuivre, d'où il apparaît qu'un facteur nocif dans certains pâturages nécessite un supplément de cuivre qui le neutralise. A l'inverse, le **plomb** peut neutraliser l'action favorable du cuivre ou d'une autre substance.

Les résidus de *pesticides organophosphorés* dans la nourriture sont un bon exemple de facteur agressif capable de causer ou d'accentuer une maladie par démyélinisation. **Des paralysies par démyélinisation ont été causées par des pesticides chez des travailleurs qui les utilisaient.**

15 000 personnes ont été *paralysées* après avoir bu le « Jamaica Ginger » additionné d'une substance chimique démyélinisante proche chimiquement de certains pesticides. D'autres substances de synthèse sont connues comme démyélinisantes pour certains animaux. Ce qui est particulièrement irritant est que ces produits tendent seulement à détruire le système nerveux des oiseaux et de l'homme, mais non celui des animaux habituels d'expérience. L'expérimentation animale n'assure ainsi qu'une fausse sécurité.

Parkinson (paralysie agitante)

C'est une maladie assez commune, suivant la dégénérescence des cellules nerveuses de certains centres cérébraux. Parfois, on trouve une histoire d'encéphalite virale aiguë, mais généralement aucune cause précise ne peut être déterminée.

Cependant, **il semblerait avisé pour ces patients d'éviter les aliments qui ont pu être contaminés par une substance chimique destructrice du système nerveux** — plomb, mercure, de nombreux insecticides agricoles et, indirectement, les émulsifiants utilisés en « cuisine industrielle ».

Au passage, rappelons que le mercure, absorbé à doses minimes pendant une longue période, produit tremblement, faiblesse et altérations du comportement, peur, anxiété, timidité...

Le diagnostic de maladie de Parkinson a pu être formulé alors qu'il s'agissait d'un empoisonnement par le mercure (par exemple imprégnant des tomates traitées avec un fongicide mercuriel).

Myotonie

Dans la myotonie, il y a ralentissement des mouvements, notamment retard dans la détente musculaire, avec des symptômes secondaires ou associés : cataracte, autres signes de dégénérescence.

L'injection à un animal d'une *hormone chimique dite « inoffensive » ou « sûre » :* 2,4 - D, destructrice de certaines semences, produit un état apparemment identique à la myotonie humaine ; le dinitrophénol (un autre destructeur de graines) cause la cataracte chez l'homme.

Il semble donc probable que des aliments contaminés par l'un ou l'autre de ces produits de synthèse accélèrent la progression de la myotonie ou de la cataracte, ou des deux.

Naturellement, le 2,4 - D et bien d'autres substances dites « inoffensives » sont utilisés avec prodigalité par les jardiniers et les agriculteurs, non seulement sur les « mauvaises graines » mais encore sur les culture contiguës, fruits et légumes, avec, pour conséquences, les névrites dégradantes et paralysantes. (D'après le Dr Franklin Bicknell, *Chemicals in Food,* Faber and Faber, Londres).

ANNEXE

Sclérose en plaques

Cette affection très invalidante laisse encore les médecins assez impuissants à la combattre. Pourtant, M. G... B..., de Reinalard, montre qu'il est possible de le faire efficacement :

« *Dans* Le Hérisson *du 29 novembre 1973, j'avais relevé une information concernant la sclérose en plaques que j'avais communiquée à un homme jeune atteint de cette maladie.*

A cette époque, il marchait sur les genoux et ne pouvait faire aucun travail. Maintenant, il marche normalement, fait de la bicyclette et retravaille.

Je ne sais s'il vous a remercié, aussi je le fais pour lui. »

Voici le texte intégral de cette information dont nous avions toujours ignoré si elle avait pu être utile à l'un de nos lecteurs :

« Selon le professeur Ephraïm Field, la destruction de l'enveloppe de myéline du système nerveux dans la sclérose en plaques, destruction qui est provoquée par une carence en acide linoléique, peut être combattue par l'absorption d'huile de tournesol, laquelle est très riche en cette substance.

Des essais, menés à l'Hôpital national pour les maladies nerveuses de Londres et au Royal Hospital de Belfast, ont effectivement montré une amélioration de l'état de malades atteints de sclérose en plaques que l'on soumettait à un régime alimentaire comportant 60 g d'huile de tournesol (4 cuillerées à soupe) par jour et peu de graisses animales. »

Nous espérons que nul malade ne rejettera ce traitement pour cause de trop grande simplicité puisque la preuve vient d'être fournie qu'il pouvait être néanmoins efficace.

24. Conséquences de la malnutrition du cerveau

La croissance cérébrale

Chez l'enfant comme chez l'adulte, la malnutrition générale cause des troubles fonctionnels et même organiques au niveau du cerveau et du système nerveux tout entier.

Chez l'être humain :
— la croissance du cerveau commence au quatrième ou cinquième mois de la grossesse,
— et elle se termine entre deux ou trois ans.

Le nombre de cellules nerveuses adultes est déjà présent chez le fœtus avant le quatrième mois. Lors de la croissance, seuls les neurones du cervelet se rassemblent et leur développement numérique peut être affecté par la malnutrition.

L'incoordination motrice : un symptôme

Les troubles intervenant dans le développement des neurones peuvent expliquer les exemples mineurs d'**incoordination motrice** très fréquents dans la population infantile. Il ne s'agirait pas alors d'une pathologie destructrice mais d'une insuffisance de croissance cérébrale.

Les expériences réalisées sur les animaux ne peuvent pas être transposées directement au niveau de l'homme mais l'observation précise des enfants malnutris révèle chez eux un changement dans la motivation qui affecte leur réponse face aux méthodes de conditionnement.

Par ailleurs, les sujets mal nourris précocement présentent des réactions plus vives ; ils sont plus agressifs et plus dominateurs.

L'agressivité sexuelle

Un autre effet réside dans le **développement accru de l'agressivité sexuelle,** plus important chez les malnutris que chez les jeunes nourris correctement. Comme il en est chez tous les êtres vivants, la malnutrition induit une accélération dans les processus de reproduction, comme si une lignée menacée devait se reproduire plus rapidement et en plus grand nombre. **Cette reproduction accrue n'implique pas une amélioration des processus ni de la qualité sexuels mais simplement un problème de quantité à court terme,** quantité qui se paie généralement par des insuffisances ultérieures chez l'individu lui-même et chez ses descendants.

Des neurones non développés

Chez le sujet malnutri, le nombre de neurones cérébraux (non compris le cervelet) reste normal mais leur développement futur est sérieusement altéré. C'est en effet pendant la période de croissance de l'individu que se développent l'arbre dendritique et ses connexions synaptiques.

Une malnutrition infantile, même modérée, peut réduire le nombre de synapses par neurone jusqu'à 40 % de sa valeur.

La récupération possible

Les possibilités de récupération (au moins partielle) et les conséquences fonctionnelles de cette réduction sont encore insuffisamment explorées mais elles ne font pas de doute.

En période de croissance, la malnutrition retentit sur la taille du cerveau, notamment sur celle du cervelet où un type de cellules est quantitativement réduit : les neurones granuleux, car leur phase de multiplication coïncide avec la malnutrition.

La dysfonction cérébrale

Le cervelet croît plus rapidement que le reste du cerveau pendant la poussée de croissance prolongée jusqu'à deux ou trois ans. Il suffit que la croissance fœtale du cervelet soit réduite pour qu'apparaissent la maladresse (insuffisance de coordination motrice) ainsi que les états nommés *dysfonction minime du cerveau.*

Lorsque, chez le jeune enfant, sont observés des troubles ou des insuffisances des réflexes ou des mouvements psychomoteurs volontaires, il y a lieu de rechercher l'éventualité d'une carence ou d'un déséquilibre nutritionnel survenu pendant la période fœtale ou peu de temps après la naissance.

Les troubles nutritionnels ne sont pas seuls en cause : il y a aussi les effets des médicaments (chez le père, chez la mère, comme chez l'enfant), des vaccinations, des irradiations, des substances chimiques toxiques, etc.

25. Quelques états émotionnels induits par des déficiences nutritionnelles ou améliorés par l'alimentation équilibrée

Déficience de vitamine B_3.	Insomnie, nervosité, irritabilité, confusion, anxiété, dépression, hallucinations.
Déficience en thiamine (vitamine B_1 antinévritique, nutrition, système nerveux).	Perte d'appétit, dépression, irritabilité, confusion, perte de mémoire, défaut de concentration, sensibilité au bruit, polynévrite, béribéri.
Déficience en riboflavine (vitamine B_2).	Dépression.
Déficience en acide pantothénique (vitamine B_1, croissance).	Dépression, hypersensibilité aux stress.
Déficience en pyridoxine (vitamine B_6, métabolisme des protides et hydrates de carbone).	Réponses anormales chez les enfants psychotiques. Accidents nerveux.

Déficience en vitamine B_{12}.	Difficulté de concentration et de mémoire, dépression, agitation sévère, hallucinations, conduite maniaque ou paranoïde.
Déficience en biotine (vitamine B_8).	Dépression, lassitude, panique, hallucinations.
Administration de vitamine C.	Amélioration dans la schizophrénie.
Supplémentation en niacine (vitamine PP).	Amélioration dans la schizophrénie et ses troubles mentaux.
Déficience d'iode.	Crétinisme.
Déficience de potassium.	Nervosité, irritabilité, désorientation mentale.
Déficience en thréonine.	Irritabilité, difficulté à tolérer la situation présente.
Déficience en lysine.	Incapacité de concentration.
Administration d'acide glutamique.	Amélioration du rendement intellectuel et du fonctionnement général du cerveau chez les sujets retardés.
Supplémentation en acide folique.	Amélioration dans les psychoses.
Excès de lactate dans le sang.	Anxiété, névrose, fatigue, insomnie, tension.
Déficience de calcium.	Anxiété, névrose, fatigue, insomnie, tension.
Carence en magnésium.	Perte de vitalité, de résistance à la fatigue et aux infections. Appauvrissement des globules rouges. Insuffisance d'assimilation du calcium. Prédisposition aux états cancéreux. Psychose paranoïde.

(D'après les recherches en psychiatrie orthomoléculaire.)

SIXIEME PARTIE

éléments de diagnostic psychosomatique

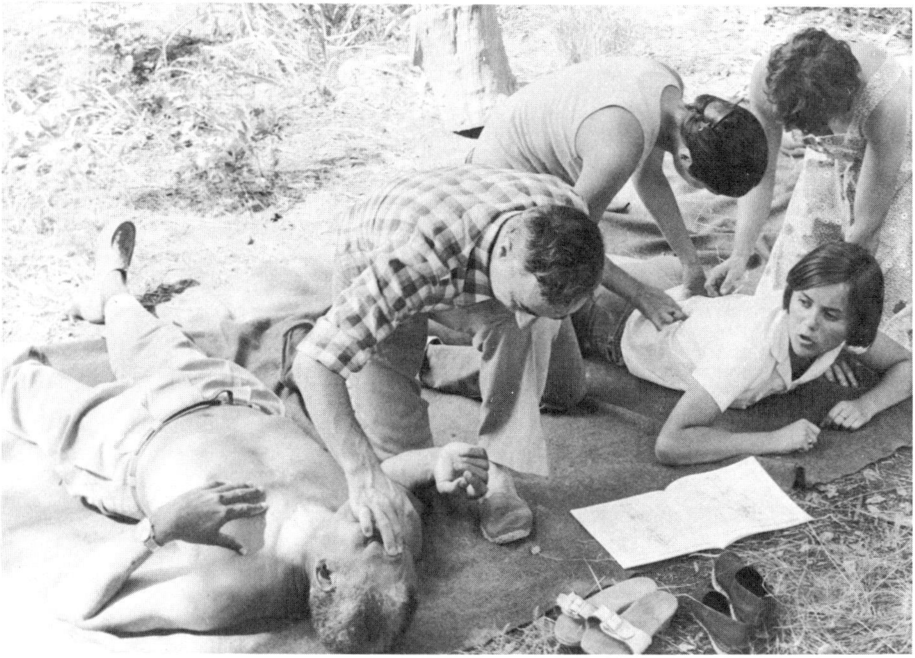

Deux aspects de la prise de conscience psycho-sensorielle au cours de la thérapie de groupe :
Haut : biodynamique de la personne.
Bas : étude des points de Knap (acupressure).

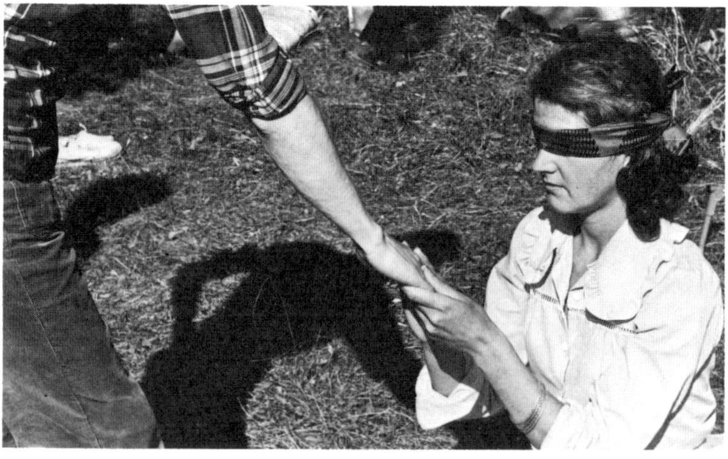

26. Tests psychologiques et psychiatriques

« Il est plus important de connaître le patient que de connaître la nature de la maladie du patient. » (Sir Wil. Osler)

Comment déterminer le degré de normalité d'un individu ?

La notion de normalité est bien subjective ; elle dépend des époques, des conceptions philosophiques, religieuses et politiques. Ce qui est considéré comme anormal dans une société peut être admis comme normal ou même bienfaisant dans un autre groupe humain.

Dans la société occidentale, il est admis que le diagnostic de normalité ou d'anormalité soit élaboré au cours de plusieurs étapes :

— l'interrogatoire de l'intéressé, qui conduit à une anamnèse, en quelque sorte historique de la vie de l'individu et des avatars qu'il a traversés ;

— une étude par des tests ;

— une appréciation générale par la morpho-psychologie, la grapho-psychologie, l'analyse du langage, du comportement, des rêves, etc.

Les tests d'efficience et de personnalité

On distingue deux catégories de tests : les épreuves d'efficience et les tests de personnalité.

Les tests d'efficience explorent l'intelligence, les aptitudes et les connaissances, c'est-à-dire les aspects **cognitifs** de la personnalité.

Les tests de personnalité explorent l'affectivité, les centres d'intérêt, l'organisation normale ou pathologique du caractère, c'est-à-dire les aspects **conatifs** et **affectifs.**

Les connaissances proprement dites sont rarement recherchées en pratique clinique. Ce qui importe avant tout, c'est la mesure des potentialités du sujet.

Les tests d'intelligence sont apparus les premiers. Le concept d'intelligence varie suivant les auteurs mais il a été établi, d'un commun accord, une échelle mettant en jeu une notion de quotient intellectuel.

Le psychologue Binet avait cherché, en 1905, à classer objectivement, grâce à une série d'épreuves, des individus que la clinique psychiatrique reconnaissait déjà comme déficients intellectuels. Puis, Binet se rendit compte que certains enfants déficients étaient capables de réussir les mêmes épreuves que d'autres enfants dits normaux, mais avec un décalage de plusieurs années. Il en déduisit la notion d'âge mental : un sujet a un âge mental A s'il réussit aux tests que réussissent la moyenne des sujets normaux dont l'âge mental est de A. Partant de cette notion, d'autres psychologues ont proposé des méthodes permettant de mesurer le quotient intellectuel (Q.I.), qui est la valeur du rapport entre l'âge mental et l'âge chronologique (multiplié par 100 afin d'éviter les valeurs décimales).

Si l'on prend le nombre 100 pour valeur du quotient intellectuel d'un sujet moyen, plus cet indice est élevé, plus le sujet est dit « intelligent ».

Critique du Q.I.

Cette notion de *quotient intellectuel* est très critiquée car, en fait, dans la vie, ce sont rarement les « quotients intellectuels » très élevés qui parviennent aux grandes réussites. On a même cité des quotients intellectuels bas chez des hommes célèbres : Einstein, Churchill, etc. Quoi qu'il en soit, en général, cette notion peut être utile, intégrée à d'autres observations, chez un individu déterminé. On admet maintenant que **la débilité n'est pas seulement un retard mais bien une réduction d'un ensemble de potentialités intellectuelles,** tout en ne négligeant pas le fait d'expérience suivant lequel les moyens de la réussite diffèrent suivant les personnes : chez l'une, plus « intelligente », la réussite sera fondée sur le raisonnement ou l'intuition ; chez une autre, moins « intelligente », il y aura plus de facilité d'acquisition, de mémoire, de mise en œuvre d'un sens technique-pratique, etc.

D'autre part, la notion de quotient intellectuel est considérée classiquement comme immuable pour un même individu, c'est-à-dire qu'une personne devrait traverser la vie avec un quotient intellectuel constant. En fait, **le Q.I. que mesurent les tests est variable** suivant des dispositions affectives ou organiques, qui changent à tout moment chez les individus. En état de fatigue, de dépression, ou au contraire d'euphorie, de bien-être, de pleine santé physique, le quotient intellectuel varie souvent en moins ou en plus.

Epreuves et tests utilisés cliniquement

Les tests pour enfants servent essentiellement à diagnostiquer les débilités mentales et à faciliter l'orientation scolaire ; les batteries de tests (ensemble d'épreuves) comprennent à la fois des *épreuves verbales* et des *épreuves non verbales* (appelées épreuves de performances). On utilise par exemple les tests de Binet-Simon et de Wechsler, le Figure Intelligence Test (Daniels), le test du labyrinthe, l'inventaire de développement de Gesell, etc. Pour les enfants sourds ou présentant d'importants retards de langage, on recourt au test de Borelli-Oleron ou au test Borel-Maisonny. Citons encore le dessin du bonhomme de Goodenough qui, à partir des détails du dessin libre d'un bonhomme, permet d'attribuer un âge mental au sujet.

Chez l'adulte, il s'agit rarement de diagnostiquer une débilité importante. Toutefois, dans certains cas, un niveau d'intelligence limité vient expliquer certaines particularités de l'histoire clinique. Plus souvent, **la constatation de bonnes possibilités intellectuelles confirme que les difficultés de la vie sociale du sujet sont bien le fait de troubles psychotiques ou névrotiques de l'évolution de la personnalité.**

La notion de *détérioration mentale* intervient aussi. On constate souvent un déclin des aptitudes intellectuelles dès l'âge de vingt-cinq à trente-cinq ans. Cette détérioration peut provenir d'une insuffisante utilisation du cerveau mais aussi d'une dégradation physiologique de structures cérébrales, par exemple, dans certaines affections vasculaires ou dégénératives du cerveau. Il n'est pas rare non plus de découvrir une telle détérioration à l'origine d'une dépression ou de l'aggravation de symptômes névrotiques ou psychotiques. On peut utiliser, pour l'étude de cette détérioration pathologique, certaines épreuves telles que le test de vocabulaire de Binois-Pichot, ou le test de Benton, qui repose sur la reproduction de figures de mémoire et qui est très sensible aux atteintes organiques cérébrales.

Les tests de personnalité

Les épreuves de personnalité sont très nombreuses. Elles sont très utilisées en psychiatrie surtout comme aide au diagnostic ou pour mieux orienter le traitement psychothérapique.

Les questionnaires proposent en général un choix limité de réponses à des questions portant sur les goûts, les intérêts et les comportements du sujet. On cherche ainsi à calculer son score de **jalousie** ou d'**adaptation à la vie professionnelle ou conjugale,** par exemple. Les questionnaires reposent en partie sur l'image que le sujet se fait de lui-même, et ils comportent donc un risque très important de subjectivité (ou de trucage).

Parmi les questionnaires les plus utilisés, citons l'inventaire multiphasique de personnalité du Minnesota, qui recherche l'**hypocondrie** (tendance à s'attribuer des maladies organiques), la **dépression,** l'**hystérie** (névrose où, schématiquement, les conflits tendent à s'exprimer par l'intermédiaire de manifestations corporelles), la **personnalité psychopathique** (troubles graves du caractère associés à des tendances antisociales), la **masculinité-féminité,** la **paranoïa** (surestimation de soi avec tendance à l'interprétation, méfiance, fausseté du jugement), la **psychasthénie** (tendance à l'indécision, au doute, à la méticulosité, aux obsessions), la **schizophrénie** (psychose caractérisée par le repli sur soi, la perte du contact avec la réalité), et l'**hypomanie** (excitation, euphorie, exubérance, hyper-activité).

D'autres questionnaires (Guilford-Zimmerman, Cattell) explorent des **traits psychologiques fondamentaux** de la personnalité plutôt que des traits ayant une valeur discriminative du point de vue pathologique.

Parmi les études de personnalité, nous pouvons compter les **épreuves projectives.** La projection consiste dans l'intervention de données profondes, intérieures, inconscientes, dans nos évaluations, nos interprétations. Autrement dit, nous pouvons imputer à un objet extérieur les contenus de notre propre inconscient. Cette caractéristique est recherchée dans l'interprétation que le sujet donne de certaines représentations.

Le *test de Rorschach* (ou test des taches d'encre) est fondé sur une telle notion. Son mode de cotation standardisé permet de réduire la part de l'interprétation personnelle de l'examinateur. L'importance des travaux qu'il a suscités lui assure une validation empirique sérieuse. Outre l'étude globale de la personnalité, il permet de déceler certains signes correspondant à des traits pathologiques particuliers.

Un autre test projectif est le *Thematic Apperception Test* (ou T.A.T.), largement utilisé en clinique. Il se compose d'une série de 30 planches représentant des scènes à un ou plusieurs personnages dont la signification est toujours ambiguë. On demande au sujet de raconter ce que représente chaque scène, ce qui a pu se passer avant, et quelle sera la conclusion de l'histoire. L'idée directrice de ce test est que le sujet s'identifie presque automatiquement à l'un des personnages et que l'histoire qu'il raconte fournit une représentation de sa propre affectivité, de ses motivations, de ses difficultés, conscientes et surtout inconscientes.

Citons encore le *test de frustration de Rosenzweig,* assez proche du principe du T.A.T., bien qu'il repose sur une conception théorique particulière dérivée des conceptions psychanalytiques de la théorie de la frustration. Selon cette théorie, il y a frustration chaque fois que l'individu rencontre un obstacle qui s'oppose à la satisfaction d'un besoin vital quelconque. Le test se compose de dessins représentant chacun deux personnages placés dans une situation courante de frustration. Le sujet doit indiquer quelles sont, à son avis, les paroles prononcées par le personnage « frustré ». L'analyse des réponses porte sur la direction de l'agression et sur le type de la réaction.

D'autres épreuves utilisent un matériel exclusivement verbal : *test d'association des mots de Jung,* basé sur le principe de l'association des idées ; *test des fables de Louisa Duss,* en psychiatrie de l'enfant ; *test du village d'Arthus, test de l'arbre de Koch, test du dessin de la famille,* etc.

On recourt de plus en plus à l'**étude grapho-psychologique.** En effet, l'écriture est un mouvement fixé, c'est-à-dire un test que l'on peut étudier à loisir, dans la qualité du trait, la forme des différentes parties de l'écriture, la direction des lignes et des lettres, la dimension du tracé, sa place dans la page, etc.

Ajoutons, pour mémoire, l'importance de l'**étude morpho-psychologique,** c'est-à-dire l'étude des tendances générales de la personnalité physique et psychologique à travers l'observation des formes du corps en général et du visage en particulier. (Cf. *Qui ?, cours de grapho et de morpho-psychologie,* par André Passebecq, chez le même éditeur.)

Réserves concernant le diagnostic psychologique

Il n'est pas question d'attribuer aux différentes épreuves conduisant au diagnostic plus de valeur ou d'intérêt scientifique qu'elles ne peuvent comporter. Chaque méthode est très imparfaite. Les techniques ne peuvent être valablement utilisées que dans une perspective de synthèse. Aucune d'entre elles ne peut être considérée comme exprimant une « vérité ».

La détermination des « lignes de force » de l'individu permet au praticien de rechercher les moyens les mieux adaptés de restructuration d'une personnalité.

Dans cette perspective, il faut se méfier des *« étiquettes »* que l'on attribue trop facilement à un sujet à la suite d'une observation ou du résultat d'un test. L'étiquette conduit trop facilement à la sclérose de la pensée. Un sujet sera catalogué comme schizophrène ou paranoïaque, et il le restera car cette notation figurera toute sa vie dans son dossier. **La simple idée d'être anormal conduit bien des sujets qui ont traversé temporairement des difficultés à se considérer en permanence comme « anormaux », et à se comporter comme s'ils l'étaient.**

Autrement dit, **les tests apportent un schéma qui est cependant en lui-même dépourvu de toute valeur absolue.** Ce qui compte avant tout, c'est l'intégration des différentes tendances ou aptitudes dans une connaissance plus approfondie de la personne et dans une voie de recherche d'une évolution de cette personne.

Le praticien pressé ou celui qui ne connaît que superficiellement les épreuves qu'il manie risque de commettre de graves erreurs de diagnostic et d'orientation, dont souffrira son patient.

Il faut donc se méfier du risque de schématisation, d'interprétation primaire et systématique dans le domaine particulièrement délicat de la psychiatrie et de la psychothérapie.

*
* *

27. L'exploration de l'inconscient

« La conquête de l'Everest est peu de chose à côté de la conquête de soi-même. » (E.S.)

L'existence du plan inconscient

Si, depuis la plus haute Antiquité, l'existence de ce plan psychique qu'est l'inconscient est connue, par contre, l'importance du rôle qu'il joue dans la vie des hommes a été négligée.

Une exploration scientifique de cet « immense océan » duquel n'émergent qu'en îlots clairsemés les actes manifestés par la claire conscience, a été entreprise seulement depuis les expériences de Chevreul sur les mouvements inconscients décelés par le pendule et celles de Charcot sur l'hypnose.

L'hypnose fait apparaître l'inconscient, libéré du conscient par dissociation psychique fonctionnelle, comme l'assise de la vie psychique (1). Les expériences de Bernheim ont fait voir que, sous la poussée de suggestions, données en hypnose, d'actes à exécuter après retour à l'état de veille, la conscience claire, incapable d'empêcher l'accomplissement de l'acte, cherche une explication, une justification pour l'accomplir, quelle qu'en soit l'absurdité.

Il y a aussi les condensations, résumant les éléments symboliques et les projections sur autrui de tendances personnelles. Voici un cas rapporté par Masselon : un homme rêve d'un cheval qui souffle péniblement en montant une côte. Lui-même est pris d'un accès d'asthme à ce moment. C'est ce qui est projeté en rêve, sur la figuration *« cheval soufflant en gravissant une côte »*.

Le symbolisme du rêve répond souvent à une finalité. Alors que la conscience rejette des images désagréables, choquantes ou répréhensibles du point de vue moral, l'inconscient n'en tient pas compte ou parfois atténue leur attristante signification. Un jeune homme rêve que sa grand-mère part pour un grand voyage et lui fait un cadeau ; ce rêve se réalise de la manière suivante : la grand-mère meurt (c'est le « grand voyage ») et le jeune homme hérite.

A la limite du conscient et de l'inconscient, se trouve la *censure* de Freud, qui s'exerce à repousser ces informations désagréables venant de l'inconscient et blessant le sens moral de la conscience.

1. Voir, de Jean Dauven : *Les Pouvoirs de l'Hypnose*, Editions Dangles.

Le rêve exprime aussi les souvenirs de pensées refoulées. Par exemple, une jeune fille rêve qu'un cambrioleur entre avec effraction dans sa chambre ; rêve d'une signification évidente, traduisant un appel sexuel inconscient.

Il découvre les instincts de l'individu, leurs conflits, les émotions oubliées, les désirs inavoués ; il cherche une solution et comporte un sens prospectif ; c'est pourquoi les informations inconscientes, dans leur valeur de présage de l'avenir, dépassent de beaucoup les supputations de la raison, car elles révèlent la façon dont le sujet sera amené à réagir.

Hippocrate était déjà un psychanalyste ; la valeur de l'interprétation des rêves divinatoires ne lui avait pas échappé. Certains rêves ont un caractère curieusement prémonitoire.

Jung a voulu pousser plus loin la recherche sur l'inconscient. Il a montré qu'en plus du plan de l'inconscient propre à l'individu, il y a un autre plan correspondant à l'inconscient archaïque et héréditaire. En chacun de nous sommeillent les instincts, les désirs, les émotions de nos lointains ancêtres, dont nous avons perdu le souvenir conscient. Les sentiments qui agitaient les hommes d'autrefois agitent encore les hommes d'aujourd'hui. Par les profondeurs de l'inconscient collectif, tous les êtres humains communiquent donc ensemble.

Adler, de son côté, a mis en évidence le rôle du sentiment d'infériorité et de la volonté de puissance dans la vie individuelle et sociale.

L'exploration de l'inconscient

L'utilité médicale et pratique de l'exploration de l'inconscient réside dans ce fait qu'il devient possible de délivrer des angoisses, des obsessions auxquelles ils sont sujets, des êtres humains jusqu'ici incurables.

Le fait qu'une idée inconsciente devienne consciente peut neutraliser l'anxiété qui s'y rattache. Par exemple, une personne sort de chez elle avec la sensation d'avoir oublié quelque chose, obsédante sensation paralysant son activité mentale. Soudain, elle se rappelle avoir oublié son porte-monnaie : alors, quels que soient les désagréments que cet oubli peut lui causer, elle se trouve aussitôt soulagée de l'obsession. L'objet d'anxiété s'est précisé et l'anxiété a disparu.

La meilleure façon de guérir les troubles psychiques consiste à explorer l'inconscient et à amener au jour tout son contenu, afin d'en éliminer ce qui peut être néfaste. Les comportements vicieux sont redressés, les émotions latentes sont extériorisées et les éléments refoulés sont assimilés.

Intuition et divination

L'épreuve des associations d'idées à partir de taches de couleurs et de formes imprécises, telle que l'employait Jung avec beaucoup d'efficacité, nous fait comprendre quelle valeur avaient d'anciens procédés de divination comme le marc de café, la géomancie et, en général, tous les présages ; ils permettent la projection de l'inconscient. Une tendance profonde, inconsciente, suggère, crée, forme un objet qui présage un événement. On connaît les présages du vase brisé, signifiant un mariage. C'est de la métapsychologie. Jung rattache à l'inconscient collectif certaines perceptions paranormales.

L'exemple suivant montre les étranges intuitions de l'être humain :

Pendant la guerre, un soldat insiste pour qu'on le photographie devant une boîte à lettres déchiquetée, au-dessus de laquelle un facétieux avait inscrit : *« La dernière levée est faite »* ; peu de temps après, il tombe, frappé à mort.

Les cartes, la baguette divinatoire, le pendule des sourciers, les tables tournantes des spirites sont des détecteurs d'avertissements imperceptibles à la conscience ; ils peuvent nous apprendre beaucoup de choses sur le monde mystérieux de l'inconscient.

Il y a, dans cet inconscient de l'homme, des possibilités aussi surprenantes que dans l'instinct de l'animal. On y retrouve, par exemple, ce sens de l'orientation que possède le pigeon voyageur, cette précision que montre l'insecte dans les actes les plus compliqués de sa vie, sans compter ce don de prévision dont les bêtes font preuve en maintes circonstances, avant un cataclysme, par exemple, etc...

La destinée est fonction des images qu'on porte en soi et qui font partie de cet inconscient. Toute idée tend à se faire acte. **Il suffit qu'une représentation soit fixée dans le psychisme humain pour que l'exécution se déroule automatiquement et fatalement, que celle-ci soit l'objet d'un désir ou d'une crainte.** Ce point est extrêmement important, car, **en face d'un pareil processus, la raison, la volonté consciente se trouvent souvent tout à fait impuissantes.**

La nécessité d'invoquer des facultés supra-normales ne peut plus, aujourd'hui, faire reculer l'homme de science, et c'est ainsi que la psychanalyse pose des problèmes qui sont du ressort de la métaphysique, devenue « *parapsychologie* ».

Aspect pratique de la connaissance des processus inconscients

L'étude de l'inconscient ne peut plus être réservée aux seuls spécialistes. Chacun de nous doit connaître les fondements essentiels de sa propre individualité. Les forces cachées de la personnalité apparaissent alors sous un jour nouveau.

« Vouloir la vérité sur son propre Moi, sur celui que l'on connaît et sur celui qui nous est caché, est un acte de haute morale », écrit Filloux. C'est une nécessité pour le développement harmonieux de la personnalité. Certains font habituellement cet effort d'auto-analyse, parfois grâce à la discipline d'une religion ou d'une conviction spirituelle, parfois par simple goût de la recherche en eux-mêmes.

Le psychologue, le leader, celui qui doit connaître objectivement et commander les autres, a intérêt à se libérer de ses « complexes ». A travers la connaissance qu'il acquiert de lui-même, il se prépare à juger avec pondération. Il comprend mieux les problèmes de l'éducation, du commandement, de l'action, de la vie, de l'équilibre et de la santé psycho-organique.

Il est capital d'entreprendre cette étude objectivement et en se libérant de tout sentiment de culpabilité. Le perfectionnement personnel ne peut être basé que sur une autoconnaissance loyale et sincère.

Certains craignent que la mise au jour des tendances refoulées ne soit défavorable à l'équilibre de l'individu. Mais il n'en est rien lorsque ce travail est effectué avec précaution.

La remise en ordre dans le cas de troubles psychiques comme lors des « maladies organiques » ne peut être effective et réelle que si les causes profondes ont été découvertes et corrigées. Vouloir réprimer des tendances dynamiques aboutit à les déplacer et à les rendre destructrices. Les connaître permet de les utiliser dans un sens positif et créateur.

28. Renouveau et perspectives du symbolisme

« Il y a des lieux souterrains de la Connaissance ; ils ne doivent pas être oubliés au nom de la méthode expérimentale moderne. » (Docteur M. Martiny)

La gestalt

Le Professeur René Leriche déclarait, au Collège de France : *« Ivre d'analyses et de nouveautés, la médecine aspire à une minute de synthèse. »* Nous pourrions en dire autant de la psychologie.

Un mouvement s'est dessiné, depuis une cinquantaine d'années, en vue de faire éclater les cadres trop rigides de la pensée rationnelle analytique : la psychologie de la forme et la psychologie de la totalité (gestalt théorie, notamment) illustrent bien cette réaction. Carl Rogers, avec sa conception de la non-directivité en psychologie, a fait ressortir l'importance que revêt la compréhension plus intime du « client » par le psychothérapeute, le psychologue et le pédagogue.

« Une méthode jouant du chiffre et de la statistique et qui, de ce fait, paraîtra aussitôt plus « scientifique » aux primaires, le devient, dans certaines circonstances, beaucoup moins qu'une bonne observation clinique aux allures d'histoire, du moment que celle-ci favorise la spontanéité, alors que celle-là la bloque. Le procès de la vérité statistique n'a cessé de se développer et de s'approfondir dans l'esprit de Jung. Au terme de sa carrière, il a acquis cette conviction que, dans les choses humaines, c'est l'individu qui est le véritable porteur de la réalité », écrit le psychologue Charles Baudouin.

De son côté, le philosophe René Guénon précise : *« La synthèse s'effectue essentiellement du dedans ; nous voulons dire par-là qu'elle consiste proprement à envisager les choses dans l'unité de leur principe même, à voir comment elles dérivent et dépendent de ce principe, et à les unir ainsi, ou plutôt à prendre conscience de leur union réelle, en vertu d'un lien tout intérieur, inhérent à ce qu'il y a de plus profond dans leur nature. »*

Une recherche correctement conduite peut donc, grâce à la pensée symbolique, élargir considérablement notre « champ de conscience » et nous permettre d'accéder à une connaissance psychologique infiniment plus profonde et vaste que celle à laquelle conduit la pensée purement rationnelle et « métrique ».

Un enseignement psychologique de synthèse

Nous nous éloignons ainsi de l'analyse parfois excessive et détachée du réel, fruit d'une certaine conception de la recherche psychologique. L'une ne peut remplacer l'autre, les deux conceptions se complétant. D'un côté, il y a l'individu avec ses aptitudes psychomotrices et ce que nous pouvons appeler les composantes analytiques de son intelligence et, de l'autre, la personne globale, vivante, « intime ».

Pour l'évaluation des connaissances analytiques, ont été mis au point des tests toujours plus nombreux, étalonnés et validés très soigneusement. Pour la connaissance synthétique, nous disposons des méthodes de la psychologie de profondeur, notamment du symbolisme traditionnel.

Retrouver les sources intérieures profondes de la connaissance

L'étude du symbolisme a souvent confondu et émerveillé ceux qui l'ont abordée. Peuples, civilisations conservent cette notion de loi unique, cette *« langue sacrée »* (selon Soldi), qui n'est pas approchée par la raison mais plutôt grâce à l'intuition émanant de l'inconscient.

Le symbolisme est la science des analogies, concordances et correspondances universelles, donc — et par excellence — un merveilleux instrument de comparaison, de rassemblement et de synthèse. Le champ du symbolisme s'étend à toutes les branches du savoir comme à tous les domaines de la vie : religieuse, culturelle, artistique, psychologique, sociale, familiale.

« Le symbolisme est la clé qui ouvre les secrets, le fil d'Ariane qui relie les différents ordres de réalité. C'est par lui que nous raisonnons, que nous rêvons, que nous sommes, puisque l'hérédité à tous les degrés est aussi un cas de symbolisme, de même que l'analogie des lois physiques et psychiques. Toute manifestation est un symbole de son auteur ou de sa cause. Ainsi, le symbolisme n'est-il pas seulement comme on le suppose la fantaisie poétique d'une école

littéraire ou une qualité surajoutée aux choses. Il fait corps avec la réalité même qu'il s'efforce d'exprimer grâce à son élément le plus essentiel et le plus caché, sa forme, son rythme, son geste. » (Luc Benoist)

« *Toute la science du monde peut élargir les dimensions de la cage où se trouve l'homme, elle ne peut le faire sortir de cette cage. L'intuition symbolique, au contraire, pour qui les réalités du monde matériel nous font saisir une réalité qui les dépasse, a une valeur plus vitale. Il y a une symbolique universelle, naturelle, dont les traditions portent témoignage. C'est tout un monde dont nous commençons à peine l'exploration.* » (P. Daniélou)

« *Notre époque de sur-puissance technique et scientifique est caractérisée par l'indigence morale. Nous observons bien quelques règles d'honnêteté ou de charité, mais sans trop savoir quelles en sont les racines profondes. En d'autres termes, le destin de l'homme lui est plus obscur que jamais. Sans une vision du monde de l'homme, la moralité n'est pas fondée. Mais le destin de l'homme n'est pas donné tout formulé à chacun ; il faut se montrer digne de le découvrir. Il faut savoir faire parler les signes, c'est-à-dire déchiffrer les symboles.* »

« *Notre langage logico-scientifique ne s'y prête guère. Une refonte du langage et de la pensée semble alors nécessaire.* »

« *Nous sommes au cœur même de la crise du monde moderne, la crise des fins. Et nous nous demandons alors si nous n'assistons pas, dans ce monde moderne tout sculpté par la pensée scientifique, aux premières palpitations du réveil d'une pensée que l'on croyait endormie à jamais et qui met en question le sens même de notre existence.* » (André Amar)

29. Symbolisme et connaissance de l'homme

« *Après deux millénaires et demi d'existence, la pensée analytique ressent gravement ses limitations. Faire entrer, par exemple, dans un discours analytique, les rapports entre les idées latentes et le contenu manifeste du rêve est strictement impossible.* » (André Régnier)

Importance de l'étude de la personnalité et du caractère

On a longtemps estimé, dans les sphères scientifiques comme dans les milieux directement en rapport avec l'exécution du travail, que le rendement professionnel d'un individu était uniquement fonction de ses aptitudes physiques et intellectuelles. L'attention s'est donc, jusqu'à une période assez récente, presque uniquement polarisée sur des *tests d'aptitudes*. Ces tests sont mis au point après une élaboration qualifiée de « scientifique ». Ils permettent d'établir une hiérarchie des différentes aptitudes corporelles et intellectuelles des sujets soumis à l'examen. Certains tests permettent donc de mesurer la dextérité, l'habileté, la rapidité, la régularité des réflexes, la puissance et la robustesse, la résistance à l'effort, le niveau de compréhension d'un texte, la rapidité et la qualité de la mémorisation, etc.

Si l'on met à part les aptitudes psychomotrices proprement dites, c'est-à-dire celles qui sont en rapport avec l'utilisation directe des organes sensoriels, notamment des organes locomoteurs, **des objections très fondées ont été opposées à l'emploi exclusif ou quasi exclusif des tests dits d'intelligence.**

Si l'intelligence est un facteur essentiel d'adaptation des hommes à leur tâche (en effet, elle leur donne la possibilité de résoudre leurs problèmes), **elle ne peut être considérée comme suffisante pour garantir la réussite professionnelle et la satisfaction de l'individu.**

La connaissance d'un individu reste imparfaite si l'on ne possède aucun renseignement précis sur sa personnalité.

Les traits de caractères jouent un rôle très important dans la vie privée, dans la vie sociale, dans la vie professionnelle, car ils peuvent **valoriser les qualités intellectuelles et physiques ou, au contraire, les réduire** à une inefficacité partielle ou totale. Ainsi, l'énergie, la volonté, la persévérance peuvent suppléer dans une certaine mesure l'insuffisance d'une aptitude, et inversement par manque de confiance en soi, de dynamisme, de volonté, etc.

Que faut-il donc connaître d'un homme, indépendamment de son savoir professionnel, de ses aptitudes psychomotrices, de ses aptitudes intellectuelles ?

— Son **caractère,** c'est-à-dire la manière dont il réagit devant les événements, sa façon de mettre en valeur ses connaissances ;

— Son **comportement en société,** ses dons de psychologie, de diplomatie, etc. ;

— Ses **habitudes de travail,** ses dons d'organisateur et d'exécutant ;

— Sa manière de **s'imposer** et de **se soumettre,** ou de **rester indépendant ;**

— Sa **moralité,** sa **sincérité,** sa **loyauté,** sa **conscience professionnelle ;**

— Sa **valeur humaine,** son ambition, son initiative, etc.

Le succès, particulièrement lorsqu'il s'agit d'activités complexes à l'échelon supérieur, relève souvent d'une manière déterminante de facteurs affectifs. Ces derniers, en effet, conditionnent l'adaptation et la plus ou moins bonne intégration au milieu professionnel. Même lorsqu'il s'agit d'exécutants purs, il faut prendre en considération les facteurs du caractère. Combien d'exécutants ne peuvent s'adapter à un chef sévère, à une ambiance froide, à un milieu trop extraverti ou introverti, par exemple.

L'examen psychologique, si l'on veut qu'il permette à l'individu de prouver, de développer et d'utiliser toutes les possibilités, doit joindre à l'analyse des aptitudes physiques, psychologiques, intellectuelles, l'étude des facteurs caractériels. Mais les variables de la personnalité sont-elles accessibles à l'investigation psychotechnique ?

Les tests de personnalité

Dès que nous abordons l'étude de la personnalité, la mesure n'est plus possible, dans l'état actuel de nos connaissances. Mais faut-il pour autant abandonner l'espoir de rester objectif dans ce domaine ?

Dans toute appréciation, il entre une part de subjectivité qu'on ne peut éviter, mais si l'on prend soin de réunir les appréciations de plusieurs examinateurs, on peut éliminer une grande partie de ce qui reste subjectif en ne conservant que les appréciations communes au plus grand nombre.

Dans ce sens, ont été mises au point des méthodes d'étude du comportement et des méthodes d'interprétation de questionnaires caractérologiques et autres.

Nous n'insisterons pas sur ces méthodes, assez nombreuses : tests de taches d'encre de *Rorschach*, *T.A.T.* (Thematic Apperception

Test) de *Murray*, test de frustration de *Rosenzweig*, test des mots associés de *Jung*, test des fables de Louisa *Duss*, etc.

Les travaux de certains psychologues sur les données traditionnelles du **Symbolisme de l'espace** ont permis l'élaboration ou le perfectionnement de techniques particulièrement précieuses pour l'étude de la personnalité : grapho-psychologie, morpho-psychologie, tests de l'Arbre, du Village, etc. Mais voyons avant tout ce que signifie l'expression : Symbolisme de l'Espace. Nous en étudierons les manifestations dans certains tests largement utilisés. Nous dirons ensuite quelques mots du symbolisme en psychanalyse.

Le symbolisme de l'espace

L'espace dans lequel nous écrivons peut être en quelque sorte considéré comme une projection de quelque chose qui est en nous, une expression instinctive, intuitive, irraisonnée de tendances, de forces propres à l'individu, au scripteur.

A partir du modèle scolaire, chacun de nous crée son écriture qui s'écarte de la norme apprise dans certaines directions. Ces directions sont différentes pour chaque sujet. Les uns écrivent « large » ; les autres forment des lettres étroites, d'autres encore prolongent leurs jambages, etc.

« L'orientation de l'écriture échappe à l'attention du scripteur ; de ce fait, elle révèle :

1) Son principal centre d'intérêt, d'attraction ;

2) La prédominance ou la carence de certaines fonctions ». (Saint-Morand)

Or, l'homme s'est toujours représenté, **au-dessus de lui,** le Ciel, la Divinité, l'Esprit ; **au-dessous de lui,** la Terre, l'Enfer, le « matériel », les instincts. **Le haut** est le domaine de l'imagination, de la spiritualité, de l'envolée, du mysticisme, tandis que **le bas** est celui des forces de la nature, force brute, source de vie physique, de jouissance matérielle, d'approbation instinctive.

Entre ces deux zones (haut et bas), l'homme se place, au moins dans son corps physique et intellectuel, dans son moi social, dans sa vie sentimentale et son activité de tous les jours, avec ses peines, ses joies, ses craintes, ses anxiétés, etc.

L'écriture orientée surtout vers le haut exprime donc l'idéalisme, l'imagination, le mysticisme, l'élan vers la divinité, ou encore l'exaltation de l'individu, l'orgueil. Cette orientation se marque par des hampes très hautes, une ponctuation aérienne, des prolongements supérieurs, etc.

Au contraire, **l'écriture orientée vers le bas manifeste l'attachement aux biens matériels, aux plaisirs physiques.** Le besoin de vivre intensément s'y retrouve souvent. Ou bien encore celui de reprendre contact avec les forces cachées, celles de l'inconscient. Le scripteur a besoin de réaliser, de se réaliser. Cette orientation se marque par des jambages prolongés en bas, des traits centripèdes, etc.

Le graphologue suisse *Magnat* a justement remarqué que les jambages peuvent descendre sans remonter, ou bien s'arrêter en chemin, ou encore opérer une ascension, bien gonflés, chargés des trésors de l'inconscient.

Une zone médiane développée (en hauteur et en largeur) est en rapport avec le sentiment du Moi, avec la conscience individuelle de sa propre importance sociale. Le scripteur aux lettres médianes très hautes est persuadé de l'importance de sa personnalité et de son rôle. Au contraire, une zone médiane peu développée exprime souvent un sentiment d'infériorité ou tout au moins un manque d'ambition, de la modestie, un réalisme qui ne se paie pas de mots ni d'illusion.

L'orientation de l'écriture peut être également plus accentuée vers la droite (écriture sinistrogyre) ou vers la gauche (écriture dextrogyre). La droite symbolise l'activité, l'extraversion, l'élan hors de soi, le progrès, le principe masculin. La gauche symbolise la passivité, l'introversion et l'introspection, le retour sur soi, la régression, le principe féminin.

L'écriture orientée vers la droite exprimera des qualités d'initiative, d'optimisme (souvent), l'élan vers autrui, la combativité, le désir de connaître, de combattre, d'aller de l'avant. Au contraire, une écriture orientée à gauche laissera déceler chez le scripteur une grande réserve, de la prudence, la méditation, la réflexion, le désir de rester chez soi, l'attachement au passé.

Des directions intermédiaires peuvent être recherchées : à droite en haut, à droite en bas, à gauche en haut, à gauche en bas, et l'on peut alors combiner les interprétations précédentes, deux à deux.

En somme, ce symbolisme de l'espace fait largement appel au symbolisme de la croix, mais nous pensons que vous avez par ailleurs déjà réfléchi sur ce point pour développer par vous-même les quelques indications qui viennent de vous être données.

Les représentations de ce symbolisme de l'espace que nous vous présentons vous font pressentir le parti que le graphologue et le psychologue peuvent tirer de cette notion de symbolisme de l'espace.

Mais nous pouvons tout aussi bien appliquer cette connaissance à l'interprétation morpho-psychologique, et nous en donnons un aperçu en vous présentant une face humaine et ses trois zones (inférieure, moyenne et supérieure).

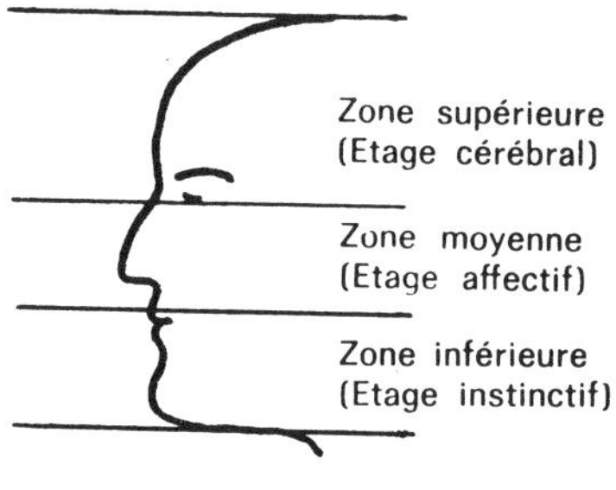

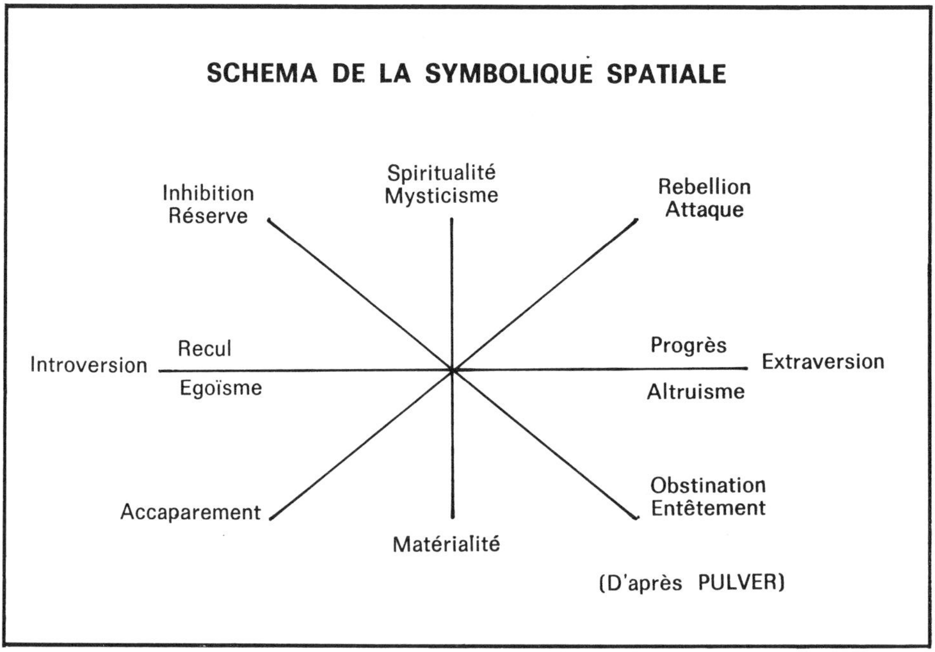

Schémas de la symbolique spatiale

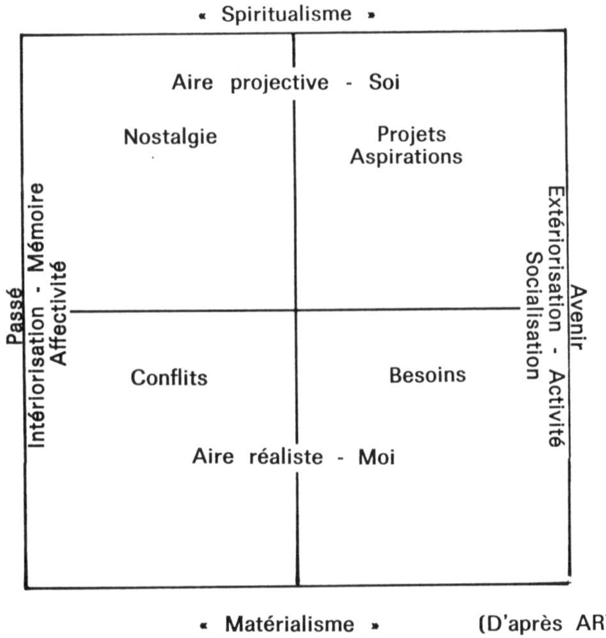

(D'après ARTHUS ET MABILLE)

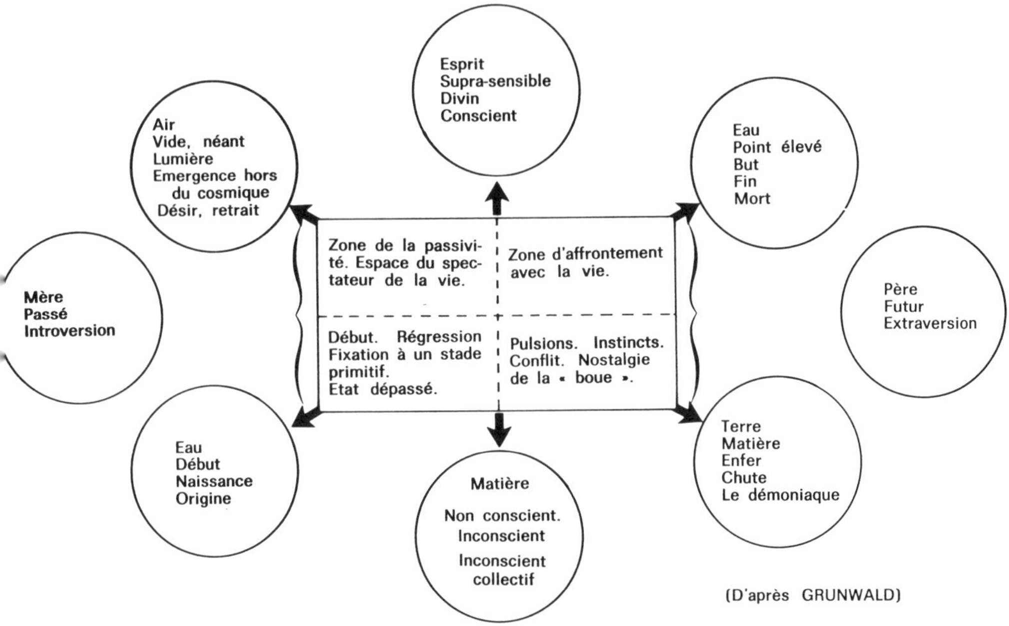

(D'après GRUNWALD)

Le symbolisme traditionnel

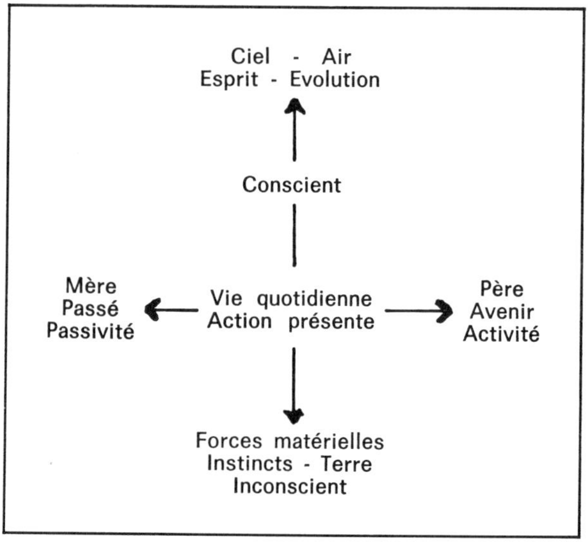

Le symbolisme des gestes

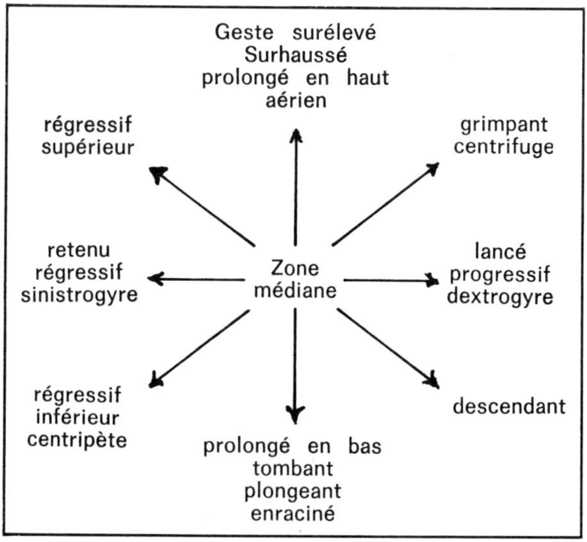

Synthèse du symbolisme de l'écriture

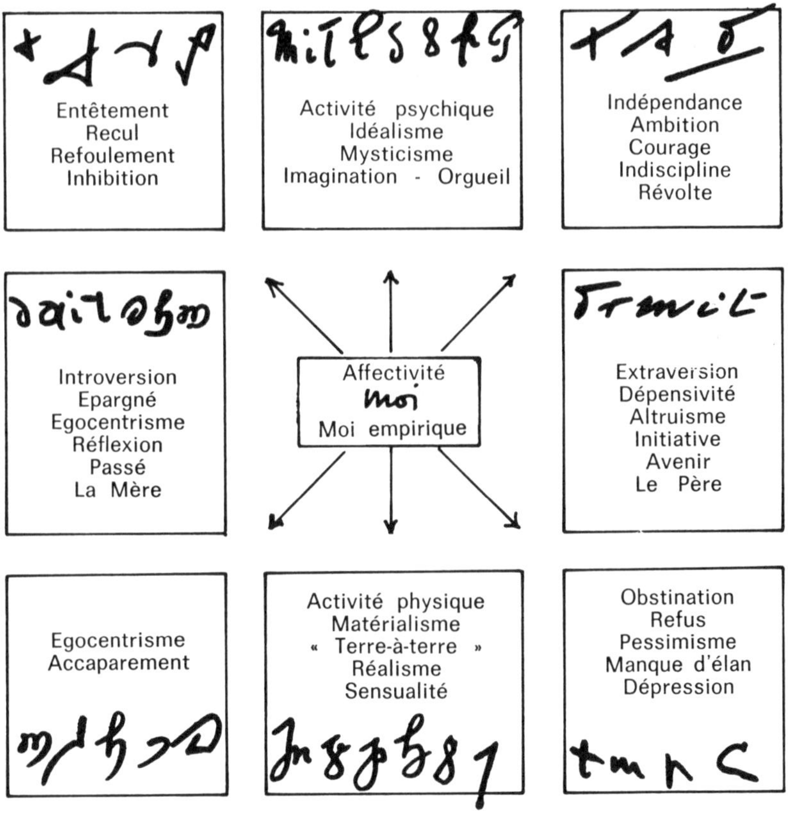

Le test de l'arbre

En ce qui concerne le test de l'Arbre, Koch, un psychologue allemand, a élaboré une technique d'interprétation d'une valeur exceptionnelle. L'étude du dessin d'un arbre exécuté par un sujet fournit une foule d'interprétations qui peuvent être rapprochées ou venir en complément de celles obtenues par l'analyse graphologique.

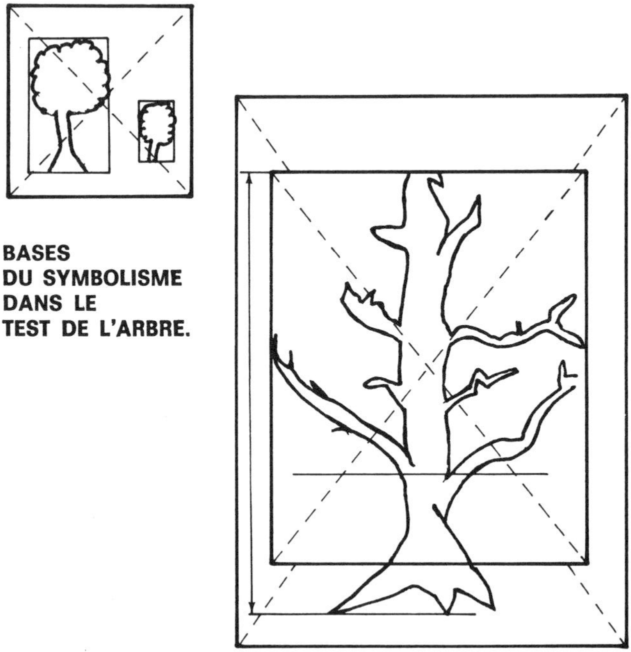

BASES DU SYMBOLISME DANS LE TEST DE L'ARBRE.

Le dessin d'un arbre fait généralement apparaître le tronc de l'arbre et sa couronne (feuillue ou non). Certains sujets dessinent les racines. Cet arbre est situé dans l'espace délimité par les bords de la feuille de papier. Si nous divisons cette feuille en zones et si nous interprétons suivant les données du symbolisme de l'espace les éléments de l'arbre qui se trouvent dans chacune des zones, nous obtenons un diagnostic caractérologique extrêmement précieux.

Schématiquement, nous pouvons analyser ainsi le dessin de l'arbre :

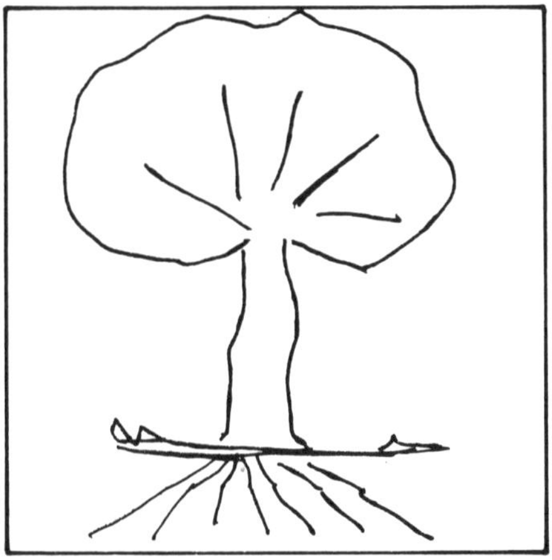

En haut : attitude devant la réalité ; impression, expression (développement du bas vers le haut, vers le G, vers le D, vers l'avant, vers l'arrière).
En bas : soi-même. La substance, les tendances naturelles, les réserves vitales, l'énergie, l'instinct.
Dans certains cas : l'origine, le subconscient.
Le sol : la société, le paysage, le « climat ».
Les racines : instincts primitifs, la terre, lourdeur, inhibition.

On peut établir les rapports suivants entre les différentes parties du dessin :

— rapport des grandeurs partielles à la grandeur totale ;
— hauteur du tronc par rapport à la hauteur de la couronne ;
— hauteur de la couronne par rapport à sa largeur ;
— hauteur du tronc par rapport à son épaisseur moyenne ;
— rapport des épaisseurs de tronc en haut et en bas ;
— rapports des portions de droite et de gauche du dessin séparées par une ligne verticale passant par le milieu du tronc ;
— rapport entre les portions de gauche et de droite des masses de la couronne situées en dessous d'une ligne horizontale passant par le point de rencontre de la première branche avec le tronc.

Le mouvement de dessin d'un arbre, comparé à l'écriture, se dirige moins de la gauche vers la droite que celle-ci. L'extraversion s'y remarque par contre davantage par l'inclinaison du dessin vers la droite et l'introversion vers la gauche, car le haut et la droite symbolisent les tendances expansives, tandis que le bas et la gauche symbolisent les tendances restrictives.

En effet, si l'écriture se dirige vers la droite, l'arbre pousse naturellement de bas en haut, des racines au tronc et, de là, oblique vers la gauche, en avant ou en arrière, en raison du phénomène naturel de sa croissance.

C'est ainsi que l'inhibition et la rétraction se remarquent par une inclinaison vers la gauche de la couronne de l'arbre, par le dessin des racines et aussi par un élargissement de la base du tronc, ou encore par un tronc de forme conique. On peut voir soit dans l'étalement de la surface vers la gauche, soit dans un affaissement de la partie de droite de l'arbre, l'attitude d'un être qui s'éloigne du toi, de l'avenir, du monde extérieur. Ce détournement peut être accentué par une attraction vers le bas et représente alors la tristesse. En effet, l'affaissement d'une partie du dessin ainsi que le sol qui descend, symbolisent un détournement, car la portion supérieure de l'arbre joue alors le rôle de monde extérieur, de toi, de l'avenir, de souhait ; de plus, toutes les parties externes représentent également le monde objectif.

On peut donc dire que la vie personnelle, le Moi, le passé, l'oubli se situent dans la partie gauche du dessin, le bas ne symbolise pas seulement le matériel, le physique et l'inconscient, mais aussi le moi propre, son origine, son existence individuelle.

L'effort personnel, le besoin d'extériorisation est beaucoup plus visible dans le sommet de l'arbre que dans ses autres parties ; l'absence de tout effort d'expansion, l'écrasement, se traduit par un aplatissement de la couronne, un tronc et des formes raccourcis.

La ligne de développement du bas vers le haut de l'arbre représente : soit le développement de l'inconscient vers le conscient, soit l'évolution de l'être, soit en partie son histoire.

Il est important d'évaluer chaque observation concernant un dessin (pression, hachures, superficies, contour, etc.) par rapport à la gauche, à la droite, le haut ou le bas de ce dessin. D'autre part, il faut noter la tendance des sujets à tenir compte des trois dimensions de l'espace, bien que la plupart des personnes examinées se contentent de deux dimensions. Cette impression de relief ainsi conférée aux dessins signifie le courage, l'impertinence, l'effronterie, mais aussi des dons originaux.

Comme nous le savons, l'arbre est composé de racines, d'un tronc et d'une couronne.

Dans la plupart des cas, les **racines** ne sont pas visibles ; chacun sait qu'elles existent, à l'exception des enfants en bas âge. Le tronc forme la ligne médiane du dessin et établit l'équilibre entre la gauche et la droite. Sa fonction est de supporter la couronne, ce qui fait de lui le squelette, l'élément stabilisateur de l'arbre. Il représente avec les branches, le centre, le porteur, le bois, la partie substantielle, durable, contrairement au feuillage et aux ornements. Il est reconnu que, si le dessin est exécuté en connaissance de la texture du test, le sujet se projette lui-même davantage dans le tronc que dans les autres parties de l'arbre.

La **couronne,** dans sa partie externe, symbolise la zone de contact avec l'entourage, la zone d'échanges, la respiration de l'être. Elle porte des fleurs, des fruits et représente le côté « apparat ». Contrairement au squelette immuable, les fleurs, les fruits et les feuilles peuvent tomber, sont de courte durée, disparaissent facilement, ces ornements sont instables et leur effet est proportionnel à leur durée.

La couronne décrit une circonférence, un espace dont le centre semble se trouver à la moitié supérieure de l'axe du tronc ; ce centre représente le cœur du dessin, autour duquel est groupée la masse de la couronne, d'où, par l'intermédiaire des branches, le courant des sensations part et revient.

Tantôt, elle s'épanouit d'une manière riche, tantôt elle est resserrée sur de maigres rainures ; cette ossature y manque souvent ou bien se perd dans un feuillage ou bien la couronne est posée comme un bourrelet de coton, amorphe et sans vie, ce qui supprime le contact avec l'extérieur.

Les **fleurs** qu'on peut trouver dans la couronne sont un effet, les amas de feuilles, un masque. En effet, un arbre effeuillé ne veut plus paraître, renonce à porter un déguisement. Le dépouillement et le manque d'ornements sont les expressions de la sincérité d'un arbre parmi les arbres. La forme hivernale du dessin est la vraie forme.

Il se peut qu'apparaissent sur le tronc et à la base des irrégularités, des ombres, des excroissances, des nœuds par exemple, quand, sur la droite du dessin, le contact avec autrui est troublé ou quand une position particulière avec le monde se prépare, ou, à gauche lorsqu'il y a conflit extérieur en développement, ou attachement au passé.

Remarques. L'arbre idéal devrait représenter un ensemble harmonieux dans ses proportions. On est souvent étonné de la tendance de certains dessins à ne pas se plier à cette discipline. Il semble que les sujets soient tentés de déformer leurs dessins, de les exagérer. En l'état actuel des recherches, il n'y a donc pas toujours analogie reconnue entre l'image du sujet projetée dans son arbre et ce qu'il est en réalité ; tout au moins en ce qui concerne l'importance et la dimension du dessin. Les tendances exprimées sont exagérées ou déformées dans l'image dessinée. On a parfois l'impression que l'étude du test de l'arbre est une graphologie sommaire. Mais il a cet avantage sur l'écriture d'être plus indépendant de la formation scolaire. Nous reviendrons plus loin sur l'analogie de ce test avec la graphologie.

Déformations de l'arbre. De nombreux dessins d'arbres donnent l'indication d'un état psychologique par des branches coupées ou écourtées qu'ils contiennent. Ces tronçons de branches font songer à des membres amputés : il manque en effet un membre à l'arbre, il y a carence de quelque chose. Ces coupes sont soit frontales, soit latérales. On y voit aussi des branches cassées qui ressemblent à des yeux : ce sont simplement des membres sciés, signes d'amputations, de blessures, de mutilations. Il arrive que certaines de ces coupes portent des rejetons, comme si le membre voulait vivre à nouveau.

Croissance, développement général. Un arbre sain se développe normalement des racines au tronc et à la couronne, selon le plan naturel. Sa connexion essentielle se situe à la rencontre du tronc et de la couronne. Les enfants normaux et jusqu'à 8 ans, dessinent ces deux parties séparées : le tronc est fermé en haut par une ligne horizontale ; les branches et le feuillage y sont rajoutés.

C'est l'indication d'une absence de maturité tant psychique que graphique en correspondance avec le développement de leur âge. Plus de la moitié des arbres sont ainsi dessinés par des enfants en dessous de 7 ans ; à 7 ans la moitié seulement, à 8 ans encore un quart, puis le nombre décroît rapidement ; entre 14 et 18 ans, seuls 4 % des enfants dessinent ainsi, dénotant une faiblesse d'esprit. Ils disposent leur arbre comme un puzzle, en en traçant les branches exactement comme les enfants de 4 à 7 ans qui ne peuvent créer d'associations et avoir des notions d'ensemble.

Toutefois, il se peut que l'on trouve une cassure entre le tronc et la couronne dans le dessin d'un adulte normal. Il y a séparation entre les dispositions, le tronc et ce qui s'en est suivi, la couronne. Celle-ci, ce qui « paraît », est coupée, partagée, séparée de la sève du tronc, c'est-à-dire, de sa base. Il y a cassure entre ce qui est et ce qui aurait dû être. Ce genre d'arbre est le plus souvent dessiné par ceux qui ont changé ou qui changent de profession, ou encore par ceux qui sont mécontents de leur existence. Le partage d'un ensemble en deux parties qui ne peuvent plus former un tout est l'image d'une situation fausse. C'est le cas des névrosés, comme c'est celui d'échecs dans le choix d'une profession.

Il faut d'ailleurs se défier d'un tel diagnostic appliqué trop rapidement par pure simplification.

A l'opposé, la soudure reliant les branches au tronc se rencontre chez les sujets dont la pensée et les sensations sont, pour ainsi dire, en partie cassées et suivent un cours plus juxtaposé qu'organisé.

D'autre part, le talent du dessinateur peut conduire à des interprétations erronées, mais pas aussi fréquemment qu'on le croit. En fait, les dessins exécutés par des dessinateurs moyennement ou faiblement doués sont plus expressifs que ceux d'artistes.

Le test du village

Le test du village, selon les docteurs Arthus et Mabille, peut être administré à l'aide d'une série de cubes et de représentations en bois. Il s'agit d'un test projectif, c'est-à-dire comme le test de l'Arbre, comme l'écriture, d'une méthode d'étude de la personnalité qui confronte le sujet avec la situation à laquelle il répondra suivant le sens que cette situation a pour lui et suivant ce qu'il ressent au cours de cette réponse.

Le caractère essentiel d'une technique projective est qu'elle évoque du sujet ce qui est, de différentes manières, l'expression de son monde personnel et des processus de sa personnalité (Franck).

Le test ainsi administré nécessite beaucoup de temps et c'est pourquoi nous avons pensé, il y a quelques années, à l'administrer d'une manière plus rapide, en faisant dessiner un village sur le papier. Certaines des données de l'interprétation peuvent être tirées des travaux d'Arthus et Mabille. Pour ce qui concerne d'autres indications, on en retrouve dans les auteurs qui ont traité du dessin des enfants et des adultes. (Traube, Dolto-Marette, Goodenough, Prudhomeau, etc.).

On fournit donc au sujet une série de feuilles de papier blanc, non ligné, et on lui demande de dessiner un village de son invention, de le représenter en plan, simplement, schématiquement, comme sur une carte routière ou une carte d'état-major.

Toute une série de signes sont alors utilisés par le sujet pour représenter les routes, les maisons et les édifices, les champs, les arbres, les collines ou les montagnes, les monuments, etc.

Ce dessin du village est interprété lui aussi selon les données du symbolisme de l'espace. On fait également intervenir des symboles (du carré, du rectangle, du triangle, du cercle, du cube et de la sphère, des couleurs).

En ce qui concerne les représentations complexes, voici quelques interprétations données à titre d'exemples :

Le moulin : maîtrise des forces naturelles, marque d'une ingéniosité primaire mettant le vent ou la force hydraulique à la disposition de l'homme. Evoque la nourriture fondamentale. En rapport avec le stade oral et l'attachement aux parents ou le besoin de sécurité.

L'épicerie : alimentation de caractère nettement commercial et social. Fonction digestive. Attachement au stade oral. Besoin de sécurité sur le plan matériel.

La boucherie : représente le sadisme primaire ; meurtre des animaux, découpage de la viande, exposition de la chair, vue du sang. En rapport avec le stade sado-anal, mais aussi avec le stade oral par le besoin de la nourriture.

Le coiffeur : coquetterie mais destinée à masquer ou à changer l'image même du Moi. La compétition érotique prend ici une base physique plus évidente (parfums).

La gendarmerie : l'édifice évoque l'ordre social sous sa forme la plus désagréable. Sadisme secondaire et raffiné de celui qui se plaît à infliger aux autres un contrôle et des punitions. Inquiétude de ceux qui se sentent victimes possibles de la punition en raison de l'idée de culpabilité qu'ils possèdent.

Il n'y a pas de pire gendarme que la conscience morale exerçant sa censure sur les tendances inconscientes du Moi.

Nous devons ici ouvrir une parenthèse pour dire quelques mots du symbolisme psychanalytique.

Le symbolisme psychanalytique

Les psychanalystes, à la suite de Freud, ont pensé que *« le rêve est la voie royale qui mène à l'inconscient »* et que la majorité des représentations du rêve ne sont que symboliques. Le contenu manifeste du rêve cache un contenu latent, profond, fait des désirs inconscients, des aspirations, des craintes, etc. Dans le rêve, l'inconscient emploie un moyen d'expression tout à fait particulier des désirs refoulés : il les remplace par une expression, une représentation, un symbole sous lequel se dissimule l'objet réel du désir.

Les symboles sont anciens comme le monde lui-même. Ils représentent nos intérêts, nos tendances instinctives les plus primitives concernant les grands faits de la vie humaine : la naissance, l'amour, la haine, la procréation, la mort.

Il existe, en fait, des milliers de symboles, exprimant un nombre d'idées assez restreint qui ne dépasse pas la centaine. Entre ces symboles, le sujet qui rêve choisit (sans le savoir) celui qui exprimera son désir. Sans le savoir, car le lien entre le désir et le symbole n'est pas perçu consciemment par le rêveur. A son réveil, il se dira : *« J'ai rêvé de voiture »,* par exemple, sans savoir le moins du monde que cette voiture représentait symboliquement la femme dont il est amoureux ou la situation professionnelle dont il est doté ou à laquelle il aspire.

Plus généralement, l'autorité paternelle ou maternelle est fréquemment représentée respectivement par l'image d'un roi ou d'une reine. Le père peut être symbolisé par le roi, le lion, l'aigle, le taureau ; la mère, par une araignée (la mère terrible), par de l'herbe verte, par la mer, par un bateau, etc. (symboles de maternité, de fécondité) ou d'objet creux portant quelque chose en leur sein.

Ces symboles, étudiés par les psychanalystes et dont se servent les rêveurs, c'est-à-dire tous les hommes quels qu'ils soient, correspondent à des archétypes et on les retrouve dans le test du Village écrit comme dans bien d'autres tests (le rêve éveillé, le test de Wartegg, le test de la constellation familiale, etc.).

Symbolisme, voie royale

Nous disposons, avec l'étude du symbolisme de l'espace et du symbolisme en général, d'une base d'interprétation extrêmement riche, précieuse, dans notre recherche des facteurs de la personnalité, non seulement des « qualités » et des « défauts », qui sont des données statiques, mais surtout de la dynamique de la personnalité, c'est-à-dire du jeu des tendances, des forces qui incitent et entraînent le sujet à s'exprimer, à se réaliser, à être lui-même tout en évoluant constamment.

Bien des échecs de la psychotechnique métrique et classique sont dus à ce que les techniques d'exploration de la personnalité ont été méconnues et mal utilisées par des praticiens qui se sont contentés de vues trop rationalistes, ne se fondant que sur des chiffres, des statistiques, comme si un homme pouvait raisonnablement être défini par quelques équations.

30. Le rêve et sa signification

« Nous sommes faits de la même étoffe que nos rêves. » (X.)

L'interprétation des rêves - Sorcellerie ou science ?

L'interprétation des rêves est un art très ancien. Les initiés égyptiens émirent des prophéties, remarquables prémonitions qui traduisaient une intuition extraordinairement subtile.

Les Grecs et les Romains continuèrent la tradition égyptienne, mais sans l'égaler, peut-être.

Plusieurs siècles avant notre ère, sur les rives du Jourdain, une secte, dite des Thérapeutes, composée de sages non-médecins, était fort habile dans l'interprétation des rêves. Leurs conseils étaient écoutés des médecins, qui leur envoyaient des malades. Selon la tradition, saint Paul aurait été un de ces thérapeutes.

Pendant des siècles, les médecins considérèrent le rêve comme significatif. L'interprétation des rêves constituait un acte de sorcellerie. De nombreuses *clés des songes* groupèrent des connaissances empiriques et souvent sans grande valeur.

En effet, si certaines des interprétations de ces clés des songes sont en accord avec les faits, de nombreuses erreurs marquent ces ouvrages populaires.

Hippocrate avait été le premier à découvrir **le fil mystérieux qui relie le rêve et la maladie ;** il conseillait à ses disciples d'être à la fois de bons astronomes et de bons interprètes des rêves.

Au début de ce siècle, Freud, médecin psychiatre viennois, démontra que le rêve est une émanation de l'inconscient : chaque situation, chaque représentation du rêve, les objets mêmes du rêve, correspondent à des symboles qu'il faut interpréter en se référant à la situation consciente et inconsciente du sujet éveillé. Ainsi, **le rêve devint un moyen d'exploration de l'inconscient :** grâce à lui, on put rechercher les complexes — souvent sexuels — à l'origine des névroses.

A la suite de Freud, les psychanalystes (Jung, notamment), firent une large place à la recherche minutieuse des significations possibles des rêves de leurs malades.

Le rêve, a-t-on dit, est *langage de vérité,* d'une vérité profonde que le rêveur lui-même refuse souvent d'admettre. Mais la connaissance de ce langage est ardue et nécessite de longues observations objectives.

Le langage du rêve

Le rêve traduit donc généralement ce qui se passe dans l'inconscient. Il s'agit bien d'une *traduction,* car ces représentations symboliques ne peuvent pas être prises telles quelles et considérées dans leur forme pure et simple.

Dans notre inconscient gît notre passé personnel mais encore, selon Jung, tout le passé que nous a transmis l'hérédité qui peut être riche de millions d'années.

Langage compliqué que celui du rêve ramenant au niveau du conscient des éléments que l'inconscient pousse, comme des *rejetons,* à travers la digue de la censure à l'occasion du relâchement de celle-ci pendant le sommeil. Langage difficile à déchiffrer, accessible dans ses subtilités aux psychologues possédant une longue expérience des états normaux et anormaux.

En dépit des apparences, **aucun rêve n'est absurde.** Tous les rêves expriment des besoins instinctifs ou des forces vitales, des désirs, des aspirations. Encore faut-il distinguer entre la *signification actuelle* (ou manifeste, ou superficielle), correspondant à des événements qui se sont produits dans un passé très proche (la veille) ou se produiront très prochainement (le lendemain), et la *signification profonde* (le *contenu latent* du rêve), qui traduit la vie psychologique intime du rêveur.

Vous allez prendre le train le lendemain matin et vous rêvez que vous le manquez. Ce songe traduit bien la crainte de manquer ce train (contenu manifeste ou superficiel). Cependant, au-delà de cette interprétation toute simpliste, vous pouvez vous demander s'il ne s'agit pas ici d'une manifestation symptomatique d'une angoisse plus profonde. Ne craignez-vous pas toujours de rater ce que vous entreprenez ? Vos rêves ne sont-ils pas fréquemment marqués par la terreur d'oublier, de manquer, de perdre... ?

C'est ici que vous pouvez rechercher la raison de votre manque de confiance en vous-même. Pourquoi craignez-vous l'échec ? Dans votre enfance ou votre adolescence, quels événements ont pu altérer votre optimisme : ennuis familiaux, ennuis de santé, échecs réels, perte affective, etc.

Il faudra encore *associer,* c'est-à-dire *« suspendre vos facultés critiques et laisser vos idées survenir librement les unes à la suite des autres, sans chercher à leur imposer consciemment aucune direction* ».

Symbolisme général du rêve

Comme le langage de l'enfant et du primitif, le langage du rêve est essentiellement symbolique, fait d'images. Voici quelques exemples :

— La *nuptialité* est symbolisée par les fleurs blanches, l'anneau, les draps de lit, la chambre à coucher.
— Le *principe masculin* est symbolisé par le soleil, le feu, le ciel, le serpent, le lion, le dragon, l'oiseau, les armes, les outils, le couteau, etc.
— Le *principe féminin* est symbolisé par la terre, l'eau, la lune, la vierge, la vache, la sorcière, la baleine, l'araignée (la mère terrible), le bateau, etc.

On sait que, chez l'homme, le principe féminin constitue l'anima inconscient, partie féminine de l'âme, l'affectivité, le sentiment, l'inspiration, la « muse » ; tandis que chez la femme, le principe masculin constitue l'animus inconscient, l'esprit viril, qui se rattache au cerveau, à la raison raisonnante, à la sécheresse, la dureté, l'agressivité.

— Les *symboles phalliques* sont des formes dures, pointues, érigées (menhirs, doigt, canne, obus), tandis que les symboles féminins sont ronds, doux, creux (caverne, chapeau, bateau, train, coquillage, berceau, tunnel...).

Symbolisme de l'espace

Il existe aussi un symbolisme de l'espace, sur lequel nous n'insisterons pas longuement ici mais que nous avons étudié par ailleurs. La gauche a un sens néfaste, et la droite, faste.

— **Gauche :** côté féminin et passif, passé, introversion, crainte de l'avenir, régression, attachement à la mère.
— **Droite :** côté masculin, entreprise, extraversion, progression, élan vers le père.
— **Haut :** ce qui est céleste, divin, sublime, cérébralité, distinction, succès, élévation, croissance, lumière, ascension, mais aussi fuite du réel.
— **Bas :** abîme, matériel, terre, obscur, chute, pessimisme, fatigue, sensualité.

Symbolisme de la mère

La terre, l'eau, ce qui donne naissance, nourrit et protège, la grotte, la caverne, l'arbre, la forêt, la colline, la source, le lac, la mer peuvent constituer des symboles exprimant l'archétype de la mère, avec son giron obscur et protecteur.

Voici un rêve rapporté par le docteur Allendy :

Une jeune fille rêvait :

J'étais à la plage, de grandes vagues d'eau, qui paraissait un peu sale, venaient me mouiller ; c'était très agréable.

Interprétation : désir d'expériences sensuelles (rapport avec la maternité), un peu censuré (eau sale).

Autre rêve : Mon frère est en bateau sur une mer déchaînée. Une vague le renverse. Je lui tends les mains du bord et je le ramène.

Interprétation : ici, la mer prend sa signification du milieu formateur (placenta). L'enfant dans l'eau avec un sauvetage difficile représente l'accouchement de la mère qui a donné naissance à un petit frère (en général, l'eau symbolise la vie).

Symbolisme du père

L'archétype du père est généralement marqué de supériorité, d'intelligence, de puissance. Le père, créateur et soutien du monde qui entoure l'enfant, représente inconsciemment pour la fille le premier amant ; tandis que pour le fils, il est le rival, le mari de la bien-aimée.

Le soleil, la lumière, le ciel, le feu, la foudre, l'air, le vent sont les principaux symboles paternels.

Symbolisme du rêve animal

Dans le règne animal, le principe féminin est personnifié par la jument, la vache, la baleine, l'éléphant, et même par l'araignée, nous le savons.

Le cheval évoque la libido, intensité de l'énergie psychique. On a maintes fois souligné la signification érotique des rêves de cheval : monter à cheval signifie la possession sexuelle.

Le taureau symbolise les forces instinctives puissantes. Rêver de taureau qui vous poursuit et vous menace de ses cornes est le signe que vous craignez d'être la victime de puissantes forces naturelles déchaînées. Rêver de voir sortir un beau pur-sang des entrailles d'un taureau agonisant est un signe de transformation intérieure.

Les rêves de souris et de rats sont toujours défavorables : soucis et peines cachés. La peur qu'éprouvent certaines femmes pour les souris peut être en rapport avec des conflits d'ordre sexuel (culpabilité à propos d'aspirations sexuelles).

Voici un rêve raconté par Ania Teillard.

Une dame eut le rêve suivant : *« Dans mon poulailler, il y a des souris qui rongent les soutiens de bois du grillage. »* Quand, avec ménagement, on lui eut dit que la souris était un symbole de la mort et que le bois est un des symboles maternels, la rêveuse s'écria avec effroi : *« Ma mère est malade, elle va certainement mourir bientôt. »* En effet, elle perdit sa mère quelques semaines plus tard ; par ailleurs, ses affaires déjà en décadence s'effondraient dans le même temps. Le caractère prémonitoire de ce rêve peut s'expliquer rationnellement. La rêveuse connaît consciemment l'état de santé de sa mère et se doute de la mort prochaine de celle-ci. D'autre part, la décadence de ses affaires ne lui est pas non plus inconnue. Elle craint l'avenir et le fait de se persuader que ses affaires vont aller très mal suffit pour réaliser une autosuggestion négative encore accentuée par le rêve.

Symbolisme de la mort

Freud a exprimé que la mort d'un proche, en rêve, peut signifier que le rêveur souhaite inconsciemment le départ, l'éloignement ou la disparition de ce proche.

La mort, dans le rêve, n'est pas angoissante car elle n'est pas, pour l'inconscient, une fin définitive, un anéantissement absolu, mais une porte derrière laquelle est caché un avenir mystérieux, un soleil couchant, qui disparaît de l'Occident pour renaître à l'Orient.

La mort n'est donc en rêve qu'un stade d'évolution, un voyage d'exploration, une phase de transformation, la condition d'un renouvellement.

Le mort renaîtra doué de qualités nouvelles.

L'expérience de milliers de rêves montre que la mort n'y annonce d'ailleurs presque jamais une mort physique et qu'elle ne constitue pas une prédiction funeste.

Rêver du décès d'une personne, c'est souvent prévoir la fin des relations avec elle.

Rêver de cadavre est plus grave : le cadavre est privé de vie spirituelle et il se décompose. Rêver que l'on découvre un cadavre dans une valise ou un placard, dans un trou rebouché, signifie que le rêveur voudrait ou devrait se débarrasser d'éléments de sa personnalité qui l'encombrent et entravent son évolution.

Les situations pénibles

Les rêves de situations pénibles peuvent être en rapport avec l'état de santé physique, nous le savons.

Mais, fréquemment aussi, ils indiquent symboliquement une situation requérant compréhension et attention.

Exemples :

Rêver d'être perdu au fond d'une sombre forêt ou dans le brouillard.

Signification : anxiété dans la recherche d'un chemin ou d'une lumière, d'une prise de conscience.

Se voir dans la rue nu, déguenillé, déchaussé ou à demi vêtu :

Interprétation selon Phaldor : mauvais présage : humiliation, pauvreté, abaissement, perte de situation. Il y a inadaptation de l'individu au monde qui l'entoure, complexe d'infériorité, sentiment de honte.

Perte des cheveux ou des dents : régression sociale, crainte de vieillir, crainte de perdre son prestige.

Symbolisme des couleurs

Le symbolisme des couleurs est également intéressant à étudier. Indépendamment de la notion de couleurs chaudes et froides, chaque couleur possède sa signification particulière :

— **bleu :** vérité, loyauté, sérénité, paix (fonction pensée),

— **rouge :** couleur du feu (fonction sentiment),

— **jaune :** couleur solaire, intelligence (fonction intuition),

— **vert :** couleur de Vénus qui préside à la création, aux renaissances, à la régénération (fonction sensation),

— **blanc :** couleur lunaire ; reflet de l'absolu,

— **noir :** couleur funèbre du vieux Saturne,

— **violet :** amour de la vérité, scrupule, recueillement.

Symbolisme des formes

— **carré :** matière concrète, ce qui tombe sous le sens mais a déjà atteint le stade de perfection :

pierre cubique : couronnement de l'œuvre du bon ouvrier. Evolution de la personnalité vers plus de stabilité, solidité, netteté ;

— **rectangle :** pierre brute, non encore équarrie,

— **triangle :** la flamme :

pointe en haut : foi, flamme montant vers le ciel, action, ardeur dévorante qui pousse l'être vers son évolution naturelle ;

pointe en bas : emblème du feu divin, descendant animer la matière inerte ;

— **cercle :** perfection.

Les rêves de cercle indiquent le maintien de l'énergie psychique autour d'un point déterminé ;

— **cube** et **sphère :** ont la même signification que le carré et le cercle, avec, en plus, une idée de dynamisme psychique.

Il y aurait beaucoup à dire sur le symbolisme des arbres, des oiseaux, des pierres, des nombres, des lettres, etc. Il y aurait encore beaucoup à dire et nous n'avons fait qu'effleurer le sujet, souhaitant avoir suscité suffisamment d'intérêt pour engager notre lecteur à poursuivre plus avant.

L'interprétation des symboles du rêve

Au milieu des nombreux rêves que nous faisons, certains (rares) sont particulièrement importants. Ils nous laissent une impression profonde et nous éprouvons le besoin de les raconter, de les commenter avec d'autres personnes.

Si nous savons les comprendre et nous en servir, ils peuvent transformer notre vie quoique n'étant pas prémonitoires.

Même les « petits rêves », généralement « tentative de réalisation de désirs refoulés ou inassouvis »,ne sont pas à négliger.

Quoi qu'il en soit, les mêmes règles président à l'interprétation des rêves :

1. Le rappel

Il faut essayer de se souvenir avec le plus de précision possible des éléments et des situations qui se sont déroulés pendant le rêve. Le rappel est plus aisé lorsque le rêve est noté par écrit dès le réveil. Un certain entraînement est nécessaire et les résultats, souvent décevants au départ, s'améliorent rapidement. Certains détails reviendront ultérieurement et seront alors notés sans retard.

a) **Impression** laissée par le rêve : angoisse, fatigue, caractère agréable, euphorie, persistance de certaines « images-forces » ;

b) **Personnages** du rêve, et ce qui a frappé chez eux (visage, yeux, mains...) ;

c) **Mouvement :** situations statiques ou dynamiques, obstacles (sens et orientation...) ;

d) **Couleur ;**

e) **Animaux :** sauvages ou domestiques, sympathiques ou antipathiques ;

f) **Fruits et plantes.**

2. L'association à partir des éléments du rêve

Quelles idées appellent les situations traversées dans le rêve. Remonter de plus en plus la chaîne des associations.

3. Examen de la personnalité du rêveur

Chaque symbole possède de nombreux sens, dont plusieurs sont valables pour le même individu. D'autre part, plusieurs symboles peuvent concourir à un faisceau de significations très proches les unes des autres. Un symbole isolé ne peut donc pas fournir une « clé » valable ; tout doit être rapporté à la personnalité du sujet, car c'est elle qui donnera un sens au rêve et éclairera sur ce qui se passe dans l'inconscient.

Seront donc à examiner :

— l'âge et le sexe ;

— les conditions de vie passées ;

— les conditions de vie actuelles ;

— le tempérament et les caractéristiques de la constitution physique ;

— les réactions psychosomatiques depuis l'enfance à l'égard des parents, des éducateurs, de l'entourage ;

— les réactions par rapport aux instincts : nutrition, sexualité, instinct social ;

— l'importance relative des fonctions et attitudes jungiennes : pensée, sentiment, intuition, sensation, introversion, extraversion ;

— les tendances dites « nobles » : intellectuelles, artistiques, morales, religieuses.

Alors seulement pourra s'élaborer une synthèse conduisant au diagnostic psychosomatique par le rêve.

Voici encore un exemple d'interprétation de rêve simple, cité par Filloux (*L'Inconscient*) :

La rêveuse est au bord de la mer et voit une grande maison

juste au bord de la plage ; elle se trouve dans une petite barque à peu de distance de la maison. Il y a de grosses vagues, et la maison bouge comme un bateau. La rêveuse a le vertige : la barque suit le mouvement de la maison. Angoissée, elle pousse dans l'eau sa mère et, à ce moment, elle sent la barque qui va couler, se jette à l'eau, crie « Au secours » et aperçoit son père parmi les baigneurs, et le bras de son père sort de l'eau.

Interprétation : il y a ici appel au père en même temps que désir de séparation d'avec la mère. La grande maison et la petite barque semblent se rapporter aux souvenirs infantiles du berceau dans la chambre des parents (d'après les associations qui ont permis au psychanalyste Laforgue de conclure).

Les rêves prémonitoires existent-ils ? Des cas troublants ont, en effet, été avancés — mais, il faut le dire, ces cas sont extrêmement rares.

Certains rêves constituent, en quelque sorte, une « sonnette d'alarme » de la maladie et, à ce titre, ils sont particulièrement précieux.

Le rêve joue aussi le rôle inattendu d'un facteur de guérison. C'est en faisant rêver des malades que certains médecins ont pu vaincre l'insomnie ou les troubles nerveux dont étaient atteintes ces personnes.

Des psychanalystes utilisent également la technique du rêve éveillé grâce à laquelle ils peuvent retrouver les causes complexes d'angoisse et d'anxiété.

L'avenir est-il écrit dans les rêves ?

Dans de très rares circonstances, des individus ont eu connaissance d'un fait non encore accompli, d'un événement qui ne s'est réalisé qu'ultérieurement. Des exemples en ont été donnés par des historiens et des personnes dont le témoignage ne saurait être mis en doute.

Cette connaissance supranormale peut se manifester dans les rêves. Nous en fournirons plus loin des exemples enregistrés par l'histoire et la psychologie.

Il nous faut tout d'abord distinguer deux catégories. Dans certains cas, le rêve évoque un fait, presque toujours tragique, qui se produit au moment même de ce rêve : il s'agit alors de **télépathie.** Dans d'autres cas, le songe montre un événement qui se réalisera seulement plus tard (quelques heures, quelques jours ou même plusieurs années après) : il s'agit alors de **prémonition.**

De nombreux exemples de *télépathie* et de *prémonition* ont été donnés au cours des temps, dans tous les pays et dans toutes les langues. Il ne faut y ajouter foi qu'avec beaucoup de circonspection.

En voici un raconté par Plutarque. Lorsque Cimon l'Athénien eut repris la guerre contre les Perses (en 458 av. J.-C.), il vit en songe une lice en colère qui aboyait contre lui. Cette lice prit une voix humaine et lui dit : *« Viens, car tu nous feras plaisir à moi et à mes petits. »* Cimon consulta un devin, qui lui répondit : *« Cette vision prédit ta mort. »* En effet, il mourut peu de temps après, dans l'île de Chypre.

Plutarque relate encore cet exemple. Olympias, reine de Macédoine, femme de Philippe XII, songea qu'elle entendait un furieux tonnerre et que la foudre s'abattait sur son sein. Ce rêve signifiait, selon les devins consultés, que la princesse était enceinte et qu'elle devait donner naissance à un fils dont le destin serait glorieux. Peu de temps après, la reine fit un nouveau songe où elle vit le roi Philippe lui sceller le ventre avec un sceau représentant un lion. Les devins confirmèrent la première interprétation. Effectivement, en 356 av. J.-C., Olympias mit au monde un garçon qui devait devenir Alexandre le Grand.

L'épouse de Jules César le vit en songe, couvert de blessures et expirant dans ses bras. Elle le supplia, le lendemain matin, de ne pas aller au Sénat. César, n'en tenant aucun compte, se rendit à l'assemblée — où il trouva la mort.

Pendant la nuit qui précéda son assassinat, en 1610, Henri IV vit en rêve un arc-en-ciel brisé au-dessous de sa tête.

Dans le monde, des associations de recherches collectionnent des témoignages qu'elles vérifient sérieusement. L'illustre physiologiste français Richet, après avoir été cruellement dupé, a tenu à entreprendre des études très objectives sur ce sujet.

En effet, l'on ne parle généralement que des prémonitions réalisées. En fait, les rêves prophétiques, comme toutes les prédictions, ne semblent se réaliser que dans une proportion infime.

Les statistiques de Richet montrent que, dans la vie quotidienne, l'immense majorité des rêves menaçant de catastrophe n'ont aucune suite.

Le docteur Locard, de Lyon, qui a étudié scientifiquement cette question, cite quelques rêves prophétiques ou télépathiques.

« *Miss Loganson, à Chicago, voit assassiner en rêve son frère Oscar qui habite à quatre-vingts kilomètres de chez elle et elle accuse du meurtre un cultivateur voisin. Tout d'abord, on ne fait pas attention à ses dires. Elle envoie cependant un télégramme. Il lui est répondu : « Oscar disparu ». La jeune fille part pour la ferme d'Oscar avec son frère et des agents de police. Elle les conduit directement à la maison d'un voisin nommé Bedford où l'on découvre, dans la cuisine, des traces de sang. Miss Loganson ne s'y arrête pas et se dirige vers le poulailler. Bien que les agents fassent remarquer l'ancienneté apparente du pavage qui semble intact, ils consentent à entreprendre des fouilles devant l'insistance de la jeune fille et sa terrible agitation. On ne trouve d'abord qu'un manteau, puis en continuant les fouilles, le cadavre d'Oscar à 1,50 m de profondeur. Bedford fut arrêté peu après et reconnu coupable.* »

« *Une Anglaise, Arabelle Barret, voit en songe sa sœur morte qui lui prédit qu'elle mourra au bout de cinq jours. La prophétie se réalise. M. Pétersen, directeur des mines, découvre dans sa caisse un fort déficit. En rêve, la nuit suivante, il entend le nom de Baboo. C'était en effet le nom du voleur.* »

Le docteur Locard ne considère cependant pas ces deux derniers cas comme des rêves prophétiques à proprement parler. Il n'est pas interdit de penser à une coïncidence dans le premier cas. Dans le dernier exemple, il s'agit vraisemblablement de cryptomnésie : le directeur avait ruminé la veille toutes les possibilités d'explication : un nom possible lui est apparu en songe. C'est le processus mental qui fait trouver en dormant la solution d'un problème étudié la veille.

Que penser, en conclusion, des rêves prophétiques ?

Donnons tout d'abord l'explication spirite. La doctrine spirite semble assez floue, avec d'infinies variations individuelles. C'est un syncrétisme où les traditions chrétiennes et bouddhiques reçoivent l'apport des idées prêchées par Allan Kardec. Les idées spirites, il faut le reconnaître, sont très nobles : notions de sacrifice, de l'expiation, du progrès à travers les vies successives, morale irréprochable. Selon ces idées, les esprits désincarnés qui nous entourent se mêlent à notre vie ; ils se manifestent dans les tables tournantes, dans les apparitions et dans les rêves. Ainsi, la prémonition, pour les spirites, est le fait des esprits.

Admettre ce système, c'est admettre la mystique tout entière. C'est ce qu'ont fait Crockes, Richet, Lambroso, Conan Doyle, etc.

Les positivistes, les rationalistes, nient cette interprétation spirite, mais ils n'ont encore aucune explication valable à fournir.

Le docteur Allendy, de son côté, reconnaît au rêve le pouvoir de nous renseigner sur ce que nous serons demain. Il écrit :

« *Ainsi, le rêve peut regarder jusqu'au plus lointain passé ; il pourrait même atteindre les couches profondes de l'inconscient collectif où s'emmagasinent les expériences de l'espèce, jusqu'aux origines biologiques. Mais il regarde aussi l'avenir. Du fait qu'il est mû par le désir, le rêve tend vers un devenir. Ce que nous avons appris de son dynamisme nous permet de comprendre que ses images doivent souvent précéder la réalisation du but que poursuit l'instinct du rêveur. D'autre part, des perceptions d'ordre métapsychique peuvent passer dans le rêve. Nous avons encore beaucoup à apprendre sur l'origine et la transmission de pareilles perceptions, sur la possibilité d'un inconscient collectif auquel nous participerions par les parties les plus obscures de l'âme et dans lequel les rapports du temps ne seraient plus ce qu'ils sont dans notre réalité ordinaire.* »

Souvent, nos perceptions inconscientes sont plus subtiles que nos perceptions conscientes. Ainsi, nous discernons inconsciemment chez des êtres que nous approchons des indices de fin prochaine et nous rêvons de leur mort.

« *De même que l'instinct amène les chiens à annoncer une mort prochaine par des hurlements, de même l'inconscient des hommes peut-il recueillir des informations qui, pour ne pas concorder avec les données scientifiques, n'en sont pas moins proches de la réalité vivante.* » (G. Vouloir)

Indéniablement, parmi les exemples de rêves prophétiques recueillis au cours des temps, la plupart sont à admettre avec beaucoup de circonspection. Certains d'entre eux posent toutefois un problème qui, en dehors des explications mystiques, n'est pas encore résolu de manière pleinement satisfaisante.

Le rêve peut-il annoncer la maladie ?

Tout le monde admet que notre état physique influe sur la qualité du sommeil.

Chez certaines personnes, le café, le thé, les médicaments engendrent des rêves pénibles. Une alimentation trop abondante, trop riche au repas du soir, est souvent à l'origine des rêves, des cauchemars. L'alcool, le tabac, les drogues induisent des cauchemars et des délires.

Un préjugé populaire veut que *« les rêves viennent de l'estomac »*.

Mais le rêve a un autre sens, bien plus important : son interprétation correcte peut faire présager une maladie.

Le rêve est, en effet, l'expression de nos tendances, de nos sentiments inconscients. Or, il semble que le bon fonctionnement de nos organes soit lié à la tranquillité de notre inconscient. Lorsque « quelque chose ne va pas » dans le tréfonds de notre âme, lorsque notre équilibre psychique est perturbé, notre sommeil est moins reposant ; il est peuplé de rêves dont l'étude peut être d'un intérêt capital.

Le rêve qui laisse déprimé au réveil annonce vraisemblablement des difficultés de santé.

Ce n'est pas le rêve lui-même qui nous a déprimés ; il n'est souvent que la manifestation inconsciente du trouble dont nous sommes ainsi avertis.

Hippocrate, le père de la médecine, interrogeait toujours ses malades sur leurs rêves.

Voici quelques exemples rapportés par le professeur Lhermitte dans son livre *les Rêves :*

« Une jeune fille, Sarah, âgée de dix-neuf ans, atteinte de pleurésie purulente, est tourmentée de cauchemars au cours desquels elle se croit enfermée dans une chambre dont les murs se rapprochent et dont le plafond s'abaisse. Sarah ressent un froid sur tout le corps, elle veut appeler mais sa voix expire sur ses lèvres. Après qu'une ponction fut pratiquée, cette malade fut délivrée de ses rêves pénibles. »

« Arnault de Villeneuve rêve qu'il est mordu par un chien. Quelques jours après, un ulcère se développe au point précis de la morsure. »

« Le médecin de Louis-Philippe rêve qu'il est frappé d'apoplexie ; quelques jours après, il meurt subitement de cette affection. »

Dans certains cas, ce n'est pas le rêveur qui se voit atteint en songe. Un exemple est bien caractéristique :

Une jeune fille rêve qu'une de ses camarades était victime d'une chute dans la montagne. Quelques jours après, au cours d'une randonnée à ski, elle fait une chute et se casse la partie inférieure de la jambe.

Dans ce cas, le rêve avait utilisé le *transfert,* selon l'expression des psychanalystes.

Certains rêves font aussi présager la maladie mentale

La première manifestation de la maladie mentale est parfois un rêve angoissant.

Freud donne l'explication suivante : le sujet est en état d'aliénation mentale pendant son rêve ; le conscient est aboli pendant le sommeil et les troubles inconscients peuvent se manifester sans obstacles. C'est ainsi qu'un alcoolique entendait pendant la nuit une voix lui ordonnant de se lever, d'ouvrir la fenêtre et de crier des injures à ses voisins. Le lendemain matin, il ne conservait aucun souvenir de ces faits.

Les rêves annonciateurs de difficultés méritent d'être pris en considération. Par le rétablissement de l'équilibre du rêveur, une maladie mentale peut être évitée.

La signification du rêve dans les médecines orientales

La médecine hindoue et la médecine chinoise puisent depuis des siècles dans les rêves des renseignements pour le diagnostic des maladies. Dans leur système, les rêves sont divisés en cinq classes correspondant aux cinq grands viscères : cœur, poumons, reins, rate et foie. Chaque classe est subdivisée selon deux états anormaux de l'organe. L'état normal de tous ces organes ne procure de rêves d'aucune sorte. Ces principes étant posés, voici, comme exemple de cette science asiatique, un résumé des principaux rêves indiquant le mauvais fonctionnement de chaque viscère :

1) Rêver *fantômes, montres, figures effrayantes :* signe de mauvaise fonction du cœur (vaisseaux engorgés) ; réplétion. Rêver *feu, flammes, fumées, lumière, incendie :* signe de mauvaise fonction du cœur (éblouissement provenant de l'insuffisance du courant sanguin et du ralentissement du rythme) ; inanition.

2) Rêver *combats, guerre, armes, soldats :* signe de mauvaise fonction des poumons ; réplétion. Rêver *plaines, mer, campagne, chemin* et *voyage difficiles :* signe de mauvaise fonction des poumons ; inanition.

3) Rêver de *fatigue insurmontable, mal aux reins :* signe de mauvaise fonction des reins ; réplétion des canaux. Rêver que l'on *nage avec peine* et que l'on est *en train de se noyer :* signe de mauvaise fonction des reins ; inanition.

4) Rêver *chants, fêtes, musique, plaisir :* signe de mauvaise fonction de la rate ; réplétion des canaux qui en partent. Rêver

risques, bataille, dispute, repas : signe de mauvaise fonction de la rate ; inanition.

5) Rêver *forêts inextricables, montagnes abruptes, arbres :* signe de mauvaise fonction du foie ; réplétion. Rêver *herbe, gazons, buissons, champs :* signe de mauvaise fonction du foie ; inanition.

6) Enfin, rêver de *ruisseaux,* de *sources murmurantes,* de *cascades,* est signe d'anémie ; et rêver d'*assassins,* de *pendaison,* de *strangulation,* s'explique par des étouffements asthmatiques.

On voit que ce diagnostic par les rêves se rapproche sensiblement, pour certaines inductions, de celui que portent, dans les mêmes cas, les médecins occidentaux, mais il est un peu plus nuancé.

En tout cas, on admet généralement aujourd'hui que les cauchemars pénibles, les étouffements douloureux, avec sensation de mort imminente, révèlent un engorgement des gros vaisseaux du cerveau et du cœur. Il est utile d'écarter les menaces de congestion qu'ils indiquent par une modification du régime suivi. Il en est de même si l'on rêve souvent de paralysie totale ou partielle, ce qui indique une circulation défectueuse du sang, une « composition anormale des humeurs ».

Résultats de l'interprétation

L'auto-analyse est facilitée par l'étude des rêves, cette « *voie royale qui conduit à l'inconscient* », suivant Freud.

L'étude du rêve permet, si elle est bien conduite, d'éclairer le sujet sur son cas mais il ne faut pas y voir un verdict, une certitude absolue capable d'influencer inéluctablement l'avenir.

Le rêve est, si nous savons le comprendre, un avertissement ou une mise en garde, un exposé de la situation inconsciente, des conflits de tendances.

Les « mauvais rêves » sont l'indice d'une situation inconsciente inharmonieuse qui cherche à se résoudre et qui se résoudra par une prise de conscience aussi complète que possible, condition de l'accession à la maturité psychique et à l'individuation.

Aeppli écrit avec raison : *« Nous pouvons accepter avec gratitude les rêves, ces dons naturels de la nature psychique. Celui qui veut sérieusement s'occuper de ses rêves, écouter leur message, comprendre leur sens pour façonner sa vie en harmonie avec l'âme du monde, même s'il voit qu'il en résulte des difficultés particulières, celui-là aura rendu hommage à cette grande instance interne dont nous entendons la voix en rêve. Il se sera conformé à la voix éthique de l'existence. Avec les forces qui dépendent de sa conscience, il aura essayé de réussir le mieux qu'il lui soit possible de faire dans un destin bienveillant, c'est-à-dire qu'il se sera employé à réaliser pleinement la part de vie qui lui est confiée, l'unicité de la personnalité. Ainsi, l'intention la plus élevée de la vie, celle que le rêve se donne également pour but de servir et d'indiquer, sera par-là même réalisée. »*

Comment diriger les rêves

Le sommeil n'est réparateur que si les rêves sont agréables ou... absents, si tant est que le rêve soit jamais absent du sommeil, Shakespeare n'a-t-il pas prétendu, de son côté, que *« l'homme est fait de la même étoffe que ses rêves » ?*

Le cauchemar est l'indice de troubles psychosomatiques. Les terreurs nocturnes des enfants sont dues à des troubles digestifs mais aussi à des conflits familiaux ou à des difficultés scolaires.

Les malades, les intempérants, les alcooliques, les toxicomanes décrivent fréquemment les visions d'angoisse qui hantent leurs somnolences.

Comment donc ramener le calme dans nos rêves ? Mieux encore, comment faire de ceux-ci des visions agréables auxquelles on se reporte avec plaisir ?

Existe-t-il des moyens permettant d'atténuer ou dissiper les rêves angoissants et d'en susciter d'heureux ?

1. Les procédés magiques qui prétendent donner de beaux rêves (préparations opiacées, par exemple) sont peu recommandables : les toxicomanes paient lourdement l'état d'hébétude et de coma créateur de paradis artificiels qui se transforment vite en enfers. L'alcool, le tabac, les drogues (tranquillisants, euphorisants, etc.) conduisent aux catastrophes psychosomatiques.

H. Meng, ayant administré un extrait ovarien à un adolescent lui aurait fait rêver qu'il était devenu odalisque. Où cela nous conduit-il ?

2. L'ambiance physique peut susciter des rêves plus ou moins agréables. La tiédeur du lit favorise la formation de rêves de caractère pittoresque.

3. Certains procédés empiriques ont été préconisés. On dormirait mieux couché sur le côté droit. *« Un cauchemar vient-il de* *vous oppresser ? Couchez-vous sur l'autre flanc afin d'éviter son retour. »* (Athara-Veda)

Pour avoir des rêves réjouissants, les Romains parfumaient leur chevet d'hysope ou de laurier noble.

4. La suggestion. L'auto ou l'hétérosuggestion engendrerait à volonté bons et mauvais rêves. Sans nier toute conséquence à ces pratiques, il n'en reste pas moins qu'elles n'atteignent pas la profondeur de la psyché.

5. L'action sur l'état physiologique : L'état de santé s'accompagne généralement de rêves heureux mais rares. La frugalité au repas du soir, le bien-être organique, la détente avant le coucher, voilà certaines des conditions essentielles d'un sommeil profond et d'une vie onirique agréable.

6. L'importance de l'état psychologique : Nous savons maintenant l'importance de l'équilibre psychique sur la qualité des rêves. Un inconscient troublé donne un sommeil troublé de rêves désagréables.

Chacun a les rêves qu'il « mérite »

Grâce à l'étude intelligente et éclairée de nos rêves, nous pouvons mener une vie consciente plus en accord avec notre existence inconsciente. L'équilibre que nous en retirons est pour beaucoup dans le maintien ou le rétablissement de notre santé physique. Et c'est alors que l'interprétation de nos songes, en nous éclairant et nous mettant en garde, a une influence déterminante sur le cours de notre vie.

Toutes les pratiques conçues à la manière de *« médicaments psychologiques »* sont justiciables des reproches que nous adressons aux médicaments physiologiques, symptomatiques, palliatifs, suppressifs. Rien de cela n'atteint les causes profondes, celles dont la correction remet, *ipso facto,* sur la voie de l'harmonie, de l'équilibre et du bien-être.

Baudelaire mourant a reconnu : *« Chaque homme a les rêves qu'il mérite. »*

Han Ryner enseignait : *« Le sommeil n'est pas irresponsable : tes rêves sont les effets de ta veille, et ils influenceront ton lendemain : ce sont des actes. »*

Les rêves heureux sont réservés à ceux qui mènent leur

existence suivant les principes d'une hygiène correcte, tant physique que psychologique. Ceux-là peuvent se dispenser des recettes magiques, des drogues de l'esprit et du corps.

La maturité psychique à laquelle ils sont parvenus les a amenés à un état de détachement à l'égard d'eux-mêmes en même temps que de disponibilité vis-à-vis des autres. *« Le privilège de choisir des rêves serait une haute et juste récompense. Réservée aux sublimations du cœur et de l'esprit, elle serait accordée à ceux-là seuls qui, par-delà les médiocrités quotidiennes, se sont voués sans réserve à quelque saint labeur ou quelque grand amour. »* (Docteur Louis Estève)

« L'étude des rêves n'est pas pour les jeunes. La belle et rude obligation de s'atteindre par une voie intérieure ne leur incombe pas encore. Elle s'adresse moins encore à celui qui affecte de mépriser le rêve et affirme que « les songes sont mensonges », car alors manifestement il est encore incapable de parvenir à aucun commencement même d'authentique expérience interne. »

« Peut-être l'adoption d'une nouvelle attitude à l'égard de ses propres rêves permettra-t-elle à l'individu, en des temps ou des jours qui seront décisifs, de trouver dans la méditation sur son rêve une explication intelligible à la transformation qu'il subit ou au but qu'il poursuit. Il pourra percevoir le message interne qui est la raison d'être de ce qui, pendant la nuit, lui est apparu en rêve. » (Aeppli)

Vaine tentative que l'orientation des rêves si la personnalité reste troublée par des désordres psychosomatiques. L'apparition de songes angoissés ou désagréables révèle une situation anormale qui requiert une étude sérieuse et une analyse approfondie des contenus mêmes de ces rêves afin de comprendre les conflits, d'accéder à leur origine et de rectifier leurs causes. Il s'agit donc d'un indispensable travail de synthèse psycho-physiologique sans lequel les efforts restent inopérants.

31. Questionnaire psychothérapeutique

Nom :

Age :

Profession ou occupation :

Célibataire, fiancé, marié, séparé, divorcé :

Enfants :

Curriculum vitae (études, métiers, déroulement de la vie organique et psychologique) :

Principaux symptômes psychosomatiques (par exemple, palpitations, étouffements, douleurs au plexus solaire, ulcère gastro-duodénal, etc.) :
Quand ces symptômes ont-ils commencé ?
Dans quelles circonstances ?
Si les symptômes ont commencé à partir d'un choc, racontez l'incident :

Difficultés inhabituelles :
— D'ordre professionnel :
— Dans la vie générale du couple :
— Dans la vie intime du couple :
— Dans le domaine financier :
— Dans d'autres domaines :

Quel est votre plus grand : espoir, perte, choc, frustration, grief ? (Chaque point soupçonné d'avoir une importance doit être discuté.)

Y a-t-il sentiment d'insécurité, d'infériorité, de rejet, d'échec, d'inutilité, de servitude, de dépendance, d'hostilité, d'agressivité, d'exclusion, d'abandon, etc. ? (Etudier si certains de ces sentiments peuvent avoir une influence négative sur l'état de santé.)

Quelles sont les personnes qui vous dépriment, vous irritent, vous rendent nerveux, agressif, ou qui vous exploitent, ou qui ne s'entendent pas avec vous ?

De quels rêves vous souvenez-vous particulièrement ? Citez-en deux ou trois, si possible.

Quelles situations ont pu causer ou aggraver vos troubles ?

Quelles attitudes, quels facteurs, peuvent avoir contribué à vos troubles ? (Par exemple : la sensibilité excessive à la compétition, le manque de confiance en soi, l'insuffisance de sens des responsabilités, l'immaturité, l'impulsivité, les attitudes de défense ou d'agression,etc.)

Quelles motivations peuvent, selon vous, se trouver derrière vos troubles (protestation, fuite, revanche, exemption, recherche excessive de la sympathie d'autrui, justification de l'échec, domination que l'on craint de la part d'autres profitant de notre faiblesse ou de notre souhait de les aider, jalousie, etc.) ?

Quels sont, selon vous, vos points forts, vos atouts, vos meilleures aptitudes ?

Quels sont les buts que vous souhaitez le plus atteindre ?

Quelle a été votre plus grande réussite ?

Quelle a été votre meilleure contribution sociale ?

Avez-vous des conflits avec vos supérieurs ? Lesquels ?

Si vous avez eu des subordonnés, quelles difficultés avez-vous éprouvées dans votre commandement ?

Vous avez peut-être réussi dans certaines entreprises alors que d'autres avaient pronostiqué que vous échoueriez. A quelle occasion ?

Citez deux importantes décisions qui ont réussi dans votre passé :

Avez-vous connu des déboires ou des conflits assez aigus avec certaines personnes ? Lesquels ?
Qu'en est-il résulté ?

Quelle est ou a été l'attitude envers vous ?
— De votre père ?
— De votre mère ?
— De vos frères et sœurs ?
— De vos enfants ?
— D'autres personnes du cercle familial ?
— D'autres personnes du cercle extra-familial ?

Connaissez-vous ou avez-vous connu des problèmes d'ordre sexuel ?

Souffrez-vous de handicaps physiques ou psychologiques ?

Quelle pourrait en être l'origine ?

Quels sont vos loisirs ou violon d'Ingres ?

Quels sports avez-vous pratiqués ?
Quels sports pratiquez-vous encore ?

Quels sont les deux « défauts » que vous réprouvez le plus chez les autres ?

Quelles sont les deux « qualités » que vous estimez le plus chez les autres ?

En quoi consiste votre alimentation ?

Fumez-vous ?

Buvez-vous de l'alcool ou des boissons dites toniques ? Combien de tasses de café chaque jour ?

Recourez-vous à des médicaments ou à des drogues ? Lesquels ?

Avez-vous souffert de troubles postvaccinaux ou iatrogènes ?

(Ce questionnaire n'est pas exhaustif. D'autres questions peuvent être posées ; elles seront suscitées par la situation, le comportement et les réponses aux questions précédentes. Ces questions peuvent être disséminées tout au long de l'examen ou des consultations successives et alternées avec des phases de rêve éveillé dirigé, d'épreuves de personnalité, d'associations suivant la technique de Jung, etc.)

SEPTIEME PARTIE

traitements orthobiologiques

ANNEXE : THERAPIE COMPORTEMENTALE

La conception behavioriste (*behaviour* ou *behavior* : comportement), qui a vu le jour aux Etats-Unis au début de ce siècle, fait l'objet d'études et d'applications de plus en plus intensives en psychothérapie. Il s'agit, par le moyen d'une modification du comportement — des conduites — d'obtenir des changements d'attitude intérieure, sans faire appel à un processus psychanalytique, c'est-à-dire sans modifier directement les motivations inconscientes.

Par exemple, la personne qui a peur des souris sera invitée (au cours de séances successives) à penser à une souris, puis à en regarder une représentation dessinée ou photographique, puis à regarder une souris en peluche, puis à la toucher, à la prendre, et dès lors elle sera préparée à regarder une souris vivante, à la toucher, etc... Ainsi, le sujet se trouve *déconditionné* de son angoisse.

C'est le même processus qui est utilisé, par les entreprises de manipulation de l'opinion, à des fins de *propagande* et de *publicité.*

Les techniques de *programmation* et de *déprogrammation* de la personnalité dans les sectes religieuses et politiques sont fondées en partie sur cette psychologie comportementale faisant appel à la peur, à l'espoir et à la dépendance.

Cette recherche de l'« objectivité » peut donc conduire à des applications relevant de l'asservissement et de la *dépersonnalisation.* En revanche, le psychothérapeute conscient de la respectabilité de l'être humain peut susciter chez son client, par la thérapie comportementale, des résultats positifs et souvent plus rapides que par la psychologie de profondeur, dont l'intervention ultérieure sera parfois jugée souhaitable.

32. Bref rappel historique de la psychothérapie

« L'homme n'est vraiment moral que s'il obéit à l'obligation d'aider toute vie qu'il est capable de secourir, et s'il se fait scrupule de nuire à tout être vivant. » (Albert Schweitzer, *Ethique*)

De la magie à l'inconscient

La psychothérapie de l'Antiquité témoigne de l'usage qui était fait de la pensée magique et de la suggestion, directe ou indirecte. Au Moyen Age, c'est cette « suggestion magique » qui jouait avant tout en médecine et en psychothérapie. Au siècle dernier, les premières études systématiques furent tentées : suggestion, autosuggestion, hypnose, mais ces pratiques se révélèrent rapidement très limitées. C'est alors que Freud souligna le rôle immense de l'inconscient et de ses contenus psychiques refoulés. Pour Freud, **il ne s'agit plus de suggérer au patient des processus curatifs mais bien de mettre au jour les causes de ses troubles.** La *catharsis* (expulsion, purgation) exprime bien l'idée qu'une décharge émotionnelle doit survenir, le traumatisme inconscient étant ainsi exprimé.

Mais l'insuffisance de cette catharsis apparut très rapidement à Freud, dont la recherche suscita de nombreux travaux portant sur la structure et le rôle de l'inconscient. Il est vrai que beaucoup de ses disciples en sont restés à cette première conception cathartique beaucoup plus facile à comprendre, et *« ils en sont rapidement arrivés à ne plus voir dans leur fonction thérapeutique que l'application forcenée d'une théorie encore à ses balbutiements. »* (Docteur Lemaire)

Le thérapeute implique sa personne

Carl Rogers a tout particulièrement souligné le rôle fondamental de la participation personnelle du psychothérapeute dans l'efficacité thérapeutique elle-même. Certains thérapeutes, pourtant intellectuellement brillants, restent inefficaces, alors que d'autres, jugés moins savants et moins titrés, peuvent obtenir des résultats beaucoup plus profonds.

Il faut dire qu'avant cette redécouverte par Rogers de l'importance de la personnalité du psychothérapeute, Freud avait déjà renoncé à sa première conception cathartique pour élaborer une technique de libre *association des idées,* plus respectueuse du patient, beaucoup moins suggestive et créant une relation médecin-malade d'un type bien particulier, impliquant plus profondément la personne même du thérapeute dans ses fondements. La notion de *transfert* pouvait être ainsi peu à peu dégagée, de même que son rôle dynamique au cours de la psychanalyse.

D'autres disciples de Freud se sont écartés de lui, en élaborant d'autres hypothèses de recherche et de travail. Ainsi, il existe différents modes psychothérapiques possibles, et c'est heureux, car il ne faut pas voir dans la psychothérapie l'application d'un système, d'une théorie simpliste. Le *transfert* peut ou non être utilisé directement, mais la relation réciproque médecin-malade ne peut pas être négligée.

C'est pourquoi le psychothérapeute doit se remettre en question chaque fois qu'il établit une relation avec un patient nouveau. Généralement, les psychanalystes contemporains portent la direction de leurs recherches sur les modalités précises *contre-transfert,* c'est-à-dire du transfert que le thérapeute fait sur son patient.

33. Rôle du psychothérapeute

Une expérience humaine profonde

On a pu écrire : *« La psychothérapie est une expérience humaine profonde qui se vit d'abord avant de se comprendre ; une aventure audacieuse qui suppose une remise en question personnelle au-delà des apparences. C'est ce qui explique qu'elle soit si souvent incomprise d'intellectuels parfois brillants dans d'autres domaines, habitués à examiner du dehors un objet d'observation extérieur à eux. C'est aussi ce qui explique qu'elle exige de ceux qui la veulent exercer qu'ils entreprennent eux-mêmes cette aventure et de la manière la plus profonde. »* (Docteur Jean Lemaire)

La difficulté de la psychologie et de la psychothérapie réside notamment en ce que « l'objet » n'est pas une chose, ni même à vrai dire une seule personne, mais une relation à autrui. La psychothérapie, comme la psychiatrie, tente d'aider un patient à trouver sa relation correcte avec le monde, c'est-à-dire à rétablir avec autrui des relations par lesquelles il puisse comprendre l'autre et s'exprimer lui-même, sur un mode équilibré.

Dans certains troubles profonds, le psychothérapeute pourrait se sentir tout à fait extérieur à la relation troublée ; il serait alors un étranger étudiant un cas avec la froideur de l'expérimentateur. Il se considérerait alors comme un homme normal en train d'étudier un homme anormal, sans se remettre lui-même en question.

Jouer le jeu

Souvent, cependant, le psychothérapeute fait partie lui-même de la situation qu'il examine. L'« autre » se comporte, du moins en partie, selon ce que représente pour lui la personne même du psychothérapeute. Celui-ci doit souvent « jouer le jeu » et, de sa manière d'être et de se comporter, dépendra au moins en partie l'issue de son intervention. Consciemment ou inconsciemment, il influencera le « patient » ; il ne peut pas rester neutre. Il est à la fois observateur et observé, et il doit l'être à la fois par son patient et par lui-même.

Dans cette situation, *le psychothérapeute peut-il rester « objectif »,* même dans une mesure toute relative, et comment peut-il y parvenir ? Comment le psychothérapeute interprète-t-il l'émotion traduite par la mimique du sujet, sa gestique, son intonation, ses contractions, etc. ? Le psychothérapeute peut-il se dire à l'abri de la projection ? S'il fait un choix en conseillant son interlocuteur, ce choix est-il réellement objectif, indépendant de lui-même, de ses propres aspirations, de ses expériences en ce qu'elles ont pu influencer sa personnalité ? Peut-il donc rester indifférent ? Précisément, si le thérapeute est indifférent, peut-il être encore d'un secours pour l'homme qui vient lui demander assistance ?

A ces questions, le docteur Lemaire répond :

« Aucune psychothérapie n'est possible si le thérapeute est

indifférent en profondeur, et c'est avec une intuition réveillée par son angoisse que le patient sent toujours ce qui n'intéresse pas assez son médecin. Non seulement l'indifférence, mais encore une « trop grande distance » rend impossible la poursuite du traitement. »

D'ailleurs, le problème du *contre-transfert* du psychothérapeute est certainement une des principales raisons des difficultés de la psychothérapie des psychotiques ou des pervers.

Participer et se taire

Le psychothérapeute peut chercher à se garder lui-même en s'abritant derrière une morale, une argumentation philosophique ou logique, rassurante pour lui-même et, suppose-t-il, pour son client. Mais alors, il n'apporte plus guère d'aide à son patient. Celui-ci connaît déjà ces règles logiques ; il a pu réfléchir, faire intervenir des données philosophiques et religieuses, mais les interprétations auxquelles il a été conduit ne l'ont pas délivré de son trouble. Le sera-t-il si ces interprétations sont confirmées par un autre ?

Le psychothérapeute est donc placé devant une situation difficile : il doit participer et se taire. Il participe en ce qu'il comprend son patient, c'est-à-dire qu'il *« se met dans la peau de l'autre »*. Cependant, il se tait, c'est-à-dire qu'il évite de laisser s'exprimer ce qu'il pourrait juger rassurant pour lui-même, et peut-être pour lui seul.

Thérapeute, connais-toi toi-même

Il peut donner une réponse utile à son patient s'il a lui-même analysé en profondeur ses propres réactions affectives, et nous trouvons bien là la formation essentielle du psychothérapeute. Cette formation est la condition nécessaire — l'obtention de cette *« neutralité bienveillante »* qui rend possible une intervention adaptée aux besoins de l'interlocuteur. **La disponibilité réelle, profonde, totale peut-on dire, du psychothérapeute, suppose donc qu'il garde sans cesse à l'esprit cette évidence trop facilement oubliée, à savoir qu'il se trouve avec son patient dans une relation intra-subjective à laquelle il participe.** Cela induit une certaine qualité, peu commune, de son attention, assez différente de celle qui est reprise dans les autres circonstances de la vie : une attention flottante, cela signifie qu'il ne s'accrochera pas préférentiellement à tel ou tel aspect précis de la situation, mais pourra se situer sur différents plans en passant facilement de l'un à l'autre.

Le psychothérapeute doit être capable d'**écouter le récit de son interlocuteur tout en observant en même temps sa propre participation émotionnelle,** son propre vocabulaire, ses propres oublis, ses propres *lapsus linguae,* ses propres associations d'idées spontanées. Il pourra remarquer et analyser, chemin faisant, ses propres relations affectives secrètes, ses irritations, ses satisfactions légitimes ou non, ses tendances propres. D'une certaine manière, son activité consciente et réfléchie se portera simultanément sur les liens qui unissent réciproquement les relations affectives de son malade et de lui-même, en somme à mi-chemin entre ces deux inconscients. Le psychothérapeute vise donc à conserver, dans cette relation, une attitude neutre, disponible et bienveillante, une attitude non directive.

Cette relation non directive nécessite que le psychothérapeute ne soit pas, *a priori,* chargé de significations objectives pour son patient. Il ne doit donc exister entre eux **aucune relation antérieure de camaraderie, d'amitié, de parenté.** Il est encore nécessaire qu'aucun tiers ne vienne troubler cette relation psychothérapique.

34. Formes de la psychothérapie

La psychothérapie peut être individuelle, c'est-à-dire qu'il s'établit une relation thérapeutique entre deux individus : d'une part, le thérapeute et d'autre part, le patient. Il n'existe ici aucun tiers voyant ni participant.

Psychothérapie secouriste

On distingue d'abord la **psychothérapie de soutien,** de contact, invigorative ou « secouriste ».

Il y a ici une certaine fixation affective du malade au thérapeute.

Il y a très souvent des décharges émotionnelles de la part du malade (catharsis) et une demande impérieuse de rassurance et de sécurité. Le patient sait qu'il sera bien supporté par le médecin et ne sera pas jugé par lui.

Cette forme de psychothérapie a ses indications : les paniques, les réactions catastrophiques des névrosés et des déséquilibrés, dans les périodes de crises, notamment de l'adolescence et de la ménopause. Elle peut se pratiquer avec des malades délirants ou des schizophrènes, par exemple.

Psychothérapie par l'hypnose

On distingue encore les **psychothérapies hypnoïdiques.** Elles font appel à un amoindrissement de la conscience de veille, avec ou sans recours à la suggestion.

En premier lieu, citons l'**hypnose** : sorte de sommeil partiel provoqué par suggestion. Il était déjà connu dans l'Antiquité. Mesmer, au XVIIIe siècle, l'utilisa dans ses expériences de magnétisme animal. L'Anglais James Braid inventa le mot hypnotisme en 1843. L'hypnotisme eut une grande vogue de 1875 à la fin du siècle dernier. Charcot, et l'Ecole de Paris, tenaient l'hypnose pour un phénomène pathologique et hystérique ; au contraire, Bernheim et l'Ecole de Nancy considéraient l'hypnose comme un phénomène normal répondant à une certaine suggestibilité de niveau différent suivant les individus.

Les études de Babinski, en 1900, portèrent un coup fatal à ces pratiques ; Pierre Janet continua cependant à utiliser l'hypnose et à en faire une sorte de méthode cathartique. De leur côté, Breuer et Freud l'utilisèrent également, mais Freud l'abandonna par la suite pour élaborer la psychanalyse.

Récemment, les Russes et quelques Français ont tenté de remettre l'hypnose en honneur.

Généralement, dans l'hypnose, on observe la réduction des divers stimuli ambiants, auditifs et visuels. L'attention du sujet doit être fixée sur un objet ou sur une idée. On emploie plutôt des objets brillants ou une suggestion verbale et itérative.

Le sujet entre dans un état de transe, variable dans ses manifestations et sa profondeur. La conscience est obnubilée, et il peut s'y ajouter d'autres phénomènes de catalepsie et même de somnambulisme. Au cours de cet état, le patient peut recevoir des suggestions : accomplir un acte, par exemple. Il l'accomplira au cours de son sommeil hypnotique et, au réveil, sera amnésique. L'acte peut être également différé, c'est-à-dire exécuté après le réveil, sans que le sujet sache que cet acte lui a été suggéré. L'efficacité thérapeutique de la méthode n'est pas proportionnelle à la profondeur de la transe obtenue.

Les modalités d'emploi sont diverses :

— soit, faire de l'hypnose un traitement proprement dit par le moyen de la *suggestion* ;

— soit en faire un moyen d'*exploration de la personnalité.*

L'hypnotisme peut être utile dans différentes névroses et dans des affections psychosomatiques (asthme, hypertension artérielle, etc.).

Contre l'hypnose, on a pu invoquer certains dangers : l'hypnotiseur peut suggérer au sujet des actes contraires aux intérêts de celui-ci. D'autre part, des symptômes provoqués par l'hypnose peuvent se substituer à des symptômes antérieurs. Dans un certain sens, le psychothérapeute ne risque-t-il pas de « projeter » sur son sujet des troubles de sa propre personnalité ?

L'action de cette méthode hypnotique n'est pas encore expliquée d'une manière satisfaisante. Les tentatives d'explication sont nombreuses mais imparfaites : arrêt de l'activité cérébrale, création chez le sujet par hypnose d'une hystérie artificielle constituée par la réalisation d'une dissociation fonctionnelle de la personnalité, production d'un sommeil partiel résultant d'une inhibition partielle, la suggestion étant alors une réaction conditionnée qui provoquerait une inhibition indirecte profonde ; pour Freud, *« l'hypnose n'est qu'une variété de transfert »*. Pour Ferenczy, le complexe d'Œdipe serait en jeu ; Kubie et Margolin voient dans l'hypnose une régression réelle à la fois physique et psychique.

La **sophrologie** présente de nombreux points communs avec l'hypnose.

Relaxation

Parmi les psychothérapies hypnoïdiques, citons aussi la **psychothérapie de relaxation** (méthodes de Jacobson, de Schultz, de Kretschmer, d'Aiginger, etc.). (Voir § 52.)

Narco-analyse

Fait encore partie des psychothérapies hypnoïdiques la **narco-analyse,** c'est-à-dire un état hypnoïde bref provoqué par un produit chimique et exploité psychologiquement. Cette technique est défendue par les uns, très critiquée par les autres.

Le Rêve Eveillé Dirigé (R.E.D.)

Citons encore, parmi les psychothérapies hypnoïdiques, la psychothérapie par le **rêve éveillé.** Le thérapeute dirige une rêverie, suivant la technique de Robert Desoille (1938).

Le sujet est couché sur le dos, dans l'obscurité, les yeux bandés ou fermés ; il doit parvenir progressivement à une détente profonde. La séance peut durer de quelques minutes à une ou deux heures ou même au-delà. Le psychothérapeute propose ensuite une image, n'importe laquelle, d'un rêve, d'un fantasme, puis il suggère au sujet de se déplacer, soit en montant, soit en descendant. A la fin de la séance, le sujet refait les mêmes étapes, mais en sens inverse.

Robert Desoille décrit trois sortes d'images : les *images banales de la vie réelle ;* les *images dites mythologiques* (allégoriques ou symboliques) ; les images dites de lumière ou *images mystiques,* qui manifesteraient un niveau de libération beaucoup plus élevé. Le sujet peut aussi passer à une seconde phase, portant sur l'interprétation de la rêverie. Le psychothérapeute propose certaines interprétations, le patient les discute, les accepte ou les refuse.

Un certain transfert s'établit, mais il n'aurait pas les caractéristiques du transfert psychanalytique. Le psychothérapeute ne fait ici qu'aider la prise de conscience, en se plaçant sur le même plan que le sujet. Il n'y a pas ici de névrose de transfert.

Le rêve éveillé est surtout utilisé dans les névroses, les périodes critiques de l'adolescence et de l'âge mûr. Son emploi dans les psychoses est en général contre-indiqué, mais ce procédé pourrait préluder à une psychanalyse.

L'effet placebo

On a pu avec raison classer encore parmi les psychothérapies hypnoïdiques l'**effet suggestif médicamenteux** *(effet placebo).*

Le placebo peut être un produit ou une formule dépourvu d'effets pharmacodynamiques auquel le sujet attribue une signification, un mode d'action, un effet ; il en résulte des modifications psychiques et même physiques déterminées chez le sujet par cette signification.

La sensibilité au placebo, la suggestibilité, sont différentes suivant les individus.

L'explication du mécanisme de cet effet placebo n'est pas encore très claire. Chaque auteur fournit son interprétation. Les uns parlent de l'effet de stress, les autres de suggestion de prestige tenant à la personnalité de celui qui prescrit ; on a donné l'interprétation de transfert aux processus psychologiques qui sont induits chez le sujet par le placebo ; les docteurs Delay et Pichot insistent sur l'hypothèse du conditionnement. Le malade s'attend par principe à être soulagé par le médecin ou les médicaments, et il a tendance à réagir spontanément dans ce sens. Si la relation avec le médecin s'établit mal, si l'attitude du médecin était prouvée comme sceptique ou pessimiste, l'effet peut cependant être inverse *(nocebo)* ou nul.

La placebo-thérapie ne comporte pas que des avantages. Cette supercherie peut être décelée par certains, et il en résultera parfois des situations désagréables ou dramatiques.

Psychothérapie existentielle

Abordons maintenant la **psychothérapie existentielle.** Charles Blondel, dans son travail sur la conscience morbide (1914), semble avoir donné la première note phénoménologique en psychiatrie. Ensuite vinrent Ludwig Biswanger, Heidegger, Minkowski *(Le Temps vécu),* Lanterie-Laura, etc.

Il s'agit d'une analyse des états de conscience, dans leur structure essentielle, dans la manière qu'a le sujet de les vivre.

« Biswanger reprit le trait fondamental de la situation de l'homme selon Heidegger, c'est-à-dire la double astreinte, d'une part à la tâche, d'autre part à l'angoisse devant le néant. Biswanger y ajouta un autre pôle : le pôle de l'amour. » (M. Deshaies)

L'approche du malade s'opère comme en psychanalyse ou en psychiatrie, mais un intérêt particulier est porté au langage, notamment aux métaphores et aux rêves. On s'attache surtout ici au contenu manifeste du rêve, dont on pense qu'il possède pour le sujet un contenu existentiel.

35. Psychothérapies analytiques

Voyons maintenant les *psychothérapies analytiques.* Elles sont fondées sur la notion d'inconscient et sur celle du dynamisme affectif d'expression plus ou moins symbolique. Fondamentalement, elles utilisent une méthode d'analyse de l'expression visant à une résurgence transposée des conflits au cours d'une relation particulière avec le thérapeute.

Distinguons : la psychothérapie freudienne, la psychothérapie adlérienne, la psychothérapie jungienne.

La psychothérapie freudienne

Dans les premiers temps, la psychanalyse a utilisé la méthode hypnotique, et le traitement s'opérait par la catharsis. Freud abandonna rapidement cette voie, notamment en raison de la résistance du sujet à la catharsis.

Ensuite, vers 1904, la psychanalyse visa à une effraction indirecte de l'inconscient et consista à étudier les rêves, les associations libres, et à interpréter. Freud s'attachait alors à supprimer l'amnésie infantile qui devait cacher le traumatisme initial, supposé être la cause de la névrose. Mais l'étude des résistances opposées par le sujet, résistances qui empêchaient le défoulement, finit par montrer à Freud que la levée de l'amnésie infantile était une conséquence, et non une cause, du résultat thérapeutique.

A partir de 1920, c'est sur le Moi que se porta le centre d'intérêt : étude des fonctions du Moi, c'est-à-dire des fonctions de la personnalité. Des études mirent en évidence les conflits génitaux, tels que le complexe d'Œdipe, mais surtout les conflits pré-génitaux.

Actuellement, l'intérêt est centré surtout sur la **relation analyste-analysé,** c'est-à-dire l'analyse du transfert et du contre-transfert. On tend même à introduire dans la situation analytique des notions de conditionnement et de rôle, ce qui rapproche la psychanalyse freudienne de la psychologie sociale.

La psychothérapie adlérienne

Il s'agit ici de mettre en œuvre les thèses de la psychologie individuelle d'Adler. Comme on le sait, l'essentiel de cette psychologie est fondé sur la notion de **sentiment d'infériorité** (physique, morale ou sociale).

Ce complexe engendre une réaction compensatrice de la personnalité, réaction qui manifeste **une volonté de supériorité et de puissance** s'exerçant sur le plan même de l'infériorité. Ainsi se trouve défini un certain style de vie dans l'existence de chaque individu.

Ainsi intervient donc la notion d'estime que nous nous accordons à nous-même par rapport aux autres. La névrose est conçue dans ce système comme étant essentiellement due à la perte du sens de la communauté, à la mésestime d'autrui et à la séparation plus ou moins importante d'avec le groupe.

La psychothérapie adlérienne consiste essentiellement à apprendre au sujet à agir, à revaloriser sa personnalité dans le sens d'un épanouissement et à le rendre accessible aux valeurs de la communauté.

Technique : étude et interprétation des rêves, recherche de la signification des symptômes.

La psychothérapie de Jung

Il s'agit ici d'une psychologie assez touffue et confuse, difficile à systématiser. Il en ressort toutefois : la notion de la très grande complexité du psychisme, la notion de la totalité individuelle psychosomatique mais aussi de la totalité à la fois de la phylogenèse et de l'ontogenèse. Jung ne se contente pas d'une analyse rétrospective et causaliste, mais il y ajoute surtout une notion de **prospective** et de **finalisme.** Pour Jung, le psychisme se présente sous deux aspects essentiels :

a) L'aspect conscient dont l'analyse conduit Jung à établir une **typologie** : deux attitudes générales opposées (*extraversion* et *introversion*), et quatre fonctions (deux rationnelles : *pensée* et *sentiment* ; deux irrationnelles : *sensation* et *intuition*).

b) Un aspect inconscient, à deux niveaux différents : l'**inconscient personnel** (qui répond à celui de Freud et à la volonté de puissance d'Adler) ; l'**inconscient collectif,** constitué par des *archétypes,* sortes de complexes idéo-affectifs, préformés, innés (ce qui répond aux idées générales de Dieu, de Justice, d'amour, etc.). Ces idées *archétypes* appartiennent à toutes les époques et à toutes les civilisations ; c'est un héritage ancestral non seulement de l'espèce mais encore, peut-être, des espèces qui ont précédé, par hypothèse.

La psychothérapie jungienne diffère profondément de la psychothérapie freudienne. **Il n'y a plus ici de divan pour le patient mais un fauteuil :** la situation psychanalyste-psychanalysé est conçue comme d'égal à égal. L'analyste doit connaître très minutieusement la biographie de son patient. Une importance très grande est accordée au rêve, considéré comme l'expression polymorphe de l'inconscient. Le sujet associe sur ses rêves et l'analyste interprète les éléments du rêve en s'attachant tout particulièrement aux détails spécifiques et aux thèmes personnels. Lorsque des résistances se manifestent, le psychanalyste fait associer le sujet sur des thèmes qui lui sont apparemment étrangers : événements historiques, personnages mythologiques, thèmes d'ordre philosophique, etc., de manière à mettre en jeu et à mobiliser des archétypes de l'inconscient collectif (procédé des amplifications).

La psychothérapie rogérienne

Etudions d'une manière plus approfondie la *psychothérapie rogérienne,* **ou non directive.**

Selon Carl Rogers, le psychothérapeute doit-il s'abstenir absolument d'intervenir sur le sujet ? Autrement dit : doit-il rester purement neutre, et cette neutralité n'est-elle pas de l'indifférence ? — à moins qu'elle soit purement et simplement une chose impossible ?

En fait, il ne s'agit nullement de neutralité de la part du psychothérapeute à l'égard de son « client ». Il ne s'agit pas d'une approbation tacite ou d'une attitude de laisser faire, mais d'une **non-intervention du psychothérapeute.**

Le terme *psychothérapie non directive* est alors incorrect, et Rogers préfère le terme de **psychothérapie centrée sur le client.**

Faisons tout de suite la différence entre les termes *sujet* ou *patient* et le mot *client,* que Rogers conseille d'utiliser. Il ne s'agit pas d'une signification commerciale mais de la mise en vedette du choix actif pratiqué par l'individu, qui n'est pas un simple sujet mais qui est actif dans le sens le plus large du terme.

La psychothérapie est centrée sur le client, c'est-à-dire que c'est l'expérience de celui-ci qui est le centre des relations qui s'établissent entre le psychothérapeute et lui.

Aux Etats-Unis tout particulièrement, la psychothérapie rogérienne tend à s'opposer à la psychanalyse, bien que les travaux de Rogers soient issus des travaux de Freud.

L'auto-épanouissement

Rogers postule que chaque individu a la capacité d'accomplir pleinement l'épanouissement de sa personnalité, c'est-à-dire qu'il est doté d'une **tendance actualisante de l'organisme** (totalité psychique et physique).

Grâce à cette tendance, l'individu se trouve orienté naturellement vers la maturité, l'état adulte, l'état d'autonomie et de responsabilité. Tous les individus devraient en être capables mais, en fait, ils ne le sont pas tous au même niveau.

L'expérience intérieure

Les rogériens considèrent la notion d'inconscient comme n'étant qu'une hypothèse, une interprétation, et ils n'y font pas appel. Pour eux, tout se résume dans la notion d'expérience, comprenant à la fois les phénomènes conscients et inconscients. Ils distinguent :

a — **Les expériences symbolisées,** groupées souvent sous le nom de perceptions (sensation interne, sentiments, jugements, etc.). Ces expériences comprennent tous les phénomènes conscients relatifs au présent et au passé.

b — **Les expériences non symbolisées** qui équivalent à tous les phénomènes inconscients, non disponibles à la conscience. Ces phénomènes sont de deux catégories : les expériences potentiellement symbolisantes et les expériences non symbolisantes, qui restent définitivement inconscientes, inaccessibles à la conscience (cette deuxième catégorie de phénomènes paraît négligeable à Rogers).

Précisons tout de suite que l'expérience non symbolisée mais potentiellement symbolisante répond à une transgression des normes morales et sociales, et c'est pourquoi elle a cette signification menaçante et qu'elle reste bloquée, non symbolisée, non consciente, suscitant l'angoisse. Le rôle de la psychothérapie non directive est donc de dégager ces expériences, de les débloquer et de réduire l'angoisse corrélative.

La **liberté expérientielle** est l'expérience subjective authentique et libre que vit le sujet. Cependant, un sujet libre n'est pas celui qui fait tout ce qu'il veut, sans règle ni contrainte. La liberté expérientielle consiste en la liberté, pour le sujet, de reconnaître et d'élaborer ses expériences, ses sentiments personnels, selon ses propres références, sans être obligé de déformer ou de nier ses opinions intimes pour pouvoir conserver l'affection ou l'estime des personnes qui lui importent.

La névrose, une aliénation

Pour Rogers, **la névrose résulte de l'aliénation du sujet par rapport à son expérience vécue.**

Quelle est donc la technique de la *psychothérapie* de Rogers ?

Essentiellement, elle est fondée sur l'**interaction** et l'**interview.** Avant tout, comptent l'expérience actuelle du sujet et les significations affectives.

L'attitude du thérapeute est capitale, et Rogers l'analyse en détail, de manière à parvenir à créer une véritable atmosphère ayant un effet thérapeutique sur le client. Les six qualités mises en vedette par Rogers sont : **la sécurité** que doit ressentir le client, qui doit pouvoir tout dire sans être l'objet d'un jugement ; **la qualité de chaleur,** résultant d'une disponibilité et d'une relation personnelle du thérapeute avec son client ; il n'y a pas ici démonstration d'amitié envers le client mais il y a un échange implicitement « cordial » ; **la compréhension, verbale ou non verbale,** par l'expression de la physionomie, la tonalité de la voix, les gestes, les attitudes ; **la compréhension logique, la compréhension dynamique, la compréhension empathique** (le thérapeute cherchant à se mettre à la place même du client, de manière à participer directement à l'expérience de celui-ci : capacité altérocentrique) ; **la tolérance ; le respect ; l'acceptation par le thérapeute du sujet.**

Une relation d'égal à égal

La relation thérapeutique selon Rogers est une relation de plain-pied, d'égal à égal. Le thérapeute est plutôt un *« résonateur ou un amplificateur à l'égard du client »,* et il ne doit pas y avoir de transfert psychanalytique. En effet, le transfert psychanalytique correspond à une relation différente, celle d'une soumission, d'une dépendance à l'égard de l'analyste.

Le thérapeute rogérien n'interprète pas ; là est le rôle du client. « Il y a donc *auto-exploration* et *autocorrection* de la part du client lui-même, avec prise de conscience d'un matériel inconscient plus ou moins important selon les cas. »

Qui est justiciable de la psychothérapie rogérienne ?

— **Certains individus qualifiés de « normaux »** mais néanmoins pourvus de « problèmes » et qui éprouvent le besoin d'un résonateur pour se libérer de leurs problèmes.

— **Certains névrosés,** mais non les malades très atteints. Les patients ayant des troubles de la faculté d'expression, des troubles de la conscience ou des difficultés à « intégrer le réel » ne sont pas justiciables de ce genre de travail pratiqué par le malade lui-même, face à son psychothérapeute.

36. Les psychothérapies de groupe

Fondées en partie sur des notions établies au niveau de la psychologie individuelle, les psychothérapies de groupe portent sur les relations d'un individu et sur son comportement par rapport à un groupe donné, en vue de les remanier dans un sens adéquat et adaptatif.

Elles sont fondées sur la notion principale de **rôle** (conduite de l'individu en fonction du groupe).

La **relation thérapeutique** s'établit : soit d'une personne à une autre, en tête-à-tête (mode dual), soit sur un mode plural, en situation de groupe.

Moreno, à partir de 1921, a été à l'origine de ces techniques à partir des principes de l'art dramatique, et il développa la théorie et la pratique du **psychodrame** et du **sociodrame.**

Slavson s'intéressa surtout aux enfants et aux adolescents. En France, Lebovici et Anzieu poursuivent ses travaux.

Dynamique de groupe

Dans la perspective d'une **dynamique de groupe,** on cherche à déterminer le rôle de l'individu et sa capacité d'identification au groupe. Par hypothèse, l'insertion de l'individu est d'autant meilleure que son identification au groupe est plus complète. Il faut cependant tenir compte de données freudiennes relatives à l'équilibre de la personnalité à partir des bénéfices et des frustrations qu'éprouve l'individu dans les situations qu'il connaît.

Le **leader** représente la figure centrale du groupe, et il devient un modèle et un objet d'identification. Le thérapeute est souvent appelé à devenir cette figure centrale (Lévy, Daniel Lagache). On a pu ainsi distinguer des structures démocratiques, anarchiques et autocratiques.

Les réactions du groupe ont été étudiées par rapport à certains individus, les **déviants, isolés,** rejetés par le groupe.

On note des **attractions** et des **répulsions** interindividuelles. Des **choix** s'opèrent entre les individus.

La mission du groupe peut être représentée graphiquement *(sociogramme).*

Quand il s'agit de **groupes thérapeutiques,** le phénomène de transfert, ainsi que d'autres phénomènes freudiens, apparaissent entre les participants.

Le groupe faciliterait l'extériorisation du **surmoi infantile,** selon Anzieu, qui pense aussi que, dans les structures sociales normales, il existe une certaine rigidité, le rôle, la situation et la fonction de chacun étant pour ainsi dire fixés une fois pour toutes. Au contraire, dans le groupe thérapeutique, les structures sont mobiles, temporaires, et les relations qui s'établissent sont plus ou moins imaginaires, ce qui facilite les choses pour une certaine part.

Méthodes thérapeutiques de groupe

Les méthodes psychothérapeutiques de groupe peuvent être réparties en trois types principaux : 1. le groupe des **méthodes relationnelles dynamiques ;** 2. la **psychanalyse collective ;** 3. le **psychodrame.**

1 — Dans le premier groupe, citons l'organisation des *clubs thérapeutiques,* généralement sous forme d'un travail collectif.

2 — Dans le deuxième groupe, de 6 à 8 personnes de sexe différent, à peu près de même âge et de même niveau culturel, intervient une *conversation libre* entre les membres du groupe, qui parlent de divers événements ou racontent leurs rêves. Les *conflits* qui émergent ne se projettent pas sur le psychanalyste mais sur l'un des malades. Le psychanalyste interprète ce qui se produit dans le groupe. En ce qui concerne le *psychodrame,* il y a ici jeu d'un rôle dans le groupe. Dans le psychodrame analytique, un seul sujet joue son rôle ; dans la psychanalyse dramatique de groupe, 5 ou 6 malades sont réunis, avec 2 psychanalystes qui doivent être de sexe différent.

3 — Voyons enfin le troisième groupe : la *psychothérapie dite institutionnelle.*

Elle est appliquée dans les institutions hospitalières, sous une forme collective. Postulat fondamental : le travail est jugé comme nécessaire à l'activité et au développement de l'homme normal. On a créé la *Recreational Therapy,* l'*Art Therapy,* etc.

En *ergothérapie,* on utilise des ateliers dans lesquels se réalise un travail technique. Pour les loisirs, on organise surtout des pièces de théâtre, des jeux sportifs, des bals, où peuvent se mêler infirmiers et malades. Des voyages peuvent également être organisés à l'extérieur.

Nouveaux types de groupes

Les découvertes de la dynamique de groupe et du psychodrame ont donné lieu à l'apparition d'une série de groupes différant entre eux par les méthodes mais ayant souvent en commun soit un objectif thérapeutique, soit un objectif pédagogique, soit l'un et l'autre. Il y aura, dans certains cas, accentuation de la dimension psychanalytique, ou de la dimension plus corporelle, ou d'une dimension relationnelle.

L'objectif thérapeutique est entendu comme une aide au patient à devenir conscient non seulement de ses réactions à son environnement et de ses besoins intérieurs, mais aussi de ses réponses aux conditions fondamentales de l'existence dans le monde où il est né. Cette prise de conscience est le point de départ nécessaire pour aboutir à un meilleur fonctionnement de l'être en soi-même et en groupe. Citons :

1. Le groupe de rencontre, qui met l'accent sur l'évolution personnelle, le développement et l'amélioration des communications et des relations interpersonnelles.

2. Le groupe de sensibilisation aux phénomènes de vie en collectivité ; il s'agit de faire découvrir les modes de fonctionnement et d'attitudes à l'aide d'exercices permettant d'observer certains phénomènes tels que rôles, attitudes, communication verbale et non verbale, etc. ; nous avons dès lors : les groupes de relaxation sensorielle ou d'expression corporelle ; le groupe de créativité ; le gestalt-group ; la bio-énergie ; les groupes de désintoxication.

Parmi les groupes à objectif pédagogique, signalons :

— *Les groupes à tâches,* dont l'activité est centrée sur la tâche du groupe dans son contexte interpersonnel ;

— *Les groupes centrés sur la formation à l'animation ;*

— *Les groupes centrés sur la formation à l'esprit d'équipe.*

Généralement, dans un groupe, le nombre des participants est de 10 environ. La structure est floue, les membres déterminant eux-mêmes leurs objectifs et leurs orientations.

Les groupes ne travaillent pas que d'une manière théorique ; souvent, ils font intervenir des apports physiologiques, et nous avons alors : le groupe de relaxation sensorielle, le groupe de massage, l'eutonie, la rééducation psychomotrice ou expression corporelle, la bio-énergie, la gestalt-therapy, les groupes Alpha, le groupe de créativité.

Interviennent actuellement aussi des groupes d'analyse transactionnelle, les sessions pédagogiques, le co-conseil.

Nous insisterons ici sur une conception de synthèse élaborée par Chantalle Servais et Francis Moreaux dans le cadre de l'enseignement de l'Association VIE et ACTION et de la Fondation CEREDOR (Centre de Recherches et d'Education Orthobiologiques), à Vence.

La biodynamique de la personne

C'est une méthode qui permet un apprentissage de comportements et d'attitudes facilitant une meilleure intégration et une meilleure adaptation au réel.

La B.D.P. intègre un ensemble de courants psychologiques, psychanalytiques, sociologiques, dans une perspective de psychosomatique naturelle.

La session (ou stage) peut avoir lieu à l'intérieur ou à l'extérieur, suivant les conditions climatiques. Elle est accessible aux membres d'une même famille ou d'un couple, ou encore d'un groupe (que ce soit une entreprise ou une association d'études ou de loisirs). Généralement, y participent des couples en recherche d'un mieux-être individuel et d'une harmonie.

Les stages peuvent également être adaptés à des groupes d'adolescents ; dans ce contexte, une partie informative est donnée sur la psychosomatique naturelle, afin d'en assurer une meilleure structure formelle de départ.

Le magnétoscope est utilisé, de même que les aides audio-visuelles. Ainsi, nous obtenons une restitution objective et fidèle de la perception de l'image donnée par chacun : le fait de se voir vivre permet à la personne d'acquérir une conscience plus vraie de ce qu'elle est en apparence.

Les animateurs évitent de s'engager personnellement et émotionnellement dans le groupe, afin de réduire les interférences de leurs propres projections avec celles du groupe.

Une session peut durer de un à cinq jours, en fonction des objectifs et des besoins manifestés par les participants. Les thèmes abordés au cours de la session sont très variés :

— *Descente en soi-même,* découverte des différents niveaux de la personne ;

— *Approche des langages* conventionnel, superficiel, intellectuel, affectif, émotionnel, pour atteindre les zones sensorielles personnelle et collective, ainsi que la zone symbolique.

Les exercices proposés aux participants facilitent :

1. **La prise de conscience** des mécanismes et des processus qui entrent en jeu dans la relation corps-esprit.
2. **L'éclosion de l'énergie vitale** qui surgit en eux.
3. **La reconnaissance de l'existence d'un vécu émotionnel** sur lequel ils prennent le temps de s'arrêter.
4. **L'analyse du vécu relationnel** avec soi et avec ce qui est extérieur à soi : le monde environnant.

Citons, parmi les exercices proposés :

— la psychosomatique naturelle (ce qui conduit à expérimenter les facteurs naturels de santé physique et mentale) ;

— la relaxation psychosomatique, l'auto-hypnose, la sophrologie ;

— le massage et la technique des points de Knap (équivalent de l'acupressure) ;

— la respiration et les phénomènes de perception qui s'y rattachent, y compris la rééducation cardio-respiratoire ;

— les éléments de base du drainage lymphatique ;

— l'eutonie ;

— la bio-énergie et la gestalt-therapy ;

— l'expression corporelle ;

— l'éveil sensoriel ;

— la rééducation vocale et gestuelle ;

— la musique et les photos-media de la communication ;

— le co-counselling ;

— la neuro-sémantique ;

— etc.

Les sessions de B.D.P. s'adressent :

— à tous ceux qui sont en recherche, dans le cadre de la psychosomatique naturelle, d'un mieux-être personnel et social ;

— à ceux qui souffrent de difficultés et désirent optimiser leurs fonctions physiques ;

— à ceux qui sont craintifs, angoissés, inhibés, mal à l'aise avec eux-mêmes, ou dans un groupe, ou dans un couple ;

— à ceux qui exercent des activités relationnelles ;

— à ceux qui désirent acquérir une formation d'animateur ou de conseiller en relations humaines.

L'objectif général est de **savoir, savoir faire, savoir être,** au prix d'un travail sur soi qui passe par des phases de sensibilisation conduisant à une perception aiguë de ses possibilités mais aussi de ses responsabilités personnelles et sociales.

37. Le processus psychothérapique

Vers un reconditionnement ou une maturation

En définitive, dans la relation thérapeutique suivant la dynamique relationnelle actuelle, semblent se succéder les quatre étapes suivantes :

1. **L'expression :** le sujet s'exprimant dans l'actuel par rapport à des thèmes actuels ou passés.
2. **La libération** s'accompagnant de :
3. **La prise de conscience ;**
4. **Le remaniement du Moi,** qui porte sur la notion même du Moi pour l'individu, et également sur son idéal du Moi qui, en général, se trouve ramené à de plus justes proportions.

Selon Deshaies, c'est en quelque sorte un processus de maturation qui s'effectue à cette occasion, avec, corrélativement, un réajustement des significations et des valeurs.

La psychothérapie tend à réaliser chez des personnes malades ou non une régulation, la facilitation d'un choix, l'éclairement d'une situation donnée. Sous certains aspects, il ne s'agit pas de traiter une maladie mais en somme d'apporter une aide, un conseil psychologique (psychagogie).

On doit tendre à faire du sujet quelqu'un qui ait une activité constructive, qui puisse s'intégrer d'une façon satisfaisante dans le groupe, dans la collectivité. C'est la perspective de Rogers, qui conçoit l'évolution du client sous forme de la progression de la rationalité de l'homme. Jung incline à voir dans la psychothérapie une facilitation de la recherche de son âme par le sujet, lui permettant d'accéder à un stade spirituel plus élevé. Pour Jaspers, les notions de morale et de foi s'intègrent obligatoirement dans la conception même de l'existence.

Savoir être et savoir faire

Deshaies précise :

« La psychothérapie possède une triple exigence : celle d'un savoir, d'un ensemble de procédés techniques et d'une expérience pratique. Il ne faut donc pas confondre la psychothérapie avec des moyens extrinsèques, même s'ils sont à visée thérapeutique (par exemple, la rééducation, les organisations institutionnelles). Il ne faut

pas non plus confondre le psychothérapeute avec les auxiliaires d'une action thérapeutique (moniteurs, infirmiers, psychotechniciens). Le psychothérapeute a un engagement global dans l'entreprise thérapeutique. »

Comme nous l'avons vu, le thérapeute, suivant la nature des troubles et la personnalité de son client :

— interprète les réactions du patient,

— le rassure sur la normalité essentielle de son état,

— le conseille,

— l'informe des réalités de la vie,

— le guide vers des expériences enrichissantes, notamment par le travail et l'art,

— le prépare à se comporter socialement d'une manière adaptée,

— lui montre comment ce qu'il a appris au cours du traitement peut être intégré à sa personnalité,

— lui suggère les moyens de stabiliser et d'enrichir sa vie,

— le libère de ses appréhensions,

— vise éventuellement à obtenir la transformation de l'environnement de son client, soit en obtenant la coopération des membres de la famille de celui-ci, soit en le faisant admettre dans un établissement spécialisé, pour un séjour plus ou moins prolongé.

38. Les névroses de l'enfance

« Le mal doit être imputé non seulement à ceux qui le commettent, mais aussi à ceux qui ne l'empêchent pas, alors qu'ils le pourraient. »
(Thucylide)

Les névroses infantiles

Les névroses sont des troubles mineurs de l'organisation de la personnalité, caractérisés par des conflits intra-psychiques qui inhibent les conduites ou adaptations sociales. Chez l'adulte, il y a surtout prédominance des perturbations affectives ; chez l'enfant, la névrose peut, en plus, altérer le rendement intellectuel et parfois la conscience.

En dehors des troubles organiques, les névroses infantiles, dans la majorité des cas, ont pour causes des carences affectives précoces (mères abandonnant les enfants à la naissance ; celles qui se séparent d'eux pour raisons de santé ou pécuniaires ; placements en institution, hospitalisme ; séparation des parents ou mauvaise entente entre eux ; conditions économiques de la famille ; transplantation de la famille à la suite d'événements dramatiques ; éducation froide, intellectualisée, technique, « aseptique » dans d'autres milieux).

Les névroses se traduisent sous forme de troubles du comportement (colère, agressivité, indiscipline, hostilité, inadaptations diverses, pseudo-débilité), ou sur un mode à caractère pseudo-organique (tics, énurésie, bégaiement), ou sous forme de manifestations d'hystérie, d'anxiété, d'obsession, de phobie, le tout souvent accompagné d'une mauvaise structuration spatio-temporelle, mauvaise latéralisation (d'où parfois dyslexie).

Parce que les névroses infantiles font le lit des névroses de l'adulte ou même de déséquilibres affectifs graves, une psychothérapie n'est valable et n'a de chances de réussir ou d'améliorer un état que dans la mesure où elle est commencée très tôt. Un substitut maternel ou paternel doit être assuré.

La réussite repose sur l'art de l'**éducation dans un milieu restreint** (psychothérapie de groupe) en sachant utiliser par le **contact émotionnel** toutes les subtilités et les techniques du moment (psychothérapie individuelle), de façon à permettre l'évolution normale et l'épanouissement de la personnalité de l'enfant.

Examen de deux cas

1. Sylviane P., 14 ans

A six mois, méningite cérébro-spinale. Elle est la seconde d'une naissance gémellaire. On imagine facilement l'attitude de la mère qui la compare à sa sœur. *« Cette enfant n'est pas normale »* (cris, pleurs fréquents). Elle provoque fatigue, énervement chez la mère et aussi chez le père (terrassier, lui-même nerveux ; il crie beaucoup : névrose des transplantés). Cette enfant est donc rejetée.

Elle est placée en hôpital de six mois à deux ans. Des soins matériels seuls sont alors assurés. Pas de contact, pas de stimulation, pas de relations objectales, pas d'identification maternelle. D'où deux modes de réactions de défense : tantôt passive à l'extrême, tantôt agressive.

Echec en classe où elle ne peut suivre le C.P. (triplé). Elle est très instable. La prise de conscience de cet état d'infériorité la rend agressive. Toutes les images féminines sont vécues comme des images de mauvaise mère ou de mauvaise sœur. De plus, elle se sent coupable d'éprouver de tels sentiments et se punit. Au cours des crises, elle est ordurière avec l'adulte car il est dévalorisé. Elle se déchire la peau des jambes avec des ciseaux (automutilation).

Aux tests, elle donne : performances 80 - verbal 68 ; la disparité des résultats met en relief les perturbations affectives. Au T.A.T., les thèmes d'abandonnisme et de frustration avec revendications importantes reviennent souvent. Le comportement semble le confirmer : se berce avant de s'endormir, onychophagie, boulimie, énurésie.

Deux ans passés dans un Institut médico-pédagogique ont permis de constater des progrès considérables. A atteint le niveau de C.M.2. Beaucoup plus calme, plus souriante. Elle a pu se valoriser par des responsabilités, des réussites en atelier. De plus, elle s'est attachée à l'infirmière (puisqu'elle soigne) et à son éducatrice, qui a su mettre en valeur les moindres petits résultats. L'énurésie a disparu. La boulimie persiste. Elle a parfois des accès de colère dès qu'elle se croit comparée ou jugée par rapport à une de ses camarades.

Elle passera dans un Institut médico-professionnel avec classe de perfectionnement. Elle suivra le cours d'un enseignement ménager.

2. Eva W., née le 31-7-56

A vécu avec ses parents de la naissance à cinq ans. Quatre mois de placement sanitaire en 1961 pour anorexie. En nourrice de 1962 à 1964 (milieu fruste). Puis, de 1964 à 1966, pension religieuse (la mère ayant quitté le domicile conjugal).

Elle ne peut suivre ni en calcul ni en français. L'intégration du langage n'a pu se faire normalement (placements divers, père hongrois parlant mal le français).

Le comportement reflète une grande instabilité qui se signale par une position fortement ambivalente par rapport au monde environnant, désir de s'accrocher, avec besoin d'être remarquée, d'être l'objet d'une considération particulière et aussi désir de rejet : besoin de repousser, de refuser avec sentiment d'isolement, d'abandon.

La pauvreté des images, les invraisemblances dans la reconnaissance d'animaux familiers peuvent marquer la part d'irréalité dans le contact avec le monde.

Le sentiment d'abandon est vécu comme une angoisse

(agressivité et sentiment de culpabilité vis-à-vis du père). Elle le rend responsable du départ de la mère. Mais aussi, attachement à ce dernier. C'est lui qui en a la charge.

A l'angoisse indéfinie, « pure », s'est substituée, par mécanisme de déplacement et de défense, une angoisse « objectale » qui tend à s'étendre et à se multiplier en conduite d'évitement et de peur. La vue d'un insecte provoque chez cette enfant une frayeur intense qui la paralyse. Avant, elle fuyait. De plus, elle craint les espaces étendus (hébertisme en plateau) où elle semble figée. Comportement identique devant les grandes surfaces à peindre (masques de carnaval).

Il faut donc lui suggérer des images parentales valables qu'elle trouvera dans un milieu institutionnel sécurisant. Des techniques de rééducation, par des obstacles gradués, lui permettront des réussites et lui rendront confiance en elle-même (éducation gestuelle, danse, expression plastique, méthodes actives, jeux dramatiques, etc.).

Au bout d'un an, des progrès sensibles ont été notés, en classe surtout (C.E.).

Enseignements

De l'étude de ces deux cas, on peut conclure que :

1. L'essai de liquidation des conflits affectifs douloureux a mobilisé des forces qui n'ont pas permis une évolution normale de la personne. On peut parler de pseudo-débilité.
2. Toutefois, les résidus de ces conflits risquent de gêner les relations à l'âge adulte (conjugales, surtout).
3. Les progrès effectués en si peu de temps en I.M.P. permettent d'espérer une réinsertion normale dans la société.
4. Ces deux formes de névrose risquaient d'évoluer vers la psychose : la première vers la paranoïa, la seconde vers la schizophrénie. (Bernard Paque, enseignant C.F.P.A.)

Une expérience libératrice

Voici ma première expérience, celle qui m'a ouvert les yeux quant à la faillite de la médecine telle que je la concevais.

Il s'agit de ma fille, née par césarienne, nourrie au sein durant cinq mois. Son développement est excellent jusqu'à l'âge de douze mois, mangeant bien et dormant de même. Ayant atteint vingt-neuf mois (naissance d'un petit frère), elle contracte *rhinites sur rhinites, avec faux croup et pharyngite*. Le pédiatre consulté la soigne aux antibiotiques, ce qui fait cesser les symptômes en quelques jours. A partir de ce moment, le schéma sera identique : rhume, faux croup, pharyngite, puis antibiotiques et quelques semaines de répit jusqu'à la prochaine crise. Une *toux irritative* s'installe et cette toux résiste à tous les traitements et l'enfant tousse durant des heures chaque nuit (cela durera une année et demie !). Le pédiatre prescrit de la codéine qui provoque une violente allergie cutanée. Les sirops, suppositoires de toutes sortes, les antispasmolytiques se succèdent sans aucun résultat, sinon que le psychisme de l'enfant est transformé et qu'elle devient triste, prostrée et totalement asociale. Trois mois de séjour en montagne ne donnent aucun résultat. Consultation d'un O.R.L. qui propose l'ablation des amygdales et un vaccin B.C.G. Refus des parents. Visite chez un homéopathe, d'où résultat momentané, mais non durable. L'enfant tousse jusqu'au vomissement et s'épuise.

Conclusions : *aucun traitement médical n'est venu à bout de cette rhinite chronique, de ces faux croups répétés et de cette laryngite devenue chronique*. Le psychisme de l'enfant s'est altéré, le milieu familial également à la suite de près d'une année et demie de nuits quasi blanches et l'inquiétude et l'angoisse s'installent.

C'est alors que j'ai l'intuition que les médecins sont en train d'empoisonner ma fille et décide d'interrompre tout traitement. Après réflexion, *je fais le rapprochement entre la naissance du petit frère et le début des ennuis de santé de mon enfant* et je me demande si cette maladie n'est pas le reflet d'une frustration et une manière inconsciente de reprendre la place qu'elle croit avoir perdue par la naissance de son frère. Je commence par faire des séances de relaxation et de sophrologie afin de *retrouver moi-même calme, équilibre et confiance*, puis je change radicalement d'attitude et *cesse de considérer ma fille comme une malade*, mais je l'entoure de beaucoup de tendresse. A la prochaine crise de faux croup, aucun affolement, aucun médicament si ce n'est un entourage calme et la crise passe plus vite. J'ignore les crises de toux, ne donnant qu'un verre d'eau si celles-ci sont trop violentes et les quintes s'espacent. Un mois sans aucune manifestation, puis rechute violente (je comprends maintenant que ces rechutes violentes étaient des crises de désintoxication à tous les médicaments qu'elle avait absorbés). Même attitude calme, confiante, et toujours pas de médicament. Un mois se passe et de nouveau rechute. Toujours même attitude. *En six mois, l'enfant a retrouvé son potentiel de gaîté, de force ; son asociabilité a presque disparu ; sa résistance est plus forte ; un rhume ne donne plus de suites fâcheuses et le faux croup ne s'est plus manifesté, de même que la pharyngite.*

Conclusions : un « accident » aussi banal que la naissance d'un petit frère a provoqué chez cette enfant une réaction de défense se traduisant par des symptômes physiques qui, combattus avec tout l'arsenal médical, sont devenus chroniques et ont considérablement affaibli l'organisme de l'enfant. La guérison n'a pu se faire qu'en cessant toute médication, en laissant passer les crises (crises de santé) et en corrigeant les causes qui, dans ce cas, étaient d'ordre psychique et non physique. Aujourd'hui encore, je me demande ce qui serait advenu de ma fille si mes yeux ne s'étaient pas ouverts (les médecins voulaient la mettre en observation à l'hôpital !). (Mme J.M., Suisse)

Une erreur de diagnostic

Une fillette intelligente, jugée débile mentale incurable, sauvée par la psychothérapie

La sourde malédiction qui pèse sur certains enfants remonte, plus souvent qu'on ne l'imagine, à leur grand-mère maternelle. Car le masochisme qui rive à leur mère celles que le docteur René Laforgue appelle les « carmélites de la névrose », les empêche d'accepter pleinement ce qui, pour d'autres, est un immense bonheur : la venue d'un enfant.

En 1958, Yvonne Rousseau a exposé dans *Action et Pensée* le cas d'une petite *Alice de trois ans et demi, d'aspect crétin, jugée incurable par le médecin de famille et les pédiatres* (ils attribuaient tous les symptômes à une déformation osseuse sise à la base du crâne). Or, Alice rêvait parfois qu'un grand singe noir voulait la prendre. Et il se produisait alors une rechute qui lui faisait perdre le bénéfice des progrès obtenus grâce à la psychothérapie. La mère avait observé que, chaque fois qu'Alice rêvait du grand singe noir, elle-même rêvait d'Alice soit la veille, soit la même nuit. Cette mère était une jeune femme fraîche et saine d'apparence, douce et cultivée, adorant l'enfant et prête à tout pour l'aider. Mais l'analyse permit de découvrir que la grand-mère maternelle d'Alice n'avait jamais accepté le mariage de sa fille avec un gendarme et surtout, n'avait jamais accepté que sa fille devînt une femme. Cette femme *« frigide, viriloïde, autoritaire et tyrannique »* avait désiré un garçon. Dès que la future mère d'Alice se vit enceinte, elle fut en proie à l'angoisse : *« Que dira maman ? »* Quand elle osa annoncer la nouvelle, ce fut une explosion d'indignation : « *Tu ne pourras plus travailler ! Et vous n'avez pas le sou. Ta santé ne vaut rien. On s'est donné tant de mal pour te faire faire des études,...* » Avant d'être née, Alice qui, par son existence, prouvait la féminité de sa mère, était condamnée par sa grand-mère, laquelle régnait sur l'inconscient masochiste de sa fille. Mais au fur et à mesure que sa mère put être libérée de l'emprise du grand singe noir, Alice vit ses progrès s'accélérer et se stabiliser.

(Extrait de l'ouvrage de Christophe Baroni, *Les Parents, ces inconnus,* Editions Mont-Blanc-Payot, Genève.)

Une autre guérison psychologique

Le cas que je vais citer remonte à quelques années et relate l'histoire survenue à une jeune fille âgée d'une douzaine d'années à l'époque.

Cette jeune fille passait une année scolaire relativement normale quand, vers le début du troisième trimestre, elle vit apparaître sur ses mains et plus particulièrement à l'extrémité de ses doigts, des excroissances qui, s'amplifiant de jour en jour, lui interdirent bientôt la possibilité de tenir ne serait-ce qu'un crayon entre ses doigts.

Après examen médical, le diagnostic révéla que l'on était en présence de verrues et le médecin de famille ordonna un traitement qu'il croyait approprié. En fait de traitement approprié, il n'en fut rien, car les symptômes restèrent plus que jamais visibles.

Au bout de quatre ou cinq traitements, tous plus inefficaces les uns que les autres, les parents se résignèrent à consulter un chirurgien qui leur proposa une extraction pure et simple de ces tumeurs bénignes et, dans cette optique, leur fixa un rendez-vous dans les deux jours.

De retour chez eux, les parents informèrent leur jeune fille de leur projet et quelle ne fut pas leur surprise de constater le lendemain que le volume des verrues avait diminué de moitié et qu'un jour après (c'est-à-dire la veille de l'intervention chirurgicale) il n'y avait plus la moindre trace d'une quelconque excroissance.

L'hypothèse qui voudrait que la « guérison » soit intervenue après un processus normal et que le fait qu'elle se soit effectuée la veille de l'intervention chirurgicale ne serait que pure coïncidence me paraît difficilement crédible, et bien que n'ayant pas qualité pour juger d'un tel phénomène, je crois personnellement que le facteur psychologique a joué un rôle prédominant (peur de l'opération) dans cette affaire, bien que je ne puisse scientifiquement pas expliquer par quel processus physiologique de telles tumeurs ont pu être éliminées dans ce temps record. (B. D.)

39. Psychiatrie orthomoléculaire (Travaux du professeur Linus Pauling, prix Nobel)

> *« L'esprit de l'époque déteste tout ce qui est simple. Il ne croit plus que le simple puisse être profond. Il aime ce qui est compliqué, c'est cela qu'il croit être profond. Il aime ce qui est violent. Il aime la dissonance, dans les sons, dans les lignes, et dans la pensée. Ce faisant, il se sépare de la pensée, qui, par son essence, est recherche de l'unité. »* (Albert Schweitzer, *Religion*)

Jusqu'à présent, on considérait que le traitement des troubles nerveux et des maladies mentales était du domaine d'interventions ressortissant à trois grandes techniques :

— la **chimiothérapie,** consistant en l'administration de drogues naturelles ou de synthèse ;
— la **thérapeutique convulsive,** utilisant le choc provoqué par certains traitements chimiques (pentylènetétrazol), physiques (électrochoc) ou hormonaux (coma à l'insuline, par exemple) ;
— la **psychiatrie** et la **psychothérapie.**

Récemment, le professeur américain Linus Pauling, deux fois prix Nobel, et son équipe, ont préconisé une thérapeutique fondée sur la mesure et le maintien de concentrations optimales de substances nécessaires au bon fonctionnement de la cellule nerveuse, du cerveau en particulier : il s'agit de la psychiatrie orthomoléculaire.

Un cerveau sain a besoin, pour fonctionner normalement, des vitamines B_1, B_3, B_6, B_{12}, H, C, des acides folique, glutamique, urique, amino-butyrique, etc.

Si la plupart des micro-organismes possèdent l'équipement enzymatique (donc génétique) nécessaire à la synthèse de la plupart des vitamines, l'organisme humain est incapable de synthétiser la majorité de ces vitamines.

L'homme doit donc trouver dans son régime alimentaire les substances qu'il ne synthétise pas.

Selon les travaux de Linus Pauling et la psychiatrie orthomoléculaire, « beaucoup de déficiences mentales pourraient provenir d'une diminution excessive des substances vitales pour le cerveau. L'appauvrissement du régime alimentaire conduirait à la carence vitaminique dans les tissus cérébraux, qui deviendraient, dès lors, incapables d'accomplir certains actes vitaux essentiels ; il en résulterait des troubles du fonctionnement des activités mentales et, par répercussion, physiques. »

Par exemple, une déficience en vitamine B_{12}, en acide folique ou en acide glutamique peut entraîner des troubles parfois graves du comportement. Chez des sujets atteints de pellagre, maladie de carence nutritive due à un manque de vitamine PP, ou acide nicotinique, l'administration de doses importantes de cette substance a pu faire disparaître simultanément pellagre et troubles mentaux.

Or, **notre civilisation ne se soucie que très imparfaitement de l'équilibre des composants du régime alimentaire.** D'autre part, les troubles héréditaires de plus en plus nombreux entraînent des insuffisances physiologiques propres à chaque individu. Fréquemment, une destruction rapide de certaines vitamines, ou même des avitaminoses internes, sont constatées. Par exemple, chez l'homme, l'empoisonnement par certains vers parasites des poissons peut être dramatique car ces vers, qui ont des besoins considérables en vitamine B_{12}, consomment à leur profit cette substance, qu'ils soutirent à l'organisme humain empoisonné. De même, le tabac détruit la vitamine C ; le sucre blanc et l'alcool soutirent certaines vitamines du groupe B. Qu'en est-il des médicaments si généreusement (?) octroyés aux populations, des boissons dites toniques et contenant des toxiques tels que l'acide phosphorique, le kola, la coca, la caféine, etc. ? Nous le savons malheureusement trop bien.

Voici, d'autre part, un exemple d'insuffisance physiologique se traduisant en termes de génétique. L'héritage d'un couple de gènes défectueux pourrait s'exprimer : soit par la synthèse d'un enzyme détruisant rapidement une vitamine ou ne la transformant pas assez vite, soit par un accroissement de la barrière de perméabilité des tissus cérébraux, qui n'arriveraient plus à extraire du courant sanguin les substances nécessaires à son fonctionnement.

La plupart des troubles nerveux et mentaux sont dus à des

déficiences et à des déséquilibres de l'alimentation et du mode de vie, notamment aux interventions thérapeutiques (drogues), à l'empoisonnement par une alimentation non convenable, à des stress physiques et mentaux occasionnant des perturbations psychosomatiques plus ou moins accentuées suivant les individus.

La remise en ordre des conditions de vie et d'alimentation suffit, dans un bon nombre de cas, pour permettre à l'organisme de retrouver son équilibre et sa santé physique et mentale, sans qu'il soit besoin de recourir à des interventions thérapeutiques ou prophylactiques par les procédés traumatisants que nous connaissons actuellement.

La force médicatrice naturelle entre en jeu dès que les conditions de vie et d'alimentation sont normalisées, indépendamment de tout traitement médical. Ce n'est pas de traitements que la majorité des mal portants ont besoin mais, tout simplement, d'une règle générale de vie fondée sur la tempérance et sur la connaissance des processus normaux de la vie.

Il s'agit bien là d'**un enseignement qui devrait être assuré à tous les hommes,** dès la naissance. La famille, l'école, l'université, les centres de loisirs devraient être des lieux de diffusion de la culture orthobiologique. Le psychothérapeute devrait être aussi un hygiéniste.

Ce n'est que dans des cas rebelles, presque toujours en rapport avec des fautes graves et prolongées commises par l'individu mais surtout par ses géniteurs, que certains procédés thérapeutiques pourraient être utilisés, avec la plus grande prudence. Là se situerait le domaine de l'intervention de la médecine symptomatique. Ce domaine serait extrêmement limité dans une société sage.

Dans notre monde déséquilibré, nous devons malheureusement faire entrer dans le champ de cette médecine symptomatique un bon nombre de cas pathologiques. Il n'en reste pas moins vrai que le domaine des cas ressortissant à la simple hygiène vitale normale est très étendu. A notre avis, il représente 80 ou 90 % de la pathologie actuelle.

L'hygiène vitale et la psychosomatique naturelle ont donc un champ d'application immense. Agir par des traitements symptomatiques et le plus souvent dangereux conduit à une aggravation des troubles et des déséquilibres, qui pourraient être rapidement améliorés (et souvent d'une manière très considérable) par une **simple normalisation des conditions générales de vie et d'alimentation.**

40. Les convulsions infantiles

Dire qu'il existe des convulsions infantiles (ou éclampsie infantile) qui ne sont pas épileptiformes, c'est faire une distinction sans marquer la différence. On dit que la différence entre les convulsions infantiles et l'épilepsie réside dans le fait que les convulsions cessent dès que la cause qui les a provoquées a disparu, que les accès n'ont pas tendance à revenir et que les convulsions, chez les enfants, peuvent parfois réitérer jusqu'à devenir de l'épilepsie vraie.

L'expérience m'a appris que la cause des convulsions (que ce soit celles des enfants — que l'on peut appeler alors convulsions infantiles — ou la véritable épilepsie) supprimée, toutes les formes de convulsions (s'il en existe vraiment de différentes sortes) sont également supprimées.

Etiologie

Les causes des convulsions sont nombreuses. Les enfants qui ont des accès de convulsions ou ceux qui souffrent d'épilepsie sont prédisposés aux attaques convulsives. Leur système nerveux est sensible, instable, facilement déséquilibré. Il est possible que 90 % des convulsions infantiles soient dues à de l'irritation intestinale. Chez les enfants, les troubles digestifs sont la règle plutôt que l'exception, aussi désagréable que puisse paraître cette affirmation. Je n'exagère pas en disant que très peu de parents et de médecins sont réellement informés sur la façon d'alimenter les enfants.

Une conséquence de cette ignorance, c'est la grande quantité de troubles gastro-intestinaux que l'on remarque chez les jeunes. Fréquemment, des signes de mauvaise digestion apparaissent dans les quelques heures ou les quelques jours suivant la naissance. Le lait maternel est fréquemment défectueux et toxique ; l'alimentation artificielle, de son côté, est déséquilibrée et polluée. De nombreuses maladies en découlent aussi à partir du premier âge. Une cause directe des convulsions infantiles réside dans l'affaiblissement, qui résulte des troubles gastro-intestinaux, c'est-à-dire des erreurs d'alimentation.

Lorsque les erreurs nutritionnelles ont altéré le terrain, entraîné la sous-minéralisation et produit une acidité excessive dans le tractus digestif du fait de la fermentation ou de la putréfaction des aliments, l'enfant est prédisposé à des troubles divers, et notamment aux convulsions.

Irritation périphérique

On prétend habituellement que la dentition provoque de la nervosité et des convulsions chez les enfants. En me retournant bien loin en arrière, je ne pouvais que croire ce qui m'avait été enseigné sur ce point, c'est-à-dire que la poussée dentaire cause de l'irritation nerveuse qui provoque la chorée et d'autres troubles gastro-intestinaux. Mon avis a changé depuis.

Aucun trouble ne se manifestera chez les enfants au moment de leur dentition et ils ne connaîtront aucune convulsion s'ils sont nourris convenablement, c'est-à-dire selon leur capacité digestive et les besoins de leurs cellules. Un enfant mal alimenté présente des symptômes digestifs bien marqués avec des selles acides, tendance à la diarrhée, souvent bien près de la neuro-toxi-infection. Ces enfants sont alors excessivement nerveux et, quand leurs dents percent, leurs gencives sont très sensibles car il s'agit, en fait, d'une irritation nerveuse. La cause réelle en est l'empoisonnement toxique provenant de la décomposition d'aliments dans les voies digestives.

C'est au cours de la première année que les convulsions sont les plus fréquentes car le système nerveux des enfants est alors très fragile. Au fur et à mesure qu'ils grandissent, ils semblent devenir plus résistants. J'ai remarqué que les troubles digestifs sont plus fréquents et plus marqués au cours de la deuxième année et que les enfants sont alors plus sujets à contracter le choléra infantile, notamment au cours du second été de leur existence ; toutefois, ils sont plus résistants aux convulsions que les tout jeunes bébés. J'ai vu des enfants tellement sensibles aux troubles digestifs qu'ils présentaient une forme légère d'épilepsie causée par la dentition, jusqu'à cinq ou six ans, époque à laquelle le « petit mal » était remplacé par de vraies convulsions. Lorsque cet état nerveux persiste en raison de négligences d'hygiène de vie, avec une alimentation incorrecte, **leur intelligence ne se développe pas d'une manière optimale. Le système nerveux et le cerveau sont handicapés.** Certains, même, restent très au-dessous du niveau intellectuel moyen et il n'est pas rare que cet état soit à l'origine de certains cas d'idiotie.

Toutefois, ces enfants répondent presque toujours rapidement et d'une manière favorable à un régime alimentaire équilibré et vitalisant, si celui-ci est instauré à temps. Il est vrai qu'un déficit intellectuel risque dans certains cas de subsister.

Rachitisme. Fréquemment, les convulsions vont de pair avec une tendance rachitique, ce qui est très compréhensible puisqu'il s'agit alors d'une sous-minéralisation.

Les poussées fébriles sont souvent annoncées par les convulsions. L'empoisonnement toxique qui occasionne cette fièvre entraîne une surexcitation du système nerveux.

Congestion du cerveau. Elle peut être un des symptômes apparaissant durant les épisodes de fièvre.

Hémiplégie infantile. C'est une des conséquences des convulsions infantiles. Dans tous les cas que j'ai soignés, j'ai trouvé un dérangement gastro-intestinal susceptible d'expliquer la maladie. Chez certains, j'ai relevé un empoisonnement septique de la mère, occasionnant une fragilité chez le fœtus puis une infection chez l'enfant par son lait.

Symptômes

Les convulsions peuvent se produire sans avertissement, de manière inopinée. Toutefois, si la mère surveille de près son enfant, elle se rend compte qu'il a été plus ou moins bien pendant plusieurs jours. Si elle avait contrôlé les selles de l'enfant, elle y aurait observé des symptômes de mauvaise digestion. Toutes les mères devraient apprendre à reconnaître ces symptômes et à prendre les dispositions nécessaires pour une remise en ordre rapide. En effet, les jeunes enfants ne peuvent pas les présenter longtemps sans risquer une dégradation de leur état de santé.

Pronostic

Si l'enfant est soigné correctement, d'une part les crises ne se produiront pas ; d'autre part, si elles se produisent, il suffit de rectifier les problèmes digestifs, soit par le jeûne court, soit par un allégement de l'alimentation, qui doit alors être particulièrement étudiée et vitalisante. Si le jeune patient est laissé au calme, avec une nourriture correcte, les plus mauvaises formes de convulsions seront maîtrisées en une semaine.

Lorsque les troubles ont atteint le stade de l'hémiplégie, il faut agir très rapidement car une paralysie trop prolongée de certains centres nerveux peut entraîner des dégradations durables ou permanentes ; si l'empoisonnement toxique est rapidement réduit et supprimé, la paralysie se réduira d'une manière plus sûre et rapide.

Soins d'hygiène vitale

En premier lieu, je conseille de libérer l'estomac et les intestins. Si l'enfant vomit, il n'est pas nécessaire de faire quoi que ce soit, et on évitera même de lui donner de l'eau pendant quelques heures et surtout de l'alimenter. L'estomac se rétablira vite. On libère les intestins par des lavements deux ou trois fois par jour jusqu'à ce que toute trace de décomposition ait disparu des rejets anaux. Le lavement peut être donné à l'eau claire, bouillie, seule ou légèrement salée. (On peut aussi y ajouter quelques grammes de chlorure de magnésium et un peu de plasma de Quinton, suivant les travaux du professeur Lautié).

On peut alors reprendre l'alimentation, d'abord très légère puis progressivement plus forte, en commençant par les jus de légumes verts, les jus de carotte, les jus de pomme ou la pomme râpée. Puis on passe aux légumes cuits, en adoptant la nourriture convenant à l'âge de l'enfant, et en veillant à ce que les aliments soient d'origine parfaitement saine (orthobiologique).

Pour les convulsions, je ne connais rien de mieux qu'un bain chaud. Appliquer un linge humide et froid sur le front de l'enfant et en changer fréquemment pendant son séjour dans le bain. Lorsque la convulsion est terminée, introduire avec une cuiller un peu d'eau froide dans la bouche de l'enfant. La température du bain doit être progressivement élevée, jusqu'à être aussi chaude que possible, sans que l'enfant en ressente un malaise, bien entendu. Le corps de l'enfant est maintenu sous l'eau jusqu'au complet relâchement. Je n'utilise pas de médicaments car je pense qu'ils font plus de tort que de bien. L'enfant est très facilement tiré d'affaire si on le laisse au repos, alimentaire et physique. (Docteur J.H. Tilden, texte revu et actualisé par André Passebecq.)

N.-B. — Parmi les causes de l'épilepsie, nous pouvons aussi faire intervenir, de nos jours, des toxiques introduits dans l'alimentation ainsi que certaines vaccinations, ou même la cuti-réaction chez des enfants sensibles ou sous-minéralisés. Des altérations vertébrales peuvent être également en cause ; c'est pourquoi il est bon de consulter un chiropraticien ou un ostéopathe afin de contrôler l'état des vertèbres et des disques intervertébraux, en recherchant d'éventuelles subluxations.

Nous insistons tout particulièrement sur l'importance de l'inflammation catarrhale qui, prenant son point de départ dans l'estomac et l'intestin, gagne les organes respiratoires, progressivement la gorge, le nez, les oreilles (par les trompes d'Eustache) avec extension possible aux yeux et, de proche en proche, aux méninges. Les convulsions sont généralement proches, dans leurs causes fondamentales, de la méningite cérébro-spinale d'origine catarrhale.

Dans certains cas encore, des *vers intestinaux* peuvent déclencher des crises chez des enfants prédisposés.

L'état nerveux propre à l'enfant sous-minéralisé peut être commun aux convulsions et aux crises de tétanie ou de spasmophilie, qui sont, en quelque sorte, des formes apparentes de convulsions.

Ne négligeons pas non plus les conséquences de certains chocs violents sur la tête ou la présence, rarissime, d'une tumeur cérébrale.

Insistons encore sur le fait que les *convulsions infantiles* (ou *éclampsie infantile*) incorrectement traitées, notamment par des médicaments nervins, peuvent conduire progressivement à des altérations plus profondes, cataloguées alors comme *épilepsie*.

41. L'épilepsie

Définition. Affection nerveuse caractérisée par une perte de connaissance et des convulsions toniques et cloniques (accidents comitiaux). Il en existe de différentes formes.

Symptômes

a) Grand mal : Crises convulsives majeures brutales avec perte de connaissance immédiate. Le sujet pousse un cri et tombe sans connaissance ; les muscles se contractent ; la respiration s'arrête et le visage se cyanose. A cette phase tonique, succède la phase clonique : les membres sont agités de convulsions pendant quelques minutes, puis les mouvements saccadés cessent ; l'état est comateux, les membres relâchés, la respiration bruyante ; au réveil, après un quart d'heure ou plusieurs heures, le malade est obnubilé et sans souvenir de son état. Lorsque l'on n'a pas assisté à l'attaque, certains signes sont de valeur indiscutable : morsure de la langue, urination involontaire, amnésie totale.

b) Petit mal : Formes précises d'épilepsie d'allure spéciale. Il s'agit d'une épilepsie de l'enfant (entre 3 et 12 ans) pouvant se prolonger à l'âge adulte. On en distingue 3 formes qui peuvent s'associer :

1) La pycnolepsie caractérisée par l'absence (« obscurcissement fugitif de la conscience, sans chute ni mouvements convulsifs ») ;

2) Le petit mal myoclonique (brèves secousses musculaires de faible amplitude) ;

3) Les crises akinétiques (chute brutale du tonus de posture entraînant une flexion de la tête interprétée souvent comme « tic de salutation »).

c) Les épilepsies localisées : La conscience persiste au début mais il y a marche progressive des phénomènes. Dans ces formes, le sujet est *averti* de sa crise par des prodromes immédiats ou *auras* grâce auxquels il est possible de localiser la lésion en cause (les auras peuvent être sensorielles, sensitives, motrices, psychiques ou viscérales).

Processus physiologique de la crise

Dans les cellules nerveuses, l'influx nerveux, normalement émis à 10 cycles-seconde, passe brusquement à 1 000 cycles-seconde. Cette « décharge » se transmet aux autres cellules pour induire de proche en proche le même hyperfonctionnement : c'est « l'embrasement », dont l'expression est la crise épileptique. L'électro-encéphalogramme, qui enregistre l'activité nerveuse, reflète ces perturbations.

Aspects psychologiques de l'épilepsie

Les crises psychiques consistent dans l'envahissement brutal par une émotion intense (peur, émoi indescriptible, extase, etc.), un défilé accéléré de souvenirs, un relâchement crépusculaire de la conscience. Fasciné, le malade s'immobilise, l'air attentif.

Autres crises psychiques, la **sensation de déjà vu,** de **déjà vécu** qu'éprouve un sujet devant une situation en réalité nouvelle.

La **fureur épileptique,** aveugle, incoercible, amnésique peut jeter certains patients contre l'entourage.

Les troubles mentaux peuvent être absents chez certains sujets mais ils constituent un stigmate fréquent de la « maladie épileptique » dominant parfois la vie du sujet bien plus que les crises.

Les **psychoses épileptiques** (aiguës ou chroniques) reproduisent tous les aspects de la séméiologie psychiatrique ; états oniroïdes crépusculaires, impulsivité, fréquence des préoccupations portant sur les grands problèmes métaphysiques, dissociations schizophréniques, démences.

Les troubles de la personnalité et du caractère sont fréquents : 30 à 50 % des sujets (instabilité de l'humeur, réactions impulsives, explosives, ou tristesse, avec balancement entre les troubles et les crises qui, parfois, « nettoient » le caractère). On observe encore de la viscosité affective : les réactions affectives sont collantes, exigeantes ; les conceptions et les idéaux sont rigides ; le sujet est attaché à l'ordre, à ce qui dure, au rite ; « *la religiosité fréquente de ces malades parait ainsi relever de ces tendances plus que d'une conviction profonde* ». (Dubois et Le Guillant)

On a ainsi décrit une constitution épileptoïde, avec un pôle accumulatif (la viscosité affective, le caractère soupçonneux et inquiet), et un pôle libérateur, explosif (les crises).

Notons enfin que des crises de somnambulisme et de la terreur nocturne peuvent être des formes de crises épileptiques chez l'enfant.

Etiologie

L'épilepsie est caractérisée par des paroxysmes convulsifs périodiques dus à des dérangements fonctionnels de nature réflexe. La crise serait la conséquence de l'explosion brutale d'une intense activité des cellules cérébrales.

Selon le docteur H.M. Shelton :

« La caractéristique fonctionnelle dans toutes les formes d'épilepsie est l'irritabilité nerveuse, depuis les états légers jusqu'aux états très accentués. Les épileptiques sont tous plus ou moins des névrotiques ; ils manquent de contrôle nerveux central. Quand leur énergie nerveuse est altérée en deçà d'une certaine limite, ils perdent la coordination et le contrôle de leurs actes. »

L'épilepsie est-elle héréditaire ? Il ne semble pas que cette hypothèse soit valable. Il est plus probable que la déficience nerveuse que constitue le diabète névrotique soit le résultat de : 1° déficiences nutritives avant ou après la naissance ; 2° chocs émotifs répétés ; 3° traumatismes organiques subis avant, pendant ou après la naissance.

1) Les déficiences nutritives. Un système nerveux équilibré ne peut pas être édifié sur une nutrition inadéquate — et nous avons la preuve évidente que certaines carences causent des troubles nerveux et des convulsions chez l'être vivant.

Les convulsions sont fréquemment observées chez les enfants nerveux. De l'excitation venant d'une mauvaise digestion, un repas trop lourd, une frayeur, la fatigue, le froid, la percée des dents,... peuvent y conduire certains enfants. Sans doute, ces enfants sont les plus exposés à l'épilepsie en grandissant.

Le « terrain » physique de l'épileptique est défectueux. L'énervation a causé la toxémie, l'amoindrissement de la résistance, la sensibilité aux stress.

Le docteur Shelton cite le cas où une crise fut déclenchée par des applications électriques destinées à détruire des poils superflus de la face. Nous avons nous-même connaissance d'un cas d'épilepsie apparu le lendemain d'une cuti-réaction chez un enfant qui avait connu sa première crise peu de temps après une vaccination.

Une fois le réflexe établi, une légère excitation de même nature fera apparaître une crise : un mot dur, une angoisse, une odeur, un aliment...

Peut-être, la cause la plus commune de convulsions épileptiques est l'empoisonnement et la putréfaction engendrés par la décomposition gastro-intestinale de certains aliments (excès de sucre et de viande, par exemple).

2) Les chocs émotionnels répétés. Des attitudes mentales défectueuses peuvent être la cause inconsciente de réflexes de culpabilité, de masochisme ou de dissimulation conduisant aux crises nerveuses.

3) Les lésions organiques. Des lésions nerveuses organiques peuvent être en cause (traumatisme du forceps ou accidentel, tumeur cérébrale, atrophie, abcès, hématome, séquelles d'encéphalopathie infantile, d'infections cérébro-méningées, cal osseux, etc.). Sur un tel terrain, des causes déterminantes peuvent déclencher une crise : choc affectif, abus de boisson, surmenage physique ou mental, hypoglycémie, phase hormonale — menstruation, par exemple — ponction pleurale, injection, vaccination, cuti-réaction, insolation...

4) Les causes pharmaceutiques. « *Les médicaments violents et les abus pharmaceutiques aggravent les troubles épileptiformes ou même peuvent en déterminer l'apparition. L'opothérapie est aussi capable de ces méfaits. C'est ainsi que nous avons vu de l'extrait testiculaire, administré à un enfant très nerveux de 10 ans, sous prétexte d'insuffisance glandulaire, donner naissance à des crises épileptiques typiques. Nous avons observé le même fait chez des syphilitiques formidablement traités par des injections intraveineuses variées. L'excès de ces médicaments spécifiques avait sensibilisé et intoxiqué leurs centres nerveux, au point de les rendre épileptiques, sans que la syphilis y ait été pour quelque chose, puisque l'arrêt de toute médication et le traitement hygiénique rationnel ont suffi à rétablir l'ordre, en pareil cas. En somme, les poisons alimentaires, les* *poisons de fatigue et les poisons pharmaceutiques sont les grands ennemis des épileptiques.* » (Docteur Carton)

En définitive, les épilepsies peuvent être essentielles ou symptomatiques. Les premières ne dérivant pas d'altérations organiques, ce qui est le cas des secondes.

Pronostic

Selon Shelton, il est favorable, lorsque l'épilepsie n'est pas édifiée sur un état organique pathologique incurable (altération de centres nerveux, par exemple).

En ce qui concerne les absences, elles apparaissent vers 4 ou 5 ans pour disparaître en général à la puberté, mais d'autres troubles nerveux les remplaceront si des mesures d'hygiène vitale n'interviennent pas à temps.

Programme de soins d'hygiène vitale

Les soins sont différents suivant qu'il s'agit d'épilepsies essentielles ou symptomatiques. Toujours, les causes doivent être recherchées, afin de corriger les facteurs défavorables qui ont causé ou déclenché les crises.

Il faut se méfier des traitements suppressifs et symptomatiques. *« Le balancement entre les troubles et les crises est parfois si net que des traitements qui jugulent bien les crises aggravent le caractère. »* (Docteurs Dubois et Le Guillant). Cette constatation permet de penser que les crises constituent pour l'organisme un moyen de survivre.

Shelton écrit :

« Il est admissible que les irritations réflexes causées par une dent abcédée, des végétations adénoïdes, des fibrosités utérines ou ovariennes, du phimosis, de l'hypertrophie de la prostate, de la fatigue oculaire... puissent précipiter des crises, mais ces troubles ne sont que des conséquences locales d'une même altération nerveuse et d'une toxémie qui forment les causes de base de l'épilepsie comme de toutes les maladies. Et, à moins que ces causes ne soient rectifiées, le patient restera épileptique même si la chirurgie ou les médicaments interviennent pour effacer les crises. »

Il est donc avant tout nécessaire de faire l'historique du malade et de ses troubles, afin de découvrir les causes du mal, de restaurer l'énergie nerveuse et de libérer le patient de la toxémie.

Il est vain de chercher une amélioration sérieuse et durable sans réforme générale des habitudes physiques et mentales. Toutes les causes d'énervation et d'excitation doivent être supprimées et la nutrition améliorée.

Etant donné que la cause de l'épilepsie chez un malade donné est toujours délicate à déterminer, le patient doit être invité à rechercher lui aussi toutes les habitudes et tous les faits qui ont pu le conduire à l'état pathologique même si ces facteurs lui paraissent insignifiants. Le programme de vie doit alors être établi et suivi strictement, afin que l'énergie nerveuse soit restaurée et conservée au maximum.

1. Alimentation. Le thé, le café, l'alcool, les épices, le sel et les autres excitants doivent être abandonnés sans retard, car ils irritent, affaiblissent et font revenir les crises. Aucune amélioration ne peut être espérée si cette mesure n'est pas prise radicalement.

Eviter la suralimentation et les aliments trop concentrés, les aliments acidifiants, les aliments dénaturés, de manière à éviter l'intoxication et la fermentation gastro-intestinales, la diarrhée et la constipation.

Le docteur Toulet rapporte la guérison d'un épileptique obtenue en faisant manger le malade à la petite cuiller et en lui interdisant le beurre cuit dont il faisait une large consommation.

Il est préférable de faire jeûner le patient, longuement si possible ou au moins pendant plusieurs jours, puis de passer, pendant une ou plusieurs semaines suivant le cas, au régime de désintoxication exclusivement végétalien (légumes et fruits) et crudivore. Progressivement on adoptera un régime dit « de transition ».

2. Le repos le plus complet est conseillé pendant plusieurs jours (plusieurs semaines dans les cas accentués). Eviter les stimulations, les chocs émotionnels, l'excitation sexuelle, les causes de déséquilibre nerveux (informations politiques et autres, conflits familiaux et professionnels...). Apprendre à se relaxer, notamment avant et après le repas.

3. L'exercice physique au grand air est utile dès que le patient en est capable. Commencer par la marche détendue, puis passer à une gymnastique de relaxation. Eviter la fatigue et se reposer souvent avant et pendant les exercices.

4. Bain d'air et bain de soleil sont extrêmement bienfaisants, à condition d'être pratiqués avec prudence, mesure et progression.

5. Le bain court d'eau tiède, sous surveillance, facilite souvent la détente des nerveux. Le faire suivre d'ablutions ou de frictions à l'eau froide si le patient les supporte bien.

6. Dans toute la mesure possible, **éviter les poisons** chimiques et autres : *médicaments, sérums, vaccins, tabac.* Les nombreuses drogues utilisées pour combattre l'épilepsie ne peuvent rien pour rétablir la santé ; les conséquences de leur administration sont parfois redoutables : gastrite hémorragique, purpura, hypogranulocytose (leucémie), néphrite et bien d'autres troubles. Il est nuisible de « combattre » la constipation ; elle se réduit en même temps que l'état de santé s'améliore.

7. Veiller à une hygiène générale sérieuse (afin d'éviter les irritations cutanées, le phimosis, etc.)

8. Eviter les interventions chirurgicales abusives : ablation de l'appendice, des amygdales, de la thyroïde, etc.

9. Choisir un métier calme, sain, non dangereux. Eviter les professions de conducteur d'automobile ou d'engin de manutention, d'électricien, etc. Eviter aussi l'alpinisme et la natation.

Toutes ces mesures doivent être prises avec le conseil d'un hygiéniste compétent. Celui-ci suggérera parfois le retrait du malade de sa famille (au moins provisoirement), car l'entourage du patient a trop tendance à s'inquiéter et à le dorloter, à le droguer. Il doit apprendre à compter sur lui-même.

Cas de l'enfant

Lorsqu'il s'agit d'un enfant, une attention toute particulière doit être apportée à l'alimentation. Il a été prouvé que l'excès de protides augmente la fréquence des crises tandis qu'un accroissement de la ration en aliments alcalins a un effet favorable. Shelton écrit : *« Un œuf ajouté à l'alimentation quotidienne de l'enfant prédispose aux affections spasmodiques. Dans ce cas, quand les œufs sont supprimés ou réduits, l'enfant redevient rapidement normal. »*

Les convulsions chez l'enfant sont fréquemment un signe d'acidose. Il faut donc reminéraliser (par l'alimentation naturelle et non par des produits chimiques et vitamines synthétiques).

Pour une guérison durable

Il est évident que plus les troubles sont anciens, plus lent et difficile est le rétablissement. Le principal obstacle à écarter est alors le médicament, car une toxicomanie ou une intoxication profonde s'est surajoutée aux causes de base et, d'autre part, le malade et l'entourage sont anxieux et hésitent à supprimer la drogue. C'est pourquoi les cas traités médicalement depuis longtemps devraient jeûner sous surveillance **hors du milieu familial.**

Insistons encore sur le fait qu'une fois le rétablissement obtenu, le patient restera sensible aux influences qui l'ont rendu malade. L'erreur serait alors de revenir aux anciennes habitudes. **La santé ne peut s'édifier que sur les habitudes hygiéniques conformes aux besoins organiques.**

Que le patient retourne à ses fautes alimentaires, à ses excès sexuels et autres, à sa vie hypermouvementée et hypertendue, qu'il reprenne le tabac, l'alcool, les médicaments, et il connaîtra à nouveau les maux dont il avait souffert.

S'il recourt aux médicaments, le malade s'enfonce toujours plus profondément dans la maladie (cette règle vaut pour toutes les maladies nerveuses et mentales).

Il n'est pas de guérison durable sans correction des causes, comme il n'est pas de vraie santé hors de l'observation des lois de la Vie.

ANNEXES

Observation du jeune F. - 13 ans - Epilepsie

Vacances 1960 — Daniel prend des vacances en Espagne (alimentation déséquilibrée, chocolat, café...).

Décembre 1960 — Vaccin triple associé. Quelques semaines plus tard : plusieurs crises d'épilepsie.

9 février 1961 — Premier examen électro-encéphalographique. Conclusion : tracés essentiellement dominés par l'existence d'*anomalies de type irritatif*, affectant les régions centro-temporales de l'hémisphère droit, avec une réactivité à l'hyperpnée plus marquée sur cet hémisphère, en bouffées d'amples éléments lents.

Février à août 1961 — A la suite de cet examen, des médicaments sont prescrits contre l'épilepsie. Concernant l'hygiène vitale, rien sinon suppression d'exercice physique, interdiction du jeu à l'école. Le médecin précise aux parents que l'enfant devra suivre ces prescriptions toute sa vie.

Conseillés par un docteur hygiéniste, les parents ne donnent à leur fils aucun médicament. Contrairement à la prescription médicale, ils le font largement jouer et courir au grand air. En même temps, ils réforment son régime alimentaire : crudités, réduction et quasi-suppression de la viande pendant une longue période, suppression des graisses cuites et du goûter (régimes de désintoxication puis de revitalisation), repos abondant en dehors du jeu et du travail scolaire, qui n'est pas interrompu.

9 août 1961 — Deuxième examen électro-encéphalographique. Conclusion : tracé très satisfaisant, ne mettant pas en évidence d'anomalie significative : en particulier, on ne retrouve plus les anomalies de type irritatif précédemment notées sur les centro-temporales droites.

Décembre 1961 — Tout allait parfaitement bien jusqu'à ce qu'une cuti-réaction fût imposée à Daniel, à l'école. Le lendemain, nouvelle crise épileptique. Soins naturels comme précédemment. Aucune crise n'est revenue depuis un an. L'enfant est calme et se sent bien. La fatigue qu'il ressentait auparavant a disparu.

Un épileptique de 20 ans guéri par l'hygiène naturelle

(D'après la revue *Health For All,* Londres)

Il avait 20 ans quand il entra dans mon cabinet avec son père, il y a près de 3 ans, il était abattu et avait la figure couverte de furoncles, de plaies ouvertes et de pustules de tissu mort. Comme je le constatai ensuite, son dos, sa poitrine, son cou et une partie de ses membres étaient dans le même piteux état. Mais, à ma vive surprise, il n'était pas venu me consulter pour cette déplaisante maladie de peau, il était épileptique — il avait connu sa première attaque à l'âge de 9 ans — Puis, il sembla être guéri pendant quelques années ; à 17 ans, il commença à avoir des pertes de connaissance et parfois un léger tremblement et des convulsions. Le médecin le fit hospitaliser pendant 10 jours ; l'épilepsie fut confirmée et le traitement comporta des pilules et, naturellement, des composés de bromure. Les crises, du type « petit mal », survenaient 3 ou 4 fois successivement, occasionnellement suivies par une très légère convulsion de type « grand mal », après quoi, il se sentait mieux jusqu'aux crises suivantes, c'est-à-dire pendant quelques semaines.

Il me dit avoir eu une pneumonie à l'âge de 3 ans, et avoir été blessé dans un accident automobile à 5 ans. Il avait subi l'ablation des amygdales, avait connu les maladies infantiles courantes et se souvenait d'avoir toujours eu « une mauvaise peau ». Quant il était venu me voir, il souffrait de douleurs abdominales et de catarrhe aux deux oreilles, avec décharges de mucus. Il fumait, buvait un peu et était très friand de pâtisserie, pain blanc, thé, viande et poisson, délaissant les légumes et prenant un peu de fruits. Une seule chose en sa faveur : il voulait mieux se porter.

Dès le départ, j'essayai de lui faire comprendre les causes de son état : alimentation défectueuse, posture incorrecte, manque d'exercice au grand air, attitude mentale angoissée, timidité, sentiment d'infériorité (sa maladie de peau), médicaments et traitements suppressifs l'empêchaient de se rétablir. Il devait donc apprendre à vivre sainement et acquérir de nouvelles habitudes.

Pendant 1 mois, il suivit un régime exclusivement crudivore (fruits, légumes verts, un demi-litre de lait par jour). Puis, pendant 2 mois, il y ajouta un peu de fruits secs trempés, quelques protides sous forme de noix ou fromage et un peu de pain complet au levain.

En plus, il jeûna complètement 36 ou 48 heures chaque week-end, pendant les 2 premiers mois, et pendant 24 heures à partir du 3e mois. Il revint me voir 3 fois par semaine pour un léger massage (relaxation, notamment dans la région du cou, très tendu). Chaque jour, il se frictionnait à l'eau froide, après quoi, il prenait un bain de soleil de 5 à 10 minutes ; jour et nuit, il gardait ses fenêtres ouvertes, chaque fois que possible. Il dormait abondamment et se couchait tôt.

Graduellement, il commença à prendre plus d'exercice : marche quotidienne et exercices de gymnastique, spécialement du cou et de la poitrine. Il dut aussi lire abondamment afin de connaître et comprendre la conception hygiéniste. Les premiers résultats se firent attendre ; il eut une ou deux crises de désintoxication sous forme de maux de tête et de fortes décharges par les oreilles, mais ces troubles disparurent vite.

Près de 4 mois plus tard, sa fiche de consultant portait :

« A été très coopératif, intelligent et compréhensif. La peau est déjà bien nettoyée ; 80 pour cent des furoncles et des pustules ont disparu. Il paraît être en bonne forme. Les oreilles ne coulent plus. Les céphalées se sont estompées. Il n'a pas eu de crise de petit mal depuis le début du traitement. Il continue à respirer par la bouche, mais la respiration nasale s'est améliorée. Son haleine est encore un peu forte et il dégage encore une odeur corporelle. »

Le plus remarquable chez ce patient était cependant sa nouvelle attitude mentale devant la vie, son courage, sa foi en la guérison. Il avait lié des relations de camaraderie et dansait maintenant, ce qu'il n'osait jamais faire auparavant.

Ses parents, émerveillés, réformèrent leur alimentation eux aussi et ils l'encouragèrent. Progressivement, son alimentation inclut un petit déjeuner léger (fruits seulement, frais ou séchés). Il vient encore me voir tous les 2 mois, afin que je vérifie s'il reste bien dans la bonne voie. Il est tout à fait heureux dans son travail. Ses crises épileptiques appartiennent à un passé révolu. Son haleine et son odeur corporelle sont purifiées. Quelques cicatrices restent marquées sur la poitrine, le menton et le cou, mais celles du dos ont complètement disparu.

Il s'est mis à pratiquer les haltères lourds depuis l'an dernier, et s'est édifié une apparence physique plus puissante : épaules plus carrées, poitrine élargie. Sa tension artérielle est 12/8. Il reconnaît avec enthousiasme ce qu'il doit à l'hygiène naturelle pour les bienfaits que notre conception lui a apportés.

Un autre cas d'épilepsie

J'apprends qu'un de mes neveux est atteint d'une maladie extraordinaire. Il est, dit-on dans son village, « possédé du démon ».

Je monte en hâte et me trouve en présence d'un garçon de quinze ans, pris d'une des dix à vingt crises qu'il présente chaque jour. Il s'agissait d'une sorte d'hémi-épilepsie jacksonnienne, sans perte de connaissance. Mais, à l'encontre de ce qui se passe dans l'épilepsie ordinaire, où les contractions sont symétriques, il n'y avait, dans le cas présent, de contractions que d'un côté. Cela donnait, avec un faciès sardonique et de gros yeux exorbités, les grimaces et les contorsions les plus affreuses que j'ai vues.

Diagnostic sommaire : irritation cortico-méningée : mais est-elle organique ? Est-elle fonctionnelle ou toxique ? Seule, une observation prolongée pourra peut-être me mettre sur la voie.

— *« Descendez-le jusqu'à mon auto »,* dis-je à ses oncles.

Je l'emmène à quarante kilomètres, dans un hôtel tenu par ma sœur. En traversant la cuisine, il a deux crises successives. Le chef cuisinier, amputé de cuisse, est tellement effrayé qu'il veut fuir et fait une chute sévère.

C'était l'heure du dîner. La crise étant passée, je le mets à table en face de moi et, tout de suite, je suis frappé de sa façon goulue d'avaler son potage. Il faut dire que ce garçon fait partie d'une « famille de huit », sans femme ; sa mère morte de phtisie galopante lors de son cinquième accouchement, ne laissait personne pour apprendre à ses enfants la façon de manger.

Le voyant manger aussi mal, je me dis :

— Si, comme il est possible, la cause déclenchante de son mal est une intoxication digestive, il y en a assez dans sa façon de manger pour la favoriser.

Décidé à vérifier cette première hypothèse, je demande une cuillère à café et je lui fais manger son potage en comptant trois secondes entre chaque cuillerée.

A vingt et une heures, à ce train, il n'avait pas encore fini.

Je l'envoie se coucher.

Le lendemain, je continue l'expérience en exigeant deux heures pour avaler un petit repas.

Il ne présentait ce jour-là que trois crises.

Le surlendemain, deux crises seulement, les deux dernières.

Quittant l'hôtel, il rentrait chez lui quinze jours après, avec une simple leçon sur la façon dont il devait manger et faire préparer sa cuisine.

Il a, depuis, fait son service militaire, il a eu, lui aussi, cinq enfants, et n'a jamais plus présenté de crises.

(Extrait de l'ouvrage du docteur Toulet, *Les Anes de Batsurguère,* Dervy Editeur, épuisé.)

42. Psychothérapie au troisième âge

« La pensée qui est parvenue à la véritable profondeur est humble. Sa seule préoccupation est que la flamme de vérité qu'elle entretient brûle du feu le plus ardent et le plus pur, et non de savoir jusqu'où pénètre sa vérité. » (Albert Schweitzer, *Penseurs de l'Inde*)

Vivre ou végéter

A soixante-cinq ans, les humains sont censés être mûrs pour la retraite, bien que beaucoup d'entre eux continuent à travailler allégrement beaucoup plus longtemps.

On prétend aussi que les personnes âgées sont sujettes aux troubles cardiaques et circulatoires (palpitations, vertiges, défaillances cardiaques, hypertension), aux maladies rénales, au diabète, à l'arthrite, au cancer et à l'asthme bronchique. On observe de même, habituellement, une diminution progressive de la vigueur générale et de la rapidité des réactions.

Des facteurs physiques interviennent bien entendu dans ces troubles, mais il faut bien reconnaître que **les personnes qui gardent une vie active « se conservent » bien mieux que celles qui se résolvent à une vie physique trop végétative.**

Par ailleurs, le facteur émotionnel intervient presque toujours dans ces troubles, et il a pour origine, pour une bonne part, l'acceptation trop passive du caractère inéluctable de la vieillesse et de son cortège de maladies. La confiance dans le pouvoir d'autoguérison organique diminue également. La crainte de devenir un fardeau pour la famille peut être une source d'anxiété et conduire à la névrose et à la maladie ; cette crainte peut retarder ou empêcher la guérison de certains troubles presque inévitables. Indépendamment des soins d'hygiène naturelle de nature physique (alimentation, jeûne prudent, exercice physique modéré et bien dosé, etc.), il est bon de faire appel à la remise en ordre sur le plan psychologique.

Le facteur primordial est ici représenté par l'*« attitude correcte » en face de la maladie*. L'un craint l'issue fatale, un autre lutte contre sa maladie, un troisième met à profit ses troubles pour gagner la sympathie des autres, se faire accorder l'indulgence, accroître sa domination sur la famille, etc ; d'autres encore s'adaptent à leurs maladies, apprennent à en freiner l'évolution et à s'en accommoder sans s'apitoyer sur eux-mêmes.

Une meilleure attitude mentale

Etre obsédé par ses propres difficultés et geindre à leur propos ne fait qu'accentuer les difficultés psychologiques et physiques. Cela, l'homme âgé, infirme ou invalide, devrait s'en convaincre. **La peur diminue l'énergie et le tonus et réduit la capacité de rétablissement corporel.** L'exploitation de la maladie par des attitudes erronées destinées à gagner la faveur des membres plus jeunes de la famille ne peut nullement aider.

La maladie doit être acceptée comme **une épreuve, qu'il faut maîtriser et surmonter par un effort volontaire** et par la mise en pratique des règles de la santé. Le vieillard a tendance à être constamment obsédé par ses limitations et à se récapituler chaque jour ses symptômes et ses souffrances, vivant en cela sur lui-même, sans se rendre compte des difficultés que sa conduite impose à son entourage. Il est bien certain que nous devons penser au capital dont nous disposons encore, et non pas aux moyens dont nous ne disposons plus. Au lieu de nous représenter « trop vieux », décrépit, invalide, nous devons **nous créer une image mentale de ce que nous voudrions et pourrions être** si nous faisions appel à toutes les ressources de l'hygiène naturelle, y compris le facteur mental.

Les problèmes émotionnels

Beaucoup de troubles ressentis par l'homme âgé sont moins physiques que psychologiques. Il arrive que cet homme ne se soit pas suffisamment **préparé à se retirer de la vie professionnelle active.** Chez lui, peut en résulter une réduction du sentiment de l'importance personnelle, la crainte de ne pas être désiré plus longtemps, une perte d'entrain et de buts.

L'homme âgé peut se décourager lorsqu'il constate qu'il perd non seulement la capacité de gagner sa vie mais encore celle de s'instruire ; sa mémoire des faits récents peut laisser à désirer ; sa volonté d'émulation semble avoir diminué, de même que sa confiance en soi. Mais même s'il en est bien ainsi, des compensations positives existent. Avec l'âge et l'expérience, le jugement s'améliore. Au fil des années, on s'intéresse à un grand nombre de choses, et le loisir plus grand de la retraite permet de s'y adonner pleinement et agréablement. Si les réactions semblent se ralentir, on est pourtant plus apte à comprendre les larges données principales d'un problème et les implications correctes des faits et des situations. Chez les gens âgés, l'esprit est différent, plutôt que de moindre valeur. Il devient plus conciliant, plus tolérant, plus mûr, plus « philosophique », plus universel dans son besoin de jouir de la vie qui reste.

Si ces belles caractéristiques ne se manifestent pas, il y a sans doute eu un *défaut de préparation* avant les premiers symptômes de la vieillesse.

Préparez-vous donc à la vieillesse !

Une préparation prévoyante peut beaucoup pour prévenir ou atténuer des troubles tels que : sentiment de solitude, insécurité, dépendance, réduction de l'entrain et de l'enthousiasme, inertie, perte de l'espoir, ennui, crainte de la maladie, de l'incapacité et de la mort.

Dans la vieillesse, on voit évidemment disparaître beaucoup de parents et d'amis, mais on ne doit pas perdre la capacité de **se faire de nouveaux amis.** On prévient l'insécurité en évitant la prodigalité, les dépenses extravagantes, et en adoptant des habitudes d'économie raisonnable. La dépendance peut être compensée par la résolution de « tout faire par soi-même ». L'entrain peut être augmenté par la recherche de nouveaux buts : dadas, passe-temps, une philosophie plus ouverte qui fera appel à des « facultés » encore inexplorées de l'esprit et de la personnalité.

A vingt ans, on pense rarement à la mort, sauf peut-être en cas d'accident ; mais à quatre-vingts ans, la pensée de la mort peut être très proche.

Cependant, si le vieillard continue à travailler fidèlement ou à jouir agréablement de ses loisirs, heure par heure, s'il vit pleinement sa vie et sans tension, il ne devrait pas craindre la mort.

Quand une personne âgée est obsédée de façon morbide par l'idée de mort, il faut s'attacher à retrouver une attitude positive. Il faut rechercher les causes de cette anxiété. Généralement, il existe un profond sentiment de culpabilité à l'origine de tels cas. Si ce sentiment peut être éliminé, il en résultera probablement un grand bénéfice. La dépression de la vieillesse peut être surmontée par la représentation imaginative des succès passés dans les études, les arts, la musique, le théâtre, les jeux et les sports, en amour, dans les affaires, la vie sociale, l'éducation du caractère, et aussi dans les services rendus à l'humanité. (D'après Milton Powell)

43. Psychothérapie d'urgence

« Nous devons parcourir notre chemin comme des hommes qu'on appelle au secours. » (Albert Schweitzer)

Faut-il simplement rassurer ?

Parfois, dans l'esprit du médecin, le concept de *psychothérapie à court terme* et de *premier secours psychique* équivaut simplement à rassurer le malade. En fait, bien des thérapeutes s'en tiennent à cette formule optimiste. Ils demandent à leurs patients de s'en remettre simplement à des formules toutes faites, qu'elles soient de nature religieuse ou autre. Malheureusement, dans la complexité de notre monde actuel, nous ne pouvons plus nous contenter de cet optimisme simpliste. Au contraire, nous devons nous opposer à ces principes lénifiants, qui nient la réalité de la vie, ses contrastes et son ambivalence. Nous devons prendre conscience de la peine, des conflits, de la misère et de l'ignorance. Nos meilleures armes sont une compréhension honnête et la recherche d'une solution et non la négation des problèmes et leur escamotage dans des consolations optimistes. La psychothérapie ne peut pas indiquer des règles simples qui en assurent le succès, ni calmer immédiatement l'anxiété du malade. **Le traitement d'urgence augmentera même parfois les troubles observés et accroîtra le stress psychique,** car il met le patient face à face avec ses conflits, en un laps de temps parfois très court. Il ne noiera pas les problèmes et ne le fera pas échapper dans une paix intérieure factice, mais au contraire permettra au patient de faire face à ses problèmes, avec l'aide du thérapeute.

Les guérisons spontanées

Le fait que, souvent, les symptômes de patients atteints de *névroses malignes,* dites *de contrainte,* aient disparu lors d'un internement en camp de concentration nous révèle que ces névroses devraient être provoquées par quelque facteur provenant de l'entourage direct du malade.

« Il nous a été donné d'observer un cas de schizophrénie déjà ancien, qui répondit rapidement au changement de médecin. Ceci indique à quel point en thérapeutique le problème des relations humaines peut être complexe. »

Les lois de la guérison spontanée peuvent également jouer leur rôle hors du cabinet de consultation. Souvent, le patient s'améliore spontanément, ce qui rend difficile l'évaluation des résultats de techniques spécifiques.

Dans les cliniques, on traite des milliers de patients : on les surveille, les conseille, les tranquillise, puis on les laisse sortir, tout en étant conscient des lacunes de ce traitement. Et il arrive que l'on rencontre tel ou tel patient un an plus tard : il vous dira que son séjour en clinique a changé toute sa vie. Nous oublions souvent l'**effet de détente** que peut produire un traitement, déterminant ainsi l'avenir même du malade. C'est seulement lors d'investigations catamnestiques que nous pouvons apprendre quelque chose sur les aspects préventifs de la psychothérapie d'urgence. *« Actuellement, nous pouvons en toute sécurité reconnaître que la psychothérapie à court terme est l'un des moyens les plus importants que nous ayons à notre disposition pour favoriser la santé mentale sur une large échelle. »*

Hypnocatharsis associée à l'auto-hypnose

L'une des difficultés rencontrées dans la polyclinique de psychiatrie, difficulté en particulier pour l'enseignement pratique de l'étudiant en médecine, est le *peu de temps* dont on dispose pour chaque traitement et le peu de sessions thérapeutiques qui peuvent être appliquées. Souvent, on ne voit certains patients qu'une fois tous les quinze jours, et l'on ne dispose alors que de vingt minutes pour s'entretenir avec eux. Afin de ne pas retourner à la thérapeutique symptomatique et de maintenir les rapports initiaux, qui, si souvent, produisent une diminution de l'anxiété et des troubles intérieurs, le médecin peut recourir à l'*hypnocatharsis* combinée à des exercices d'*auto-hypnose* que le patient pratiquera chez lui. Cette méthode de traitement d'urgence a pour origine le besoin impérieux de directives durant la Seconde Guerre mondiale chez les membres de la Résistance, qui voulaient être préparés à l'éventualité d'un « lavage de cerveau ». **Les exercices d'auto-hypnose permirent d'augmenter leur résistance à la douleur.**

Technique d'apprentissage

En clinique, on explique tout d'abord au patient le principe général de la **relaxation musculaire** (qui attire l'attention systématiquement sur chaque groupe musculaire) et son influence sur la fonction mentale. Puis, après un exercice de relaxation initial, on le met en légère hypnose. A la fin de la première session thérapeutique, on demande au patient de se coucher chez lui chaque après-midi à la même heure, ou chaque soir, et de répéter les exercices de relaxation lui-même, après quoi il devra réfléchir aux différentes questions qui ont été débattues à la consultation. Les mots hypnose et/ou auto-hypnose ne sont en général pas prononcés devant le patient, à cause du caractère frappant qu'ils ont revêtu grâce aux livres de vulgarisation sur l'hypnose. On demande au patient d'**évoquer des images que le médecin a provoquées en lui au moment de la relaxation musculaire.** Quelquefois, le résultat est que toute image consciente disparaît du cerveau du malade et qu'il s'endort.

Les consultations — ayant lieu de préférence une fois par semaine — sont utilisées à élargir l'exploration psychologique après un court moment de relaxation. D'après les expériences faites, les souvenirs d'enfance revivent alors plus facilement et le patient se souvient plus volontiers de ses rêves. Il est étonnant de voir à quel point la plupart des patients suivent les instructions et se mettent eux-mêmes quotidiennement en état de relaxation musculaire et d'auto-hypnose afin de retrouver cet état de disponibilité.

En théorie, cette forme de thérapeutique d'urgence pose plusieurs problèmes. On se demande quelles forces entrent en jeu dans ces processus, s'il s'agit simplement de relaxation, ou s'ils produisent chez le patient un choc plus intense. Cependant des processus mentaux comparables se produisent dans toutes les formes de traitement et il faudra encore approfondir les recherches dans ce domaine. Schultz et ses collaborateurs ont dirigé leur attention plus spécialement sur le choc que produit une autorelaxation conduite systématiquement sur le corps et l'esprit (le même procédé est réalisé d'une manière plus rituelle dans les exercices de yoga).

Hypnocatharsis et premier secours en clinique

« On reçoit le patient en état de panique dans une pièce petite et presque obscure, dont chaque installation clinique devrait être pourvue. On lui donne du café ou de la soupe chaude et des biscuits (on peut ajouter des bromides à la soupe), et on lui demande de se coucher sur un lit de repos et d'attendre le médecin. Le fait de se coucher après avoir mangé quelque chose favorise l'expectative intérieure. Puis le médecin arrive et commence le traitement par une simple hypnose de relaxation ; il dit au malade qu'il veut seulement

qu'il se repose et dorme et promet de revenir au bout d'un quart d'heure pour lui parler de sa peur. Il importe peu qu'à ce moment-là le malade sombre dans un état d'hypnose superficielle ou profonde — il est préparé de manière adéquate à renoncer à son angoisse et à être aidé (1). »

Lorsque revient le médecin, il lui suffit en général de quelques mots de suggestion pour ramener la conscience de son malade à la situation qui a provoqué l'anxiété. Celui-ci revit alors l'expérience littéralement et la rapporte au médecin d'une manière plaintive, bien qu'il en ait mentalement déjà pris ses distances. Dix minutes après, on le suggestionne à nouveau jusqu'à ce qu'il se repose et dorme, et une demi-heure plus tard, la plupart des patients sont à nouveau capables de faire face aux réalités extérieures.

« Le traitement par des médicaments — le soi-disant sérum de vérité — a presque toujours été ressenti par les malades comme une intrusion massive et une coercition mentale. Il accroît souvent leur résistance au traitement. » Par son approche verbale, le médecin réussit presque toujours à court-circuiter cette hostilité de la part de son patient. (D'après le professeur J. A. Merloo, psychiatre)

44. Jeûne et psychothérapie

« L'homme réfléchi ne devrait point laisser les remèdes à la merci des sorciers. » (Alain)

But : la prise de conscience

Les praticiens des méthodes naturelles sont très conscients de l'importance du « facteur mental » dans la maladie. Cependant, la plupart d'entre eux se contentent de méthodes telles que la suggestion, l'attitude directive, éventuellement aussi l'hypnotisme, la sophrologie, la relaxation, toutes méthodes sans doute extrêmement

(1) Nous émettons des réserves quant à l'utilité réelle du café et des bromides, dont les effets secondaires peuvent être défavorables. Un placebo, c'est-à-dire une substance dénuée de propriétés pharmacologiques (eau simple, pilule de sucre, piqûre d'eau distillée, etc.) pourrait, sans doute, avoir un effet calmant dans la majorité des cas.

utiles mais qui n'atteignent pas, dans tous les cas, le but qui est la prise de conscience de situations traumatisantes ou de pulsions instinctuelles enfouies dans le tréfonds du psychisme. En fait, les facteurs que l'on appelle physiques et les facteurs que l'on appelle psychologiques sont en étroite corrélation et il n'y a probablement pas de différence de nature entre eux. Il semble difficile de parvenir à la « santé mentale » sans une bonne « santé physique » et réciproquement. La personnalité est une entité, une unité, à considérer en synthèse, en elle-même et dans ses rapports avec son milieu.

Mélancolie

Le docteur *Hufeland* cite, dans son *Art de prolonger la vie,* deux cas remarquables de guérison par le jeûne. Son premier exemple est tiré des *Comptes Rendus de l'Académie royale des Sciences,* de 1769 ; il s'agit d'un officier français malade depuis longtemps et tombé dans la **mélancolie** la plus noire ; il avait résolu de se laisser mourir de faim ; durant les trente-neuf premiers jours il ne prit qu'une petite quantité d'eau pure parfumée avec quelques gouttes d'extrait d'anis ; puis il cessa même totalement de boire. Le quarante-sixième jour de son jeûne volontaire il vit un enfant entrer dans sa chambre avec une tartine de beurre ; à ce spectacle, le sentiment de faim naturelle se réveilla à tel point qu'il réclama un potage avec insistance ; c'était, comme va nous l'apprendre le docteur Dewey, le retour de la vraie faim physiologique. Et, fait remarquable, pendant toute la durée de son jeûne, cet officier qui avait auparavant des hallucinations et ne voulait pas être appelé par son nom, fut complètement débarrassé de ses troubles psychiques ; par contre, dès qu'on eut commencé à le faire boire et manger copieusement pour réparer les pertes du jeûne et pour le fortifier (?), le dérangement cérébral réapparut au bout d'un certain temps ; preuve évidente que la maladie était d'origine toxique, par alimentation excessive et inadéquate.

Anorexie mentale

Le second cas rapporté par Hufeland fut observé par lui-même avec beaucoup de soin ; il s'agit d'une jeune fille de dix-huit ans, qui tomba tout à coup dans une **mélancolie profonde,** refusant toute nourriture ; on arrivait en employant la force à lui ingurgiter de temps en temps un peu de potage à la crème d'avoine, alors qu'à la lumière de nos connaissances actuelles, soit dit en passant, on aurait beaucoup mieux fait de la laisser se désintoxiquer par un jeûne absolu. Ce ne fut qu'au bout de trente-six jours qu'elle sortit de cet état de torpeur et qu'elle consentit enfin à s'alimenter normalement ; le rétablissement fut rapide et dès lors la santé resta excellente ; dans ce cas, bien que le jeûne n'ait pas été absolu, il contribua à débarrasser la malade de ses autotoxines et de sa maladie.

Dewey cite également une demi-douzaine de cas d'épilepsie guéris ou améliorés par la méthode du jeûne.

Dépression

Un cas qui présente grand intérêt est celui de Mlle E. Kuenzel, une jeune personne de vingt-deux ans, atteinte de **mélancolie grave,** qui avait été traitée sans succès dans une maison de santé par le gavage médicamenteux et par la suralimentation intensive. Lorsqu'elle commença son jeûne, son état général était déplorable, sa faiblesse était telle qu'elle pouvait à peine remuer dans son lit ; elle dut le garder jusqu'au onzième jour ; à partir de ce moment, elle commença à se lever et à faire une promenade journalière lorsque le temps le permettait ; « *Je suis sortie,* écrit-elle, *vingt-trois jours sur les quarante-cinq de mon jeûne et, pendant cette période, j'ai couvert cent soixante-dix-neuf kilomètres. Ceci est en dehors de mes promenades en voiture, de mes visites à l'Exposition et de mes réunions du soir où je me rendais à pied. Je ne me sentais aucunement fatiguée, ni affaiblie, mais j'étais plus heureuse et plus gaie chaque jour de mon jeûne, car je sentais en quelque sorte une vie nouvelle se répandre dans tout mon être. Mon esprit devenait plus lucide et toute confusion mentale disparaissait. J'en éprouvais une réelle extase et la vie, au lieu d'un fardeau qu'elle était, me redevenait une vraie joie.* »

Ces affirmations péremptoires de l'intéressée en disent plus que de longues discussions académiques brillantes en théories, mais vides de preuves expérimentales.

Le quarante-quatrième jour de son jeûne fut un de ceux où Mlle Kuenzel déploya le plus d'activité ; en voici le résumé, tel que nous le donne le docteur Dewey : « *Elle se leva à huit heures et demie pour vaquer à ses occupations jusque bien tard dans l'après-midi puis, accompagnée de son ami, elle vint retrouver une de ses sœurs à l'Exposition. Elle y passa plusieurs heures et, revenant en tramway, le seul siège vacant fut accepté par sa sœur, qui était fatiguée et ignorait que Mlle Estella était privée de nourriture depuis quarante-quatre jours ; celle-ci d'ailleurs n'était pas fatiguée.* » Elle se coucha vers minuit sans être aucunement éprouvée et pas trop lasse de cette journée si bien remplie.

Voici comment Mlle Kuenzel termine la narration de son jeûne : « *J'ai passé une année d'indicibles tortures, produites par le surmenage et par la science des doctes professeurs. J'étais près de succomber mais grâce aux enseignements précieux que le Dr Dewey a donnés à l'humanité... je suis maintenant bien portante, forte et joyeuse.* »

Une opposition acharnée

Inutile de dire que la science officielle fit aux théories et à la pratique du docteur Dewey une farouche et impitoyable opposition, car son système était trop révolutionnaire et démolissait trop d'idées préconçues, consacrées par une longue et docte routine. Lorsque parurent ses ouvrages : *The true Science of Living* (La Véritable Science de la vie) et *New Gospel of Health* (Nouvel Evangile de la santé), ce fut un tollé général. Il le constate mélancoliquement en ces termes : « *Mes confrères en médecine accueillirent ma méthode comme ils auraient accueilli une épidémie de petite vérole, ou bien une hérésie dont les suites constitueraient un danger social.* » Comme d'habitude on critiqua beaucoup, au nom de la théorie médicale scientifique, de répéter les expériences de Dewey ; ces critiques officielles, *ex cathedra*, n'empêchèrent cependant pas la vérité de se faire jour ; la cure par le jeûne gagna de plus en plus des adeptes enthousiasmés et les guérisons surprenantes de cas désespérés se multiplièrent à l'envi.

Pas de drogues !

Dewey désirait particulièrement faire comprendre au public que le jeûne est un moyen curatif simple, en harmonie avec les lois de la nature ; le grand avantage de cette méthode est de ne pas avoir recours aux drogues médicamenteuses, souvent plus nuisibles qu'utiles ; à ce propos, il déplore que : « *le public candide ait une foi intense en l'efficacité des médicaments ; que sa vision déformée prenne pour des géants, à l'instar du chevalier de la Manche, des guérisseurs diplômés qui, en réalité, ne sont que des moulins à vent, dont le voisinage trop proche peut être extrêmement dangereux pour les malades ».*

D'abord, un thérapeute sain

« Médecin guéris tes maux ! » C'est par cette apostrophe que le docteur Dewey répond à ses confrères ; il voudrait que chaque médecin prêchât l'exemple de la sobriété par sa propre vie et **qu'il ne donnât pas, comme c'est parfois malheureusement le cas, le spectacle de mauvaises habitudes contraires à l'hygiène, celui de l'alcoolisme et du tabagisme tout particulièrement.**

La santé physique et morale étant chose contagieuse, d'après Dewey, il voudrait que le médecin soit exempt de toute tare et de toute habitude vicieuse ; voici le passage qu'il soumet à la méditation de ses confrères : *« selon mon opinion, il y a parmi les médecins autant d'esclaves du tabac, de l'opium sous diverses formes et des boissons alcooliques, proportionnellement, que dans n'importe quelle autre classe de la société ; ils sont tout aussi exposés que le premier venu à être atteints des différentes maladies chroniques et tout aussi impuissants à se guérir. Journellement je vois des médecins allant le cigare à la bouche visiter leurs malades ; signe d'un système nerveux en détresse subissant l'action fallacieuse de la nicotine... ils pénètrent dans les chambres où l'air devrait être le plus pur. »*

« A qui convient-il plus au monde qu'au médecin de prêcher l'exemple ?... Est-il logique qu'un malade s'emploie à en guérir un autre ? N'est-il pas malade, le médecin dont le système nerveux le tourmente au point qu'il ait besoin de le calmer fréquemment en fumant un cigare, qui en même temps altère sa sensibilité gustative ? N'est-il pas très malade lorsque ses nerfs réclament le coup de fouet de fortes boissons alcooliques ? »

Régénération ou inanition ?

On a encore objecté, toujours au nom de la théorie, que ce traitement était de nature à provoquer de graves crises de faiblesse par inanition ; c'est du reste la peur de cette prétendue faiblesse générale qui empêche trop souvent beaucoup de personnes de persévérer au début de la cure, car dès les premiers malaises de désintoxication, elles se croient irrémédiablement perdues. Guelpa fait remarquer, avec raison, que cette sensation désagréable éprouvée par les malades au commencement d'un jeûne est très mal caractérisée par le terme de faiblesse ; en effet, cette sensation est *« très légère chez les bien-portants, mais d'autant plus accusée que la maladie, pour laquelle on fait la cure, a été plus grave ».* On peut comparer cet état de malaise à un état prégrippal ; **la sensation de courbature et l'abattement que ressentent les patients correspondent aux efforts de désintoxication de l'organisme qui déverse dans le sang quantité de produits nocifs ; ceux-ci irritent les centres nerveux, d'où les malaises et l'état nauséeux bien compréhensibles.** Guelpa revient à plusieurs reprises sur cette fausse compréhension de la faiblesse qui a fait commettre tant d'erreurs graves en thérapeutique : *« Je suis convaincu,* dit-il, *qu'il n'y a peut-être pas dans le dictionnaire un mot plus faux, un mot qui ait déterminé des conséquences plus pernicieuses pour la santé. »* Ce qui est surtout faux, c'est le sens que lui prêtent beaucoup de scientifiques (1).

Acétonurie, symptôme normal

Quant au danger d'acétonurie, il est pratiquement inexistant ; on trouve toujours dans l'urine du jeûneur des quantités d'acétone en général assez minimes ; **il n'y a pas lieu de prendre peur :** c'est au contraire la preuve que le jeûne est réellement efficient et que la destruction par autophagie des cellules malades se poursuit normalement, cela au grand profit des cellules jeunes et fortes qui se développeront mieux après cette sélection, une partie de la force vitale n'étant plus absorbée et gaspillée pour l'entretien de cellules faibles et inutiles.

Même dans l'anémie

Il n'est pas jusqu'aux anémiques, ce qui peut paraître paradoxal à première vue, qui ne ressentent le plus grand bien d'une telle cure ; une fois le sérum sanguin purifié et nettoyé de ses autotoxines, les éléments figurés du sang acquièrent une force et une résistance toutes nouvelles ; le taux de l'hémoglobine augmente dans des proportions notables. Le nombre de globules rouges passa de 2 500 000 à 5 500 000 dans un cas remarquablement favorable

---

1. La cure de Guelpa consiste en un jeûne assorti de la prise de certains laxatifs.

observé par Guelpa ; dans un autre, on comptait à la fin de la cure 4 760 000 hématies, dans un autre enfin le résultat final fut de 5 600 000 ; le nombre de leucocytes, ces cellules si importantes pour la police de défense et de nettoyage de l'organisme, s'accrut dans des proportions très réjouissantes ; dans un cas, la quantité passa de 4 000 à 5 500 et de 5 800 à 7 100 dans un autre.

Avant une opération

Avec le chirurgien Pauchet, Guelpa estime que **les candidats à une opération grave devraient être au préalable soumis à la cure de désintoxication,** car les jeûneurs ont la respiration plus aisée, la pression artérielle diminuée, l'hématose meilleure, la phagocytose plus intense et la flore bactérienne intestinale très réduite ; tous ces facteurs réunis sont de nature à augmenter les chances de réussite en cas d'opération. Pauchet a également observé que les jeûneurs s'endormaient plus facilement et d'un sommeil tout à fait calme, ce qui permettait de réduire la quantité de narcotique pour obtenir cependant une narcose tout aussi profonde. La convalescence est beaucoup plus rapide, la vigueur cellulaire ayant été augmentée par le jeûne ; les suppurations post-opératoires sont aussi bien plus rares.

Troubles de la vue

Conjointement avec le docteur Leprince, ophtalmologiste de Bourges, Guelpa obtint d'excellents résultats avec sa méthode, dans des cas d'affections oculaires graves : kérato-iritis, hémorragies intra-oculaires, glaucome, rétinite, paralysie des muscles de l'œil, troubles du corps vitré. Guelpa a observé sur lui-même une notable **amélioration de la vision** à la suite d'un jeûne ; un surmenage intensif lui avait valu une fatigue oculaire prononcée qui disparut à la suite du traitement.

Maladies vénériennes

Sur les conseils du docteur Guelpa, les docteurs Luys et Klotz ont traité par le jeûne des malades atteints de blennorragie ; ils ont observé que la guérison arrivait beaucoup plus rapidement et qu'en général l'infection ne récidivait pas.

Guelpa voit une seule contre-indication formelle de la cure de jeûne, c'est lorsque l'on se trouve en face d'un cas de tuberculose ouverte et fébrile (2).

Toxicomanie

Le docteur Oscar Jennings qui a beaucoup pratiqué la cure Guelpa a constaté qu'elle était un précieux auxiliaire pour le traitement des toxicomanes, adonnés à la morphine, à l'opium, à la cocaïne ou au trop funeste tabagisme ; il en est de même pour les alcooliques que l'on arrive à désintoxiquer avec plus de rapidité et de facilité en pratiquant le jeûne allié aux autres méthodes de désaccoutumance de la drogue fatale. Rien qu'à ce point de vue **le jeûne est d'une importance sociale vraiment capitale,** car on sait combien nombreux sont les malheureux adonnés aux excitants toxiques et combien il est difficile, par les moyens ordinaires, de les délivrer de l'emprise de ces funestes habitudes. On sera certainement d'accord pour reconnaître que chaque toxicomane est plus ou moins une non-valeur sociale, qu'en tout cas il ne fournit pas à la société un apport d'énergies saines et vraiment actives ; or **le jeûne en délivrant ces malades de leur asservissement toxique, leur fait récupérer du coup une santé et une vigueur nouvelles,** pour leur plus grand profit et pour celui de leurs semblables.

« Hypnotisés par ces conceptions erronées de faiblesse et d'anémie, les médecins pendant près d'un siècle ont fait des fortifiants le pivot de leur hygiène et de leur thérapeutique appliquées. Ainsi s'expliquent l'exagération de l'alimentation carnée et des boissons alcoolisées et la débauche de préparations toniques, poudre ou extrait de viande, vin, quinquina ou ferrugineux, etc., qui ont détraqué tant d'estomacs, ruiné tant de santés de notre génération. Ce fut et nous pouvons dire c'est encore, à présent, du vrai délire. »

Etats infectieux aigus

Le docteur R. Kapferer, à la suite de nombreuses expériences sur des enfants de l'année et demie à 14 ans, est arrivé à la conviction que chez eux aussi le jeûne est très utile dans le traitement de tous les états infectieux aigus. Comme premier symptôme de la mise à la diète des enfants fébricitants, on observe une amélioration

2. Cette contre-indication est maintenant contestée ; du moins n'est-elle plus considérée comme absolue.

immédiate de leur état général : « *Parmi les petits patients fiévreux qui, au début, étaient apathiques, maussades et pleurnichards, on voit rapidement l'humeur changer et s'améliorer ; les enfants deviennent plus souriants et commencent de nouveau à s'intéresser à leur entourage, suivant d'un œil vif tout ce qui se passe autour d'eux.* » **La fièvre alors évolue plus rapidement et plus normalement vers la guérison, sans occasionner de graves complications : abattement, céphalées, agitation, délire ou somnolence** (3). Le poids perdu pendant ces jeûnes forcés était en moyenne de 100 g par jour mais, dès le début de la convalescence, les pertes étaient bientôt compensées par un accroissement rapide ; le gain final représente souvent le double de la perte en cours de maladie.

Suralimentation : une erreur

C'est dans le traitement des états de faiblesse générale, avec amaigrissement et cachexie, que la thérapeutique officielle a fait le plus de mal et commis le plus d'erreurs, dominée qu'elle est par la peur de la sous-nutrition ; les cures de suralimentation et de gavages ont été néfastes à plus d'un patient dont les forces vitales étaient déjà diminuées ; leurs organes n'ont pu supporter ce surcroît de travail digestif et assimilatif ; ces cas sont en général causés par l'auto-intoxication chronique provoquée le plus souvent par une alimentation vicieuse et excessive ; il s'y ajoute parfois les poisons cellulaires, suite de surmenage ou de chagrins ; ce sont cependant bien les excès alimentaires, l'abus de viandes et des boissons alcooliques qui conduisent lentement, mais d'autant plus sûrement, à l'anémie, au dépérissement et à la cachexie finale, celui qui s'y adonne. Aussi n'y a-t-il rien d'étonnant à ce que **la cure par le jeûne soit le traitement de choix de tous ces cas de dépérissement.** Les résultats en sont toujours prompts et assurés. Les anémiés, surmenés ou fatigués, sont des intoxiqués ; c'est pourquoi ils relèvent tous de la cure de jeûne, dont ils retirent un soulagement immédiat, et souvent la guérison définitive, lorsque le traitement est suffisamment prolongé et adapté aux résistances vitales disponibles. Nous avons eu souvent l'occasion d'en faire l'expérience et ce fut toujours une surprise pour nous de constater combien l'amélioration était prompte, même dans des cas paraissant très graves où désespérés.

3. Encore que ces manifestations, si elles surviennent au cours de l'application du programme de soins naturels, ne doivent pas être considérées comme indiquant une évolution défavorable, sauf peut-être dans de très rares cas.

Une thérapeutique de choix

Le jeûne nous a rendu également des services notoires dans la cure de la plupart des affections nerveuses ; en effet, déprimés ou excités, les neurasthéniques sont presque toujours des auto-intoxiqués qui, loin d'avoir besoin d'un gavage alimentaire, pour se « fortifier », selon la formule académique consacrée, ont au contraire un besoin urgent d'être radicalement désintoxiqués.

Nous ne comptons plus le nombre de malheureux asthéniques, obsédés, phobiques, agités ou déprimés, loques humaines, proies de la prostration et de l'insomnie chroniques que nous avons rapidement soulagés par l'application de cette cure miraculeuse. C'est à cette occasion que nous avons pu porter un prompt secours à quantité de pauvres patients découragés par l'échec de cures médicamenteuses ou alimentaires prétendues fortifiantes.

La désintoxication

Plusieurs fois au cours du jeûne, nous avons observé que des malades saturés de médicaments les éliminaient en premier lieu, et cela par tous les émonctoires, par les sécrétions glandulaires et par la peau notamment ; il apparaît souvent au début du traitement des poussées d'urticaire avec plaques rougeâtres qui correspondent à la sortie du poison et qui disparaissent sitôt la désintoxication terminée. Nous avons vu s'éliminer ainsi de vieux résidus de préparations arsénicales et mercurielles, absorbées quinze ans auparavant, et qui avaient eu comme effet éloigné de laisser le malade dans un état de prostration inexplicable, en proie à des céphalées dont aucun traitement n'avait pu avoir raison ; grâce à une série de jeûnes, tous ces symptômes morbides disparurent, permettant la reprise d'une vie supportable et active, ce qui était totalement impossible avant la cure. (D'après les travaux du docteur Berthollet)

45. Jeûne et troubles mentaux

140 cas étudiés

Le professeur Y.S. Nikolayev, de Moscou, a communiqué les observations scientifiques qu'il a pu réaliser lors de la cure de 140 cas de formes graves d'hypocondrie, à forme schizophrénique, au cours de périodes de jeûne d'une durée de vingt à trente jours.

Pendant cette période, le patient reçoit de l'eau de boisson suivant son désir ; il se promène à l'extérieur ; il reçoit chaque jour un lavement rectal et bénéficie des méthodes hydrothérapiques et du massage général.

Le jeûne se termine lors du retour de la faim. La langue est alors claire et les symptômes pathologiques ont disparu.

Lors de la reprise alimentaire, les patients reçoivent un régime sans sel de végétaux et de lait ; la quantité de nourriture et sa valeur calorique sont progressivement augmentées.

Le professeur Nikolayev précise que **le traitement a été suivi de succès dans plus de 60 % des cas qui duraient depuis plusieurs années.** Le dernier résultat est « **satisfaisant chez 47 % des patients suivis depuis plus de six ans** ».

Trois stades successifs

Selon les examens cliniques et de laboratoire (étude des sécrétions et des réflexes vasculaires, du réflexe conditionné de leucocytose post-prandiale, électro-encéphalographie, etc.), les patients soumis au traitement passent par six stades successifs ; trois de ceux-ci appartiennent à la période de jeûne et trois à la période de récupération.

1. Le premier stade (les deux ou trois premiers jours de jeûne) est caractérisé par une **excitation initiale de l'appétit :** les sécrétions et excrétions conditionnées et non conditionnées et les réflexes vasculaires sont très accentués ; leur latence est réduite ; le réflexe de *leucocytose post-prandiale* est considérablement accru ; l'EEG montre une activité électrique intensifiée en rapport avec la prévalence des rythmes du jeûne. Ainsi, les processus d'excitation sont à la base des réactions et les processus d'inhibition active sont relativement affaiblis.

2. Le deuxième stade (du deuxième ou troisième au septième ou douzième jour) est une **phase d'acidose croissante.** Il est caractérisé par une excitabilité amoindrie de tous les systèmes concernés par la nutrition, par de l'hypoglycémie et une dépression psychomotrice générale. Le patient perd l'appétit, sa langue est chargée d'un film blanc, son haleine a une odeur d'acétone. Les réflexes conditionnés ne peuvent pas être surmontés, les réflexes non conditionnés sont grandement diminués, déviant de la loi de la puissance des stimuli (les phases d'également et de paradoxe), le réflexe conditionné de leucocytose post-prandiale est très réduit. L'EEG montre une décrue de l'activité électrique et un abaissement de la réactivité. Dans ces conditions, les processus inhibiteurs prédominent sur les processus d'excitation.

Nous pouvons supposer que la composition du sang du jeûneur, qui initialement stimulait le centre de la nutrition, a engendré, dans ce centre, par la vertu de son action prolongée, un état d'inhibition supraliminale. En outre, aucun aliment n'entrant dans le tube digestif, toutes les fonctions digestives sont suspendues et les mécanismes correspondants d'analyse chimique et de représentation viscérale dans le cortex sont déchargés de l'influence des stimuli. De ce fait, ils tombent dans un état d'inhibition similaire au sommeil « passif » causé par le blocage des stimuli. Cette inhibition tend à s'irradier à d'autres aires du cortex.

3. Le deuxième stade se termine abruptement par une « **crise d'acidose** » (acidotic crisis). Après une période de dépression, l'état physique et mental du patient s'améliore soudainement ; celui-ci se sent plus fort et de meilleure humeur. C'est le début du **troisième stade,** quand l'acidose diminue. Durant cette phase, la langue perd graduellement son enduit blanchâtre, l'odeur d'acétone disparaît, l'aspect de la peau s'améliore, les symptômes psychotiques recèdent. Les réflexes des sécrétions non conditionnées et les réflexes vasculaires demeurent à un niveau bas et les réflexes conditionnés, y compris la leucocytose réflexe, sont absents. Vers la fin du troisième stade, cependant, quand la langue est complètement propre et l'appétit revenu, les réflexes sécrétoires et vasculaires sont de nouveau en progression.

La récupération

Le premier stade de la période de récupération (les trois ou cinq premiers jours de la réalimentation) **est caractérisé par de l'asthénie et de l'irritabilité.** Les réflexes non conditionnés sécrétoires et vasculaires sont irréguliers, leur latence est diminuée. Il est à présumer que nous observons à ce stade une labilité pathologique des processus inhibiteurs.

Le deuxième stade de récupération est associé à un accroissement significatif de l'excitabilité nutritionnelle, une accentuation des réflexes sécrétoires et vasculaires, l'apparition de réflexes conditionnés stables et une élévation marquée de la leucocytose réflexe post-prandiale.

Nous pouvons conclure que les processus d'inhibition active sont intensifiés à ce stade.

Finalement, **le dernier stade est une phase de normalisation.** Il est caractérisé par une amélioration régulière de la condition physique et mentale du patient. L'excitabilité nutritionnelle se rétablit jusqu'à la normale ; les réflexes, conditionnés et non conditionnés, sont abaissés et le réflexe de leucocytose post-prandiale réduit. Cependant, ces réflexes restent d'une manière significative au-dessus du niveau de contrôle. L'EEG, habituellement, ne devient normal que beaucoup plus tard. Les stades que nous avons passés en revue au cours de la période de jeûne contrôlé doivent être considérés comme une séquence continue d'événements, chaque phase étant une condition requise pour le développement de la suivante.

Les effets thérapeutiques

Selon le degré auquel les stades se manifestaient comme selon les résultats de la cure de jeûne, tous les patients furent classés en deux groupes.

Les stades nettement marqués, avec « crise d'acidose » bien établie, étaient associés avec le meilleur effet thérapeutique, et ils étaient observés seulement chez les cas qui ont pratiquement guéri (1er groupe, 44 personnes). Nous devons insister sur le fait qu'avant comme pendant leur maladie, les patients du premier groupe manifestaient une réactivité adéquate, si ce terme peut être utilisé pour qualifier les réponses du système nerveux, les modalités des principaux processus nerveux.

Les patients montrant une amélioration partielle (2e groupe, 46 personnes) *possédaient une réactivité amoindrie* due au fait que leurs processus nerveux étaient soit paresseux (quoique de force adéquate), soit affaiblis, encore que préservant une mobilité suffisante.

Les cas non améliorés (3e groupe, 50 personnes) *ne révélèrent pas de modifications appréciables de leur état mental ni du dynamisme de leurs processus nerveux* tout au long du traitement, ce qui peut être expliqué par leur manque de réactivité.

D'une manière évidente, le succès de la cure de jeûne dépend directement de la réactivité du patient.

Une cure régénératrice

Cette thérapie présente, semble-t-il, le mode d'action suivant :

1. Tandis qu'il conduit à une fatigue aiguë, le jeûne sert de **stimulant puissant** pour une récupération subséquente.

2. Le jeûne procure un **repos du système digestif et des structures du système nerveux central** qui reçoit des stimuli de l'analyseur chémo et intéroceptif ; ce repos aide à normaliser leur état fonctionnel.

3. **L'acidose provoquée par le jeûne et sa compensation engendre un réflexe de mobilisation du mécanisme de défense** par la désintoxication qui, probablement, joue un rôle important dans la neutralisation des toxines associées aux processus de la schizophrénie.

Comme force de thérapie protective, la cure de jeûne contrôlée est spécialement indiquée en présence de signes suggérant un dérangement de l'état fonctionnel de l'analyseur interne chémo et intéroceptif, comme le montre le syndrome hypocondriaque de la schizophrénie.

Des études hématologiques (Y.L. Shapiro) ont montré que le jeûne contrôlé, loin de causer des altérations irréversibles dans la composition sanguine, stimule d'une manière frappante l'intensification des processus régénératifs et, conséquemment, métaboliques.

Mise en garde

Le traitement des troubles nerveux et mentaux par le jeûne ne peut être pris en charge que par un médecin très compétent disposant de l'assistance d'une équipe de psychologues et d'hygiénistes. Les « charlatans du jeûne » sont particulièrement dangereux dans un domaine où la moindre erreur peut entraîner des conséquences graves ou fatales.

46. L'alimentation et le jeûne : données pratiques

Composition de la ration alimentaire habituelle

Nos aliments sont généralement classés en plusieurs catégories, en fonction de leur destination nutritionnelle :

— **Les aliments dits vitalisants ou alcalinisants ou nettoyeurs :** les légumes et les fruits (salades, persil, cerfeuil, etc., et aussi quelques légumes racines : carottes, betteraves rouges). Les fruits qui entrent dans cette catégorie sont des fruits aqueux : pommes, poires, prunes, cerises, figues fraîches, oranges, etc. Ces aliments sont riches en vitamines et en oligo-éléments.

— **Les aliments plastiques ou réparateurs :** protides ou azotés. Ils interviennent dans la croissance notamment musculaire et dans les phénomènes de réparation organique (après blessure ou maladie, mais aussi chez la femme enceinte ou allaitante, chez l'enfant, etc.). Ce sont notamment le lait, les fromages, la viande, les fruits oléagineux (noix, noisettes, amandes, sésame), les légumineuses (haricots, pois, fèves, lentilles, etc.).

— **Les aliments énergétiques** qui, en principe, fournissent les calories et qui apportent le sucre sous diverses formes :

a — En premier lieu, les aliments farineux : céréales, pain, pommes de terre, riz, pâtes alimentaires, châtaignes, etc.

b — En deuxième lieu, le sucre, le miel et leurs dérivés.

c — En troisième lieu, les huiles et graisses.

Répartition de la ration

Un bon moyen mnémotechnique est la formule 60/20/20.

En poids, environ 60 % de légumes et de fruits, crus et cuits ; 20 % d'aliments protidiques ; 20 % d'aliments glucidiques : farineux et sucres.

En ce qui concerne les aliments gras, il en faut très peu et nous ne les incluons pas dans la formule ci-dessus pour ne pas la compliquer. Disons, à titre d'approximation, que 5 % de la ration suffisent en huile et graisse.

Il y a donc lieu d'assembler les aliments afin d'éviter les excès ou les carences de l'une ou l'autre catégorie. Par exemple, un repas équilibré pesant au total 500 g sera composé de :

— 60 %, soit 300 g de légumes et de fruits crus ou cuits ;

+ 20 %, soit 100 g d'aliments farineux et sucrés : pain, pomme de terre, riz, etc. ;

+ 20 %, soit 100 g d'aliments protidiques, c'est-à-dire 2 œufs, ou du fromage, ou des légumineuses, ou, pour ceux qui en prennent : viande maigre ou poisson.

C'est la proportion applicable au sédentaire. Si un travail

physique est requis ou si la température est basse, il y a lieu d'augmenter la ration d'aliments farineux et sucrés et de réduire la proportion des légumes et des fruits. Par temps chaud, on diminue la ration d'aliments farineux et sucrés et on augmente celle des légumes et fruits.

Il n'est pas possible de donner d'indications plus précises, sur un plan général, car il appartient à chacun d'entre nous d'agir suivant sa propre expérience, en commençant par une ration faible et en augmentant progressivement en fonction des symptômes éprouvés. Chacun doit devenir son propre guide et, dans une large mesure, son propre médecin.

L'alimentation normale

Alimentation très légère, composée essentiellement de produits biologiques obtenus dans des sols régénérés. Voici donc un schéma de régime alimentaire correct, à adopter habituellement en dehors des périodes de désintoxication (sauf contre-indication médicale).

Matin à jeun : eau seule (ou jus de fruits biologique, ou fruit, si bien toléré).

Petit déjeuner (à prendre 1/2 heure ou 1 heure ensuite, pas après 8 h 30). Variable suivant la température et le travail :

— soit 1 fruit frais ou fruits secs trempés + 1 tasse de lait non bouilli, ou caillé, ou en poudre, ou fromage blanc ;

— soit une infusion légère (café décaféiné, malt, Pionnier, maté, thé léger, sauge, thym, lavande, mais pas de café ordinaire) ;

— soit 1 ou 2 biscottes complètes ou biscuits complets ou galettes de riz, ou pain bis au levain + miel, infusion, 1 cuillerée à café de purée de fruits oléagineux ou fromage blanc bien égoutté ;

— soit 1 ou 2 tranches de pain bis au levain + fromage ou œuf cuit mollet un peu dur ;

— soit un petit déjeuner avec cacao ou préparation telle que le bircher-muesli ;

— soit... rien du tout, si vous n'avez pas faim ou si le repas de la veille au soir a été copieux. De toute manière, variez la formule d'un jour à l'autre.

Midi : salade et crudités ; un peu de légumes verts cuits soigneusement ; 50 à 100 g de viande maigre ou poisson maigre, sans sauce. Remplacer fréquemment la viande par 30 ou 50 g de gruyère ou hollande jeune ou par 40 ou 60 g de bon fromage, ou par 1 œuf frais poché, cuit mollet ou incorporé. En plus, un peu de pain bis ou de pâtes alimentaires ou semoule, ou riz complet, ou pomme de terre, ou autre aliment farineux (biscottes, châtaignes, etc.). Au dessert (facultatif) : 1/2 pomme bien mûre, ou préparation maison.

Ne rien prendre d'autre, afin de ne pas gêner la digestion.

Après-midi : ne rien prendre sauf eau, ou infusion légère. Manger tôt le soir (si travail physique, ou pour les enfants : goûter léger possible).

Soir : salade, éventuellement soupe fraîche ; 1 légume cuit ; prendre en plus, si on y tient : 1 tranche de pain bis, ou un peu de riz complet, de pâtes complètes, de semoule, de pâtisserie sèche de ménage ; fromage, œuf incorporé. Facultativement : dessert (par exemple flan ou crème maison).

Faire ce repas du soir le plus simple et le plus léger possible.

Les constipés feront bien de le composer uniquement de légumes cuits et crus, seuls ou avec soupe de légumes verts et quelques pruneaux secs trempés (éviter les fruits acides le soir). Eventuellement aussi, infusion légère (tilleul, verveine, oranger) après ce repas ou au coucher (avec sucre complet ou miel). Les repas de midi et du soir peuvent être intervertis. On peut ajouter régulièrement, midi et soir : levure alimentaire, blé germé, etc. Pour la salade : huile d'arachide vierge, d'olive, de tournesol, de sésame, de carthame, de courge, etc. (en variant).

Des exemples de menus pour chaque saison (52 jours) sont décrits dans notre ouvrage *Votre santé par la diététique et l'alimentation saine* (même éditeur).

Ne pas oublier le caractère essentiel du recours aux facteurs naturels de santé : air, soleil, repos, équilibre émotionnel, etc. Chaque jour, exercice physique au grand air, notamment sous forme de marche rapide (sans aller jusqu'à la fatigue) ou de gymnastique (Ruffier, exercices oxygénants,...).

Après le repas, détente et relaxation.

Conseils importants

— Il est préférable de prendre salade et crudités en début de repas.

— Repas simples : peu d'aliments différents à chaque repas, mais variez d'un repas à l'autre. Pas d'alimentation monotone. Présentez des plats attrayants mais sains.

— Mangez très modérément. Mastiquez à fond, lentement. Insalivez soigneusement vos aliments. Calme et gaieté à table. Appréciez les saveurs naturelles.

— Ne mangez que si vous avez vraiment faim. Si fatigué, nerveux, indisposé, mal à l'aise, enrhumé, frileux, très constipé, en période de diarrhée, sautez le repas et reposez-vous : eau seule et jus de légumes verts, crus ou cuits. Sautez autant de repas qu'il faudra jusqu'à la disparition des malaises et au retour de la **vraie faim.** Il est bon, d'ailleurs, de **sauter systématiquement un ou deux repas par semaine, ou même plus.**

— Jamais de grignotage entre les repas (bonbons, biscottes, biscuits, fruits,...).

— Les repas indiqués pour midi et soir peuvent être intervertis. Mangez peu le soir.

— Prenez garde aux fruits acides. Les fruits pris entre les repas ou à contretemps sont à l'origine de fermentations, ballonnements, diarrhée, amaigrissement, déminéralisation.

— Dormez au moins huit heures par jour. Reposez-vous, chaque fois que possible, avant et après le repas (surtout à midi). En cas d'asthénie, ration modérée et repos plutôt que nourriture en excès. Le faible qui se suralimente s'affaiblit encore. L'alimentation doit être rééquilibrée.

Compléments alimentaires de reminéralisation

Fréquemment, dans la fatigue, la dépression et les troubles nerveux, des signes de déminéralisation sont observés : il y a carence de calcium ou insuffisance d'assimilation d'autres oligo-éléments. Des compléments alimentaires naturels peuvent alors se révéler particulièrement bienfaisants :

— la levure alimentaire sèche, qui apporte en abondance des vitamines B (équilibre nerveux) ;

— de l'huile de pépins de courge (1/3 ou 1/4 de cuillerée à café chaque jour) ;

— du pollen (une cuillerée à café ou à soupe par jour) ;

— du blé germé (une cuillerée à café ou à soupe chaque jour), le matin de préférence ;

— le chlorure de magnésium, conseillé par le professeur Raymond Lautié : la ration d'entretien peut en comporter un ou deux grammes, avec un jus de fruit frais ou de légume, de préférence le matin à jeun.

Les aliments suivants figureront dans la ration de chaque jour : crudités (carotte, betterave rouge, navet, persil,...) ; quelques fruits

ettes, amandes, pistaches, noix du Brésil) ; fromage
nage à pâte ferme, œuf biologique.
ndra impérativement de certaines boissons toxiques
nduire des troubles du métabolisme : alcool, café,
hygiéniques et comportant coca, kola, acide
caféine, etc. On leur préférera des jus de fruits de
ologique, en quantité modérée, en dehors des repas.

Un facteur nutritionnel à ne pas négliger est l'héliose (le bain de soleil est indispensable ou, à défaut, pendant la mauvaise saison, le bain d'air), associée aux exercices respiratoires.

Ces mesures favorisent le métabolisme général et notamment celui du calcium.

La rééducation cardio-respiratoire

Le métabolisme général est considérablement amélioré par la rééducation cardio-respiratoire.

La vitalité s'en trouve accrue et, par répercussion, l'harmonie générale et l'équilibre physique et mental.

L'éducation respiratoire est importante non seulement chez les enfants (dans les troubles de croissance, l'anémie, la tendance adénoïdienne, les asymétries thoraciques, les déformations ; les rhumes, grippes, bronchites, pneumonies, l'asthme, les maladies des oreilles et la surdité, la paresse scolaire, etc.), mais encore chez les adultes et au troisième âge.

La dépression et la neurasthénie apparaissent souvent chez des gens qui sont à la fois mal nutris et mal oxygénés ; ils respirent mal — d'autant plus que leur état psychique les conduit à une restriction vitale.

Une ventilation pulmonaire plus active favorise la nutrition et corrige progressivement les troubles de l'humeur et du comportement.

La rééducation respiratoire peut se combiner avec l'acupressure (ou la technique des points de Knap).

L'alimentation dans les troubles de santé

D'une manière générale, **en période de troubles de santé, il est préférable de réduire ou même parfois supprimer l'alimentation.**

Dans la plupart des maladies aiguës, il ne faut pas hésiter à jeûner totalement, contrairement à la croyance générale : *« Si je ne mange pas, je vais mourir.* » Pendant le cours des maladies chroniques, une réduction s'impose, spécialement en ce qui concerne les protides et les glucides, une importance toute particulière devant être accordée aux aliments de purification (fruits et légumes surtout). Par exemple, les céréales et le pain doivent être supprimés pendant un certain temps au moins dans l'hémogliase (épaississement du sang).

Le jeûne court

Le jeûne, c'est la **suppression totale de nourriture, sauf d'eau.** Le jeûne peut être de courte, moyenne ou longue durée. Nous n'envisageons ici que le jeûne de courte durée, car un conseiller très compétent est requis lorsqu'il s'agit d'une abstention prolongée de nourriture.

Le jeûne court dure de 1 à 4 jours.

La seule boisson permise est l'eau, seule ou éventuellement additionnée d'un peu de jus de fruit bien mûr ou de jus de certains légumes : carottes, choux, betteraves rouges, laitues, etc. Il est préférable de ne pas y ajouter de sucre sauf en cas d'apparition de l'acétonémie ; le miel est alors souvent préférable : à prendre par cuillerées à café à plusieurs reprises dans la journée, avec un peu d'eau. Ne pas saler, bien entendu.

Rien d'autre ne doit être pris. **Il ne faut boire que selon la soif** et non au-delà, au risque de surcharger le cœur et les reins.

Il n'est généralement pas utile de prendre de laxatif ni de lavement anal, à l'exception de certains cas : hémorroïdes très douloureuses, matières fécales volumineuses et dures, maux de tête, malaise général. Il ne faut pas oublier que le laxatif, même à base de plantes, est irritant pour les intestins et risque de faire apparaître ou se poursuivre la constipation.

Certains symptômes, considérés à tort comme défavorables, peuvent survenir au cours du jeûne : langue chargée, haleine forte, mauvais goût dans la bouche, fièvre, fatigue, insomnie, palpitations, constipation, etc. Ils signalent l'apparition de la crise de désintoxication, qui peut être plus ou moins vive. Cette crise est généralement libératrice et doit alors suivre son cours jusqu'à son terme.

Réalimentation après le jeûne court

Les modalités de la reprise sont très variables. Il n'y a pas de règle fixe. Certains se trouvent mieux de prendre des jus de fruits ou de légumes ; d'autres une ou deux galettes de riz à plusieurs reprises dans la journée ; d'autres encore une soupe de légumes légère et des légumes cuits à l'eau ou à la vapeur. Il est parfois conseillé de ne prendre que du lait frais, non bouilli, toute la journée (encore faut-il qu'il s'agisse de lait d'origine biologique).

Le deuxième jour, on peut prendre trois repas à 5 heures d'intervalle :

— **Le matin :** une demi-tasse de jus de carottes ou de jus de pommes ou un peu de bouillon de légumes, ou encore une ou deux galettes de riz ;

— **A midi :** salade verte, un peu de tomate, carottes râpées, une ou deux tranches de pain bien séché ou galettes sèches, un peu de beurre ou une demi-cuillerée à café de purée d'amande ou de noisette ;

— **Le soir :** carottes et légumes verts cuits à la vapeur. Pruneaux trempés ;

— **Les jours suivants :** on peut appliquer le régime d'élimination, ou de désintoxication, décrit ci-après.

Régime d'élimination ou de désintoxication

Cette alimentation permet à l'organisme de se purifier rapidement sans qu'intervienne le jeûne. Elle peut être adoptée après une période de jeûne plus ou moins longue.

Les trois premiers jours, prendre au réveil, l'estomac étant vide, un grand verre d'eau peu minéralisée, à très petites gorgées.

Matin, midi et soir : une sélection de fruits bien mûrs : de préférence pommes, abricots, prunes reines-claudes, figues, raisin, en prendre modérément. Rien d'autre sauf un peu d'eau, suivant la soif, entre les repas.

Des symptômes de fatigue apparaissent les deuxième et troisième jours mais cette impression passe vite. Les obèses peuvent continuer plusieurs jours mais les maigres et les nerveux se suffiront de trois jours.

Les quatre jours suivants : chaque matin, au lever, prendre le jus d'un demi-citron dans deux verres d'eau tiède ou un peu chaude mais non brûlante.

Au petit déjeuner : fruits indiqués pour les jours précédents.

A midi : bouillon de légumes.

Le soir : salade et crudités, un ou deux légumes cuits, non farineux.

La deuxième semaine : continuer à prendre l'eau chaude citronnée du matin.

Au petit déjeuner : fruits comme précédemment.

A midi : salade verte et crudités avec une ou deux galettes sèches ou une tranche de pain bis séché.

Le soir : bouillon de légumes, légumes cuits à la vapeur, salade ou quelques fruits trempés ou une purée de pomme.

Cette alimentation fournit suffisamment de cellulose pour exciter le péristaltisme intestinal et éviter la constipation, dans le cas général. S'il existe une obstruction organique (tumeur, par exemple), le problème est évidemment différent.

La troisième semaine : continuer à prendre l'eau citronnée du matin et les fruits au petit déjeuner.

A midi : salade verte et crudités, galettes sèches ou biscuits complets ou tranches de pain bis ou pommes de terre en robe (avec un peu de beurre).

Le soir : un plat azoté (fromage, œuf ou viande ou poisson pour ceux qui en désirent). Un plat comprenant deux ou trois légumes verts cuits. Un peu de salade crue.

On peut ajouter aux aliments, à partir de cette semaine, un peu de levure alimentaire sèche, source de vitamines du groupe B, et également, le matin, une cuillerée à café de blé germé.

Les maigres et les nerveux peuvent ne pas bien tolérer l'eau fortement citronnée du matin. Ils se contenteront de quelques gouttes de jus de citron ou remplaceront purement et simplement les fruits par du jus de légumes verts ou de carottes ou de betteraves rouges crues.

Cette cure de désintoxication de trois semaines peut être avantageusement appliquée en période chaude. Il serait bon de s'y soumettre au début des vacances. Elle peut aider à la désaccoutumance du tabac, de l'alcool et d'autres toxiques et l'on doit autant que possible la combiner avec le bain de soleil (prudemment), le bain d'air, l'hydrothérapie.

Mesures particulières

Des modalités d'application sont à prévoir dans certains troubles et chez certaines personnes, notamment quand des facteurs psychologiques entrent en jeu.

Obsédée par l'idée d'une nourriture parfaite, la personne « s'acharne » à bien faire et s'étonne de ce que les résultats ne soient pas toujours conformes à ses désirs. Elle est tentée de passer d'un régime à l'autre, influencée par la lecture de tant de conceptions alimentaires contradictoires élaborées par des auteurs souvent insuffisamment instruits des problèmes de la nutrition.

Le rejet de la nourriture traditionnelle (et parfois ancestrale) peut aussi conduire la personne à se sentir coupable de l'abandon de règles qui lui ont été transmises par ses parents.

Résumons-nous donc par quelques suggestions :

— **Evitons l'esprit sectaire** et les conceptions extrémistes qui ont cours dans certains milieux végétaliens ou végétariens (*encore que nous connaissions des végétariens et des végétaliens très équilibrés*) ;

— Ne suivons pas passivement tel ou tel auteur mais apprenons à **individualiser** notre alimentation et à raison garder ;

— Modifions notre alimentation **progressivement** et non brutalement ;

— **Choisissons une nourriture naturelle et biologique** autant que nous le pouvons ; mangeons modérément ; évitons les poisons et les excitants ; apprécions la nourriture qu'il nous est donné de savourer ;

— Et puis, lorsque nous avons pu jouir de cette nourriture, oublions ce que nous avons mangé et pensons à autre chose ; **ne nous laissons pas obséder par cette question.**

HUITIEME PARTIE

hygiène et thérapeutique individuelles et psychosociales

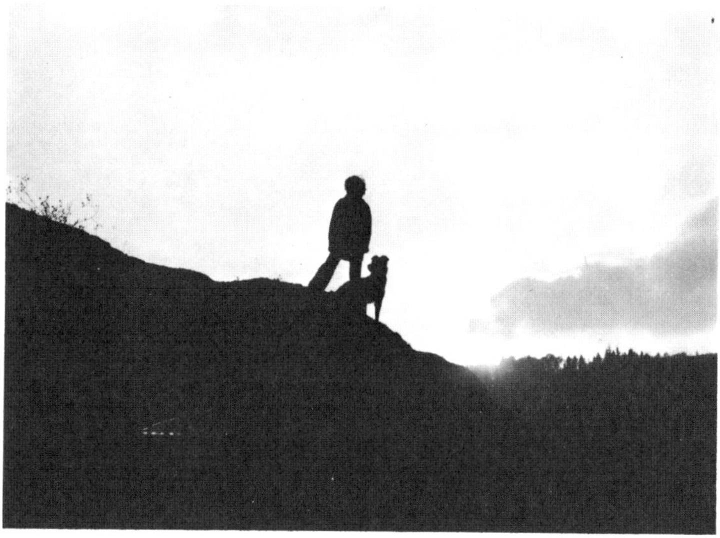

Pour affronter les tempêtes de la vie, combien est précieuse la relation avec l'animal familier ! (Photo Y. Buyse).

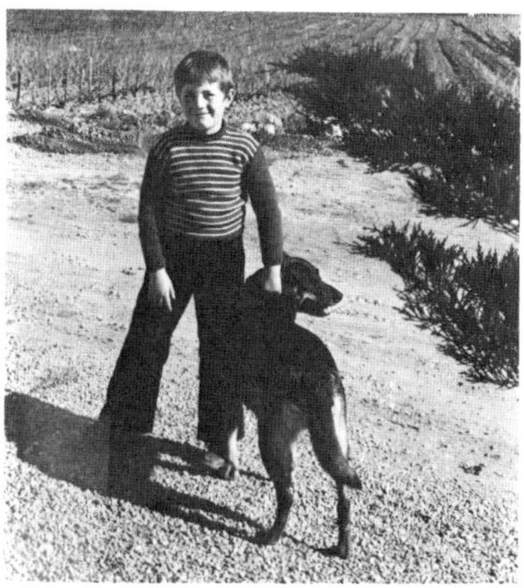

47. Auto-analyse et image de soi

« L'optimisme véritable n'a aucun rapport avec l'illusion. Il consiste à concevoir et à vouloir un idéal qui soit inspiré par une affirmation saine et réfléchie du monde et de la vie. » (A. Schweitzer, *Ethique*)

Réduire les tensions

La réduction des tensions physiologiques et psychologiques constitue un des aspects essentiels — et peut-être le principal — de la psychothérapie de la personne.

Comment parvenir à une meilleure santé mentale si l'on néglige les aspects physiologiques régissant notre tonus, notre dynamisme, notre aptitude à surmonter les obstacles, autrement dit, un élément fondamental de notre « immunité naturelle » ?

Il est vrai que cette condition ne suffit pas à elle seule. L'adoption d'une alimentation saine et l'observation des autres facteurs naturels de santé sont insuffisantes si l'on néglige les facteurs mentaux et émotionnels, dans leurs aspects conscients et inconscients.

Ne vous est-il jamais arrivé de vous mettre dans une violente colère ? A-t-il alors suffi que l'on vous conseille de vous calmer pour que la tempête laisse place à une mer d'huile ?

Si vous êtes déprimé, abattu, vous suffit-il de vous entendre suggérer de ne pas vous laisser abattre pour que vous remontiez immédiatement la pente et que vous surmontiez votre dépression ?

Non, sans aucun doute. Des facteurs plus profonds règlent notre humeur, notre conduite et notre comportement. La seule volonté ne suffit pas, et encore moins l'idée que l'on pourrait ou devrait le faire.

Un comportement excessif

Un hygiéniste américain, R.J. Cheatham, présentait l'hygiène naturelle et il venait de déclarer que les toxines constituaient la base fondamentale de toutes les maladies, en plaidant éloquemment la cause des méthodes « non violentes ». A l'issue de son discours, les réactions furent diverses. Certains auditeurs marquaient leur accord, d'autres manifestaient violemment leur opposition. Un auditeur se leva, agitant les bras, et déclara fiévreusement : *« Ce n'est pas scientifique. Vous ne pouvez pas le prouver, et vous savez fort bien que vous ne le pouvez pas. Vos déclarations n'ont été contrôlées par aucun laboratoire scientifique. »* Cet homme était visiblement troublé. Quelle attitude adopter en face de ce manque de pondération ? Son épouse, une femme calme et bienveillante, reconnut plus tard : *« C'était terrible. Il s'emballe ainsi constamment et, sans cesse, je dois le supplier de maîtriser ses émotions. »*

C'est donc fréquemment que cette femme suppliait son mari de « réprimer ses emportements ». Il n'y parvenait pas. Mais après tout, **est-il sain de maîtriser, de contrôler ou réprimer ses émotions ?** De nos jours, on admet généralement qu'il est plus sain de donner libre cours à sa colère que d'essayer de la refouler. **S'attacher à garder un calme extérieur et artificiel n'est nullement bienfaisant ;** les conseils suivant lesquels il ne faut pas se laisser abattre mais nourrir des pensées positives ou manger une nourriture saine sont bien peu efficaces si l'on réprime excessivement les émotions.

Nos émotions et nos sentiments sont très complexes. Cette énergie psychique interne, constituée par les processus dynamiques à la source des émotions, est aussi complexe que le processus par lequel les protides ou les hydrates de carbone se transforment en cellules corporelles. Il est vrai que, de même que les progrès de la recherche nous permettent d'élucider les mystères du métabolisme, de même aussi nous commençons à y voir plus clair dans le processus compliqué de notre vie émotionnelle. Un phénomène bien connu est que, lorsque nous éprouvons une quelconque émotion négative, notre corps, nos organes et nos muscles sont dans un état de tension physiologique. Lorsque nous sommes en colère, effrayé ou anxieux, déprimé, coupable ou honteux, notre corps est soumis à une certaine tension. Souvent, cette tension est soudaine et intense ; fréquemment aussi, elle est moins intense mais chronique et continue. Notre degré de tension dépend de l'intensité de nos sentiments, et la durée de la tension dépend de la durée de nos sentiments.

Déséquilibre biochimique par tension émotionnelle

La plupart d'entre nous connaissons les réponses du corps à la tension mentale-émotionnelle-physique. **Chaque fois que nous sommes émotivement agité et physiquement tendu, le système nerveux déclenche certaines réponses physiologiques ;** de l'adrénaline se déverse dans le sang, la fréquence respiratoire augmente, le pouls s'accélère, du sang est dévié des organes abdominaux vers les muscles du squelette, la tension artérielle s'accroît, du glucose supplémentaire est déversé dans le sang, etc.

Tous ces phénomènes préparent le corps à réagir immédiatement et violemment à une certaine menace, à un stress.

Ces réponses s'élaborèrent chez l'homme primitif, lorsque celui-ci vivait encore dans des forêts et des cavernes, en proie aux menaces directes des intempéries et des bêtes sauvages. Elles permettaient à l'homme de ce temps de se préparer à la course, à la fuite, ou à la lutte, à l'acquisition d'une force supplémentaire pour venir à bout de la menace physique.

Dans la vie contemporaine, les menaces qui pèsent sur nous sont généralement moins physiques que d'ordre émotionnel et psychique. Ce sont des menaces pour notre moi et pour l'image de notre moi.

Anxiété, colère et orage hormonal

Si nous sommes constamment soucieux, anxieux, déprimé, de l'adrénaline se déverse en permanence dans notre sang. Si nous ne pratiquons pas d'exercices physiques adéquats, dans le but d'oxyder cette adrénaline ou de l'éliminer, nous nous trouvons dans un état biochimique déséquilibré, et cela d'une manière chronique ; à vrai dire, l'adrénaline émise par nos glandes surrénales se comporte, dans l'organisme, comme un excitant mais, si cet excitant n'est pas normalement utilisé pour l'action, il se comporte dans le sang et dans les cellules comme un toxique.

Si je me mets souvent en colère, semblable à un chien hargneux, je subis fréquemment de fortes décharges d'adrénaline et de glucose ainsi qu'une élévation de la pression sanguine, ce qui est l'**équivalent d'une hypertension. Combien de diabètes, de troubles digestifs, cardiaques, cutanés, sexuels et autres ont pour origine cette tension physique chronique engendrée par des émotions négatives et violentes !** Cette proportion de troubles est probablement très élevée, à notre époque.

Autrefois, au temps de la simple culture rurale ou des guerres d'homme à homme, à mains nues ou à l'aide d'armes individuelles, les problèmes étaient tout différents. Il était plus facile de satisfaire les besoins du moi car, dans le groupe ou la tribu, tout le monde se connaissait de la naissance jusqu'à la mort. L'individu n'avait pas alors à porter de masque social, et il pouvait vivre d'une manière plus détendue, détachée.

De nos jours, l'exigence d'un statut social particulier, la crainte des sanctions, la recherche d'une ascension constante conduisent à des réactions plus intenses de haine, de jalousie, d'agressivité, de culpabilité ; rares sont ceux de nos contemporains qui peuvent vivre dans le calme, la sérénité, le détachement.

Le développement du moi

Avant d'étudier les besoins émotionnels de notre moi, essayons de préciser les étapes du développement de celui-ci.

Chacun de nous représente un moi à divers stades de son développement. Chez certains, le moi est plus évolué et accompli que chez d'autres.

Lorsque nous étions enfants, nous sommes tous partis du même point, ou presque. Nous n'avions pas de moi, ou du moins celui-ci était peu apparent. Les psychologues considèrent aujourd'hui que **le moi est une instance qui se développe chez les êtres humains en fonction de leurs relations sociales, dès le berceau — et même avant la naissance, dans le sein de la mère.** Certains enfants, qui ont vécu huit ou dix ans dans des forêts, sans aucun contact humain, ne se comportaient plus en êtres humains ; ils n'avaient pas de langage ni, probablement, de conscience de soi comme nous pouvons l'avoir dans nos sociétés humaines. D'autres enfants ont vécu enfermés dans des greniers, sans contact extérieur ; ils ont été nourris mais n'ont eu qu'un minimum de contacts humains ; eux non plus n'étaient pas des êtres humains, ils n'avaient aucune conscience de soi.

Ainsi, le développement du moi chez un enfant en croissance est un processus très important et significatif. Il débute lorsque l'enfant apprend à distinguer son corps des autres objets. Il suce son propre pouce et, ce faisant, il éprouve d'autres **sensations** que lorsqu'il suçait son biberon. La sensation qu'il éprouve à toucher sa chaussure est différente de celle qu'il ressent à toucher son pied. Plus tard, il prend conscience de l'élimination de ses matières fécales. Ensuite, intervient le stade de **prise de conscience de l'ensemble du**

corps externe et des organes génitaux, qui sont explorés en leur temps, d'une manière normale et qu'il ne convient pas de culpabiliser. Très tôt, l'enfant apprend à connaître progressivement son moi. Nous ne savons pas exactement à partir de quand, mais ce stade est certainement en relation avec la compréhension des mots.

Le mot chaise commence à désigner une chose ; le mot chien, une autre chose ; le mot mère, une autre encore. Les qualificatifs de gentil, bon, mauvais, vilain, commencent à désigner ce que les gens, autour de lui, appellent ainsi. L'enfant essaie d'appliquer ces qualificatifs à ces autres choses. Le gentil chien, la bonne mère, le chien méchant, la mère méchante, etc. **Les mots sont des symboles mentaux.** Et un jour décisif, l'enfant prend conscience du fait que le mot Jeanne ou Pierre s'applique *à lui*. Il est donc une chose, un moi, comme ces autres choses.

Une phase capitale

A présent, il est parvenu à une phase capitale de son existence. Pour lui, ce faisceau d'énergies, âgé d'un an ou deux, ces Pierre, ces Jeanne, c'est un moi.

Il commence à savoir (par ce que les autres gens lui disent ou par la manière dont ils se comportent avec lui) qu'il est un gentil moi, un méchant moi, un moi sale, un moi bête, un moi méchant, etc.

Chacun de nous a commencé à ce stade de la vie où il n'avait encore aucune conscience d'être Pierre, Jean, Jeanne,...

Une fois parvenu à ce stade de conscience de soi, il est impossible de revenir en arrière.

A partir de ce stade, en effet, nous avons passé la plus grande partie de notre temps à vérifier, cacher ou développer notre moi ainsi que l'image que nous nous sommes forgé de ce moi. *Si j'aime mon moi, et si je trouve du plaisir à l'exprimer, si ce moi se trouve satisfait, je suis heureux et détendu.* En revanche, si je me sens mal à l'aise avec mon moi, si ce moi est contraignant à l'excès, *si l'image que j'ai de ce moi est marquée d'anxiété ou de culpabilité, je suis tendu et malheureux, « frustré ».*

Le besoin d'une image de soi correcte et acceptable

De même que chacun de nous a un moi, chacun de nous a une image de ce moi. Les deux sont importants mais ils peuvent fort bien ne pas coïncider, et alors survient le déséquilibre, plus ou moins profond, intense et durable.

Supposons que vous soyez une personne qui se voit adaptée, intelligente, efficiente. Symboliquement, nous pourrions représenter cette image par un grand cercle régulier. Il peut y avoir éventuellement une légère déformation de ce cercle, cette déformation représentant un accès de colère occasionnel mais, dans l'ensemble, vous avez une image de vous-même fort satisfaisante.

Peut-être cependant n'êtes-vous pas conscient (ou ne voulez-vous pas admettre) que la plupart du temps vous êtes maussade, solitaire, inquiet. Une autre personne traçant une image de votre moi représenterait ces caractéristiques par des renflements, des monticules, des déformations sur la ronde image lisse que vous avez, vous, de votre propre moi.

En tout cas, **si votre image du moi ne coïncide pas avec le véritable moi qui est le vôtre, il est probable que vous êtes souvent tendu et que vos énergies vitales sont, pour une part plus ou moins grande, dépensées dans une lutte intérieure.** Vous entreprenez des travaux que vous ne pouvez pas correctement maîtriser ; vos rapports avec autrui ne sont pas satisfaisants ; vous êtes mal à l'aise et la plupart du temps solitaire ou déprimé, coléreux et tendu, et si vous êtes tendu, *votre biochimisme est déséquilibré et « toxique »,* et les explications données précédemment vous le font comprendre.

Peut-être aussi êtes-vous un autre type de personne ? Vous pouvez être doté de capacités intellectuelles, musicales ou artistiques, mais vous manquez de confiance en vous. Une autre personne qui vous étudierait représenterait de vous un dessin de belle taille, et symétrique, avec juste un petit renflement pour votre timidité, mais votre image du moi, dans ce cas, est très différente. Vous vous voyez plutôt petit, sans grande valeur, et vous amplifiez chaque petit défaut. Votre dessin serait minuscule, plissé de nombreux renflements et...

En ce cas, vous n'agissez pas selon vos capacités ; vous êtes dans une situation en quelque sorte limitée, sans pouvoir bénéficier à plein de ce moi, le développer ou l'exprimer beaucoup plus heureusement et efficacement que ne le fait la personne qui se voit adéquate alors qu'elle ne l'est pas.

Ainsi, **notre premier besoin à tous est d'avoir une image de notre moi aussi correcte et juste que possible.** Si nous n'aimons pas ce que nous voyons, nous pouvons chercher à l'améliorer. Mais nous ne pouvons pas faire grand-chose si nous ne connaissons pas ou n'admettons pas la condition réelle de notre moi. Ce n'est que lorsque nous nous serons représenté une image de notre moi à la fois correcte et acceptable que nous éprouverons la paix intérieure et que nous trouverons l'équilibre mental. Ce n'est qu'à ce prix que nous pourrons nous délivrer de notre tension corporelle.

Névrose normale = image de soi incorrecte et inacceptable.

La plupart de nos contemporains ne se sont pas formé une image correcte de leur moi ; et même, quand ils en ont une, ils ne l'aiment pas, ils ne savent pas comment la modifier pour l'améliorer. Certains auteurs appellent cet état une *névrose normale*. Une névrose, c'est en quelque sorte une barrière intérieure qui s'oppose à la satisfaction des besoins. Tant de gens possèdent ces barrières intérieures que des psychologues considèrent la névrose comme universelle, commune, normale. Rares sont les personnes, aujourd'hui, qui se sont forgé une image de soi adéquate et acceptable et sont, de ce fait, heureuses, détendues et saines.

Pourquoi sommes-nous pour la plupart des névrosés ? Comment se fait-il que la majorité d'entre nous parviennent à l'âge adulte pétris de doute et de haine envers eux-mêmes, et se méprisant souvent profondément ? La réponse est aisée.

La relation parents-enfants

Il nous suffit de considérer le type général de la *relation parents/enfants :* nous déterminerons ainsi pourquoi les enfants et les adolescents sont pratiquement forcés de se juger inacceptables.

Dès notre plus jeune âge, nos parents ont édicté à notre encontre une série de règles qu'il ne fallait pas enfreindre. Il nous était interdit de toucher aux jolis objets de notre père, de jouer avec nos organes génitaux, de nous salir... Nous n'avions même pas le droit de penser à ces choses. Mais il est naturel et biologique pour les enfants de faire de telles choses, et nous avons souvent désobéi — quand maman n'était pas là, par exemple. Nous étions souvent pris sur le fait, grondé, puni, rejeté — et ainsi, de fil en aiguille, *nous en sommes venus à penser que nous étions méchants et sales* — parce que nous pensions à ces choses ou que nous les accomplissions. Nous étions, en quelque sorte, en état de « péché permanent ».

Etions-nous en désaccord avec nos parents ? Les haïssions-nous ? Personne ne le pensait vraiment. Pourtant, enfants, nous étions souvent en désaccord, intérieurement, avec nos parents et pleins de *colère* et de *haine* envers eux. Cette attitude ne faisait que renforcer notre sentiment de **culpabilité à l'idée d'être méchants ou vilains** envers ceux que nous aurions dû aimer.

Punition, anxiété, culpabilité de l'enfance...

A l'école, nous devions obtenir de bonnes notes et un bon classement, comme tous nos camarades. Sinon, nos parents et nos maîtres se montraient déçus, nous étions jugés d'après des normes que peu d'entre nous pouvions respecter, et pourtant, nous étions punis en cas de désobéissance.

L'école a renforcé notre sentiment d'insuffisance. Nous avions à prendre exemple sur de nombreux modèles. On offre aux enfants de fausses images. Il fut un temps où c'était la vie de personnages célèbres ; actuellement, ce sont plutôt des héros d'aventures amoureuses. Puis est venue la puberté, et notre intérêt sexuel est devenu une source d'anxiété et la cause d'un sentiment de culpabilité. Ne nous avait-on pas appris, dès notre plus jeune âge, que tout ce qui se rapportait au sexe était ultra-secret, sale ou répréhensible ?

C'est ainsi que **la plupart d'entre nous, pétris d'anxiété, se sont jugés inacceptables.** Nous n'avons pas vu d'autre issue que de cacher ce côté de nous-même que nous pensions être sale et indigne. En effet, nos parents et nos éducateurs ne nous « aimaient » que lorsque nous leur présentions ce bon côté, et ils nous ont puni ou rejeté lorsque nous leur présentions l'autre côté.

... à l'âge adulte

Il aurait fallu nous apprendre dans notre enfance comment connaître, accepter et développer notre moi. Mais nos parents et nos éducateurs ne l'ont probablement pas fait. De sorte qu'à l'âge adulte, nous manquons de compréhension, de savoir-faire et de savoir être, à cet égard. Nous conservons nos habitudes inutiles et périmées, notre tension, notre malaise, notre culpabilité, notre infériorité... Ces éléments négatifs cheminent à l'intérieur de notre personne et se conduisent en parasites négatifs. Nous utilisons et dirigeons incorrectement notre énergie psychique, qui se dépense en pure perte dans des voies conflictuelles.

Il paraît donc utile, à notre époque, d'enseigner les manières par lesquelles nous utilisons incorrectement notre énergie — et nous en étudierons trois, puis nous esquisserons quelques étapes conduisant à de nombreuses voies d'obtention d'une image de soi acceptable, en vue d'obtenir la libération de la tension mentale et psychologique.

Première erreur : acceptation indirecte de soi-même

Au lieu d'avoir appris à accepter notre moi tel qu'il est, nous avons été conditionnés à rechercher notre satisfaction dans l'approbation des autres. Cette attitude conduit à une utilisation défectueuse de notre énergie psychique ; elle aboutit toujours à la tension nerveuse car nous savons que le moi extérieur, que nous présentons aux autres, n'est pas notre véritable moi ; il n'en est qu'une expression déformée, masquée (ce que Jung appelait la persona, le masque antique de tragédie).

Cette dualité nous rend inquiet, mal à l'aise, tendu.

Cependant, enferré dans cette habitude, ce conditionnement, nous tentons d'obtenir l'approbation de nôtre clan, de notre club, de notre groupe familial, social, professionnel. Nous pouvons alors nous aligner sur les idées en vogue, sur le système à la mode, sur la manière conventionnelle de penser.

Conformisme et soumission

Ce conformisme — cette tendance moderne à se conformer au milieu extérieur — provient de ce faux « besoin » d'obtenir que les autres acceptent ou approuvent notre moi extérieur, apparent ; ainsi, **nous cherchons à « appartenir » aux autres plutôt qu'à rester un être singulier,** différent des autres, capable, s'il le faut, d'entrer sainement en conflit avec le milieu. Cette situation de conflit serait alors jugée inacceptable (par nous-même et par les autres) et nous ne pourrions pas supporter le malaise supplémentaire provoqué par la désapprobation des autres. Nous attendons des autres qu'ils acceptent et approuvent souverainement notre statut social.

L'individu peut rechercher un autre moyen de s'adapter indirectement, c'est-à-dire de vivre avec lui-même tout en supportant un état conflictuel : c'est de viser à accumuler des biens matériels : une voiture plus puissante, une maison plus prestigieuse, des vêtements plus coûteux, une situation plus en vue, etc. Nos achats ne sont pas, loin de là, motivés uniquement par la satisfaction de nos vrais besoins. Bien souvent — et le plus souvent, pour certains — nous achetons un objet ou un service pour l'impression que cette acquisition fera sur les autres. Un tel comportement augmente notre tension et notre anxiété.

Recherche de l'approbation des autres

Nous pourrions essayer d'obtenir une meilleure image de nous-même, plus correcte et plus acceptable, mais nous préférons souvent rechercher l'approbation des autres, en espérant qu'elle nous donnera une meilleure opinion de nous-même, et cette recherche est l'occasion d'une déperdition d'énergie psychique.

Nous utilisons toutes sortes de procédés destinés à *impressionner les autres*. Nous consacrons — consciemment ou non — notre énergie à des actes que nous croyons capables de nous assurer le succès. Nous travaillons plus dur dans notre profession, notre production littéraire, artistique, sociale, et même dans nos activités de loisirs. Pourtant, d'une façon ou d'une autre, un succès n'est jamais considéré comme suffisant ; il ne libère pas de la frustration ; il n'entraîne pas la réelle satisfaction de notre doute intérieur ; il en est ici comme du *tonneau des Danaïdes* : plus nous obtenons de succès, plus nous avons l'impression que de nombreux autres succès nous sont indispensables. Si nous venons à tomber en dessous de notre standing, nous ressentons durement cette défaillance ; notre sentiment de frustration s'amplifie, ce qui ne fait qu'accroître notre anxiété et notre dépression.

Deuxième erreur : l'isolement psychologique

Afin d'obtenir le développement de notre moi — et pour notre propre satisfaction — nous, êtres humains, avons besoin de vivre en association avec les autres ; plus cette association est étroite, intime et harmonieuse, mieux notre personne se sent assurée, intégrée.

Nous avons dit plus haut que **le moi ne se développe pas chez l'enfant qui ne bénéficie pas de ce que nous pouvons appeler l'association humaine.** Chez les enfants en croissance, les adolescents, les adultes, le développement et la satisfaction du moi dépendent de l'intégration au milieu. Les ermites sont généralement des gens malheureux, ou tout au moins tristes et moroses. Une réclusion solitaire en prison cause une dégradation de la personne, jusqu'aux déséquilibres mentaux.

Dans la vie contemporaine, la plupart d'entre nous ne sommes pas physiquement privés d'un contexte social. Chaque jour, nous évoluons au milieu de nos semblables, chez nous, dans la rue, dans les magasins, au bureau ou à l'atelier, au café, dans une association de loisirs, etc. Cependant, beaucoup se sentent isolés, dissociés, coupés des autres. Le groupe humain actuel est en quelque sorte une *foule solitaire.*

C'est inconsciemment que nous utilisons notre énergie psychique à créer des **barrières psychologiques** qui s'interposent entre nous-même et les autres. Nos relations deviennent forcées, superficielles, peu satisfaisantes, marquées par un simple souci de politesse et de civilité conventionnelles, ou, plus souvent, par l'indifférence, le rejet et l'exclusion. La conversation porte sur la pluie et le beau temps, sur le travail dans son expression la plus fade. Les commérages, les plaisanteries, les railleries, la transmission de rumeurs non fondées, scandaleuses ou calomnieuses, voilà ce qui forme trop souvent le fond de nos relations avec les autres si nous nous sentons mal intégrés.

La schizoïdie

Peu d'échanges étroits, chaudement intimes, en rapport avec nos sentiments, notre moi et les besoins de celui-ci. Nous nous trouvons donc souvent plongés dans un isolement psychologique. Les barrières que nous élevons entre nous-même et les autres ne font qu'augmenter notre tension, ce qui représente la réaction organique à la frustration émotionnelle. Nous nous trouvons alors dans un état de *schizoïdie, préludant à la schizophrénie,* si nous n'y prenons garde.

Barrières de refuge

Quelles sont donc ces barrières derrière lesquelles notre moi se réfugie pour se protéger, se préserver d'une association intime ? Nous pouvons prétexter que notre travail exige tant de nous que nous n'avons pas le temps de nous consacrer à des relations d'amitié et d'intimité. Ou bien encore, nous pouvons justifier notre attitude égocentrique en prétendant que personne ne nous plaît, que nous ne nous sentons pas en sympathie avec notre milieu, que celui-ci n'est pas fait pour nous, qu'il comporte trop de dépravation, que les autres sont trop égoïstes pour nous comprendre, etc.

Ainsi, nous trouvons les autres trop superficiels, trop frustes, trop distants, trop agressifs, trop inintelligents, trop égoïstes, trop orgueilleux, etc. Nous dirons (et nous pourrons même penser de bonne foi) que nous souhaitons entrer en rapport avec des personnes de niveau supérieur, d'une intellectualité plus fine, et que ce que nous cherchons est difficile ou impossible à découvrir. Mais ce ne sont là que des *masques,* des expressions de notre anxiété et de notre incapacité à approcher les autres d'une manière intime et spontanée ; **cette attitude cache notre propre doute intérieur, notre incapacité à nous accepter nous-même.** Nous sommes entraîné à rationaliser incorrectement les situations, à former des interprétations en désaccord avec notre réalité profonde, à travestir cette réalité de notre être, à « fuir la vérité », c'est-à-dire à nous réfugier derrière le masque, la *Persona* de la tragédie grecque.

Autrement dit, **nous nous jouons en permanence une comédie,** inconsciemment. Notre cinéma intérieur nous suggère des idées non conformes à notre réalité intime. Nous vivons sur une illusion, sur un mythe.

Troisième erreur : colère et ressentiment

Parmi les nombreux autres facteurs susceptibles de défavoriser la production d'une image de soi correcte et acceptable, mettons l'accent sur la colère, la haine et l'hostilité.

Quelles sont les causes de la colère ? Combien de fois n'avons-nous pas entendu dire : *« Il ne décolère jamais » ; « Quand je pense à la manière dont cet homme traite son enfant, je vois rouge » ; « Mon patron est un véritable tyran, tout le bureau le déteste. »*

Certaines personnes, certaines actions, certains événements extérieurs à eux-mêmes occasionnent la colère chez la plupart des humains. Ceux qui raisonnent ainsi devraient réviser leur jugement car **la cause de la colère doit être recherchée au sein même de la personne qui se met en colère.**

Je déteste chez les autres ce que je réprouve en moi-même. Oui, nous éprouvons souvent un sentiment d'hostilité envers les autres (les personnes, les animaux, les choses) dans la mesure où nous nous méprisons nous-même. L'intensité de nos émotions et la puissance de notre colère trahissent le degré de notre malaise vis-à-vis d'une partie de nous-même et elles indiquent fréquemment notre refus de cette partie de notre personne. L'homme qui reprochait violemment au conférencier d'être anti-scientifique trahissait par-là même son propre doute intérieur ; s'il avait été confiant en lui, il se serait exprimé avec plus de pondération. Peut-être est-ce la confiance du conférencier qui réveilla, exacerba, le manque de confiance en soi propre à son contradicteur ; peut-être le style alerte et convaincant du conférencier réveilla-t-il la haine de son contradicteur à l'égard de son propre autoritarisme.

A quoi aboutit cette vision des problèmes ?

Elle nous permet de mieux apprécier les facteurs qui interviennent en nous-même, facteurs conscients et inconscients. Ma colère extériorisée, occasionnée par un fait extérieur, est le *signe que quelque chose ne va pas à l'intérieur de moi-même.* Certes, tout ce que je peux voir à l'extérieur n'entraîne pas obligatoirement mon approbation ; il est des choses que je souhaiterais voir changer ; mais quand je suis en colère ou que je me sens hostile d'une manière agressive envers ces choses, c'est le signe de mon propre doute intérieur, de mon infériorité dans ce domaine, du mépris que j'éprouve pour moi-même et que je transfère alors sur l'autre personne, à qui j'impute mes propres motivations inconscientes.

Nombreux sont ceux qui détestent certains phénomènes en eux-mêmes. Cette hostilité peut être fondée, mais aussi l'individu peut être sous l'emprise de règles éducatives faussées, qui lui ont été inculquées par ses parents ; il est alors la victime d'un conditionnement qui l'entraîne à une vision très subjective des faits.

Projection et substitution

Cet individu tente de se débarrasser de ces « parties » qu'il déteste. Il en vient facilement à nier leur existence. Il rejette, refoule, refuse, désavoue ces « parties » de lui-même — par exemple, sa tendance à commander d'une manière despotique, à mentir, à calomnier, à agresser... En réalité, après avoir refusé ces parties en lui-même, il les projette sur d'autres personnes ; **il les retrouvera chez les autres, qui seront devenus les miroirs de son propre moi. Les retrouvant chez les autres, il sera porté à les haïr, donc à haïr le miroir, c'est-à-dire l'autre.**

Ainsi, ce qui me tracasse n'est pas surtout ce que je considère comme étant la tyrannie de mon patron, mais bien le fait que je ne me sens pas à l'aise avec ma propre tyrannie intérieure. J'ai refusé d'admettre que je suis tyrannique ; j'ai projeté cette tyrannie hors de moi et, maintenant, je la hais quand je la retrouve chez les autres, et par cela même j'en viens à haïr ceux-ci. Certes, le patron peut être effectivement tyrannique, mais certaines personnes peuvent s'en accommoder d'une manière rationnelle — et rendre attentif le patron à leur comportement, le cas échéant. Mais moi, je ne le peux pas : je suis si excité et tracassé que je ne peux pas en parler directement à quelqu'un, encore moins à lui, le patron. J'ai projeté une partie de moi hors de ma personne, et *j'ai dirigé mes sentiments contre cette partie de moi que je retrouve à l'extérieur, dans l'autre.*

Ce mécanisme mental, appelé **projection,** est un processus émotionnel complexe ; c'est un mécanisme tout aussi mystérieux que le métabolisme d'une cellule organique. Mais il est bon de réfléchir à ces problèmes afin d'y voir plus clair, et de voir plus clair en nous-même. Alors, nous pourrons nous comporter plus correctement, d'une manière mieux adaptée, plus lucide, objective, judicieuse, envers ce phénomène ; nous accomplirons ainsi un grand pas vers l'élimination de la tension par une image de soi correcte et plus satisfaisante.

*

* *

Résumons-nous : Nous avons montré que la tension corporelle et le déséquilibre glandulaire et humoral accompagnent les émotions et les sentiments négatifs. Tous les sentiments négatifs — depuis le désagrément bénin et l'anxiété, jusqu'à la dépression, l'ambition frénétique, la colère et la haine — indiquent que tout ne va pas pour le mieux dans notre moi ; que tous les besoins de notre moi ne sont pas satisfaits ; qu'il y a **frustration.**

Ces sentiments négatifs nous poussent à agir mais, au lieu de nous livrer à des actions satisfaisant nos besoins, nous utilisons généralement notre énergie d'une manière incorrecte afin d'obtenir l'approbation des autres, ou de nous isoler psychologiquement, à moins que nous soyons porté à nous élever violemment contre les autres, à les critiquer, à les haïr. Ces attitudes négatives ont pour effet de perturber notre moi et d'accroître notre tension organique et psychique.

Conseils pratiques

Nous connaissons maintenant mieux les *besoins du moi,* et nous comprenons également mieux comment nous pouvons *parvenir à la satisfaction de ces besoins.*

Le développement du moi est un processus qui s'étend sur toute une vie et ne se termine jamais. Si vous, à dix-huit, vingt-cinq, quarante, soixante ans ou plus, sentez que votre moi n'est pas aussi évolué et sain qu'il devrait l'être, vous disposez du temps et des moyens d'amélioration nécessaires.

Trois besoins fondamentaux

Voici les trois besoins fondamentaux du moi :

1. **Chacun de nous a besoin de parvenir à une image correcte de son moi.**
2. **L'image correcte est celle qui est acceptée par nous-même** ; si elle n'est pas acceptée par nous, nous pouvons accéder à une meilleure compréhension à travers un développement dont les étapes vont être décrites ci-après.
3. **Il est bon que nous sachions nous associer aux autres et collaborer avec eux** aussi franchement, étroitement et intimement que possible, en exprimant notre moi réel.

Les étapes du perfectionnement

Pour la facilité de l'exposé, nous allons proposer un programme comportant quatre étapes principales et deux étapes intermédiaires. En fait, il est aisé de les énumérer mais plus difficile de les mettre en œuvre, du moins au début. Par la suite, l'entraînement rendra la tâche de plus en plus aisée.

1. Reconnaissez que toutes les émotions négatives (ainsi que la tension physiologique et psychologique qui en découle) **indiquent que le moi éprouve un ou des besoins.** C'est un signe de frustration ; l'image que vous avez de vous-même est défectueuse.

2. Regardez au-dedans de vous-même ; livrez-vous à un peu d'introspection, à une sorte d'auto-analyse. N'en éprouvez pas pour autant un sentiment de culpabilité, d'impuissance, d'infériorité : regardez vos problèmes en face, sans vous sentir coupable, sans vous résigner à l'abandon ou à la fuite ; recherchez l'objectivité comme si vous aviez à examiner le cas d'un tiers ; autrement dit, essayez de vous dédoubler dans cet examen, que vous devez conduire d'une manière détendue : la situation qui est en moi peut être examinée par moi-même, comme si j'étais un observateur extérieur, détaché du contexte qui est actuellement le mien.

3. Associez-vous aux autres, à vos parents, à un ami intime, à votre partenaire, à votre époux, à un groupe professionnel, d'étude ou de loisirs.

a) Au début, vous pouvez **prendre modèle** sur une certaine personne qui a réussi dans le domaine où vous avez l'impression d'avoir échoué jusqu'à ce jour ; observez-le dans ses émotions et dans son travail ; essayez de saisir ses motivations, ses ressorts intimes ; adoptez les attitudes qui vous paraissent être dominantes et déterminantes chez lui ; bien entendu, observez en permanence sur vous les résultats de cette sorte de *mimétisme* qui, au départ, vous permet d'adopter certaines attitudes positives mais qui, petit à petit, disparaîtra pour vous laisser devenir libre, autonome, c'est-à-dire « vous-même ».

b) **Demandez à cette personne (ou à une autre) de vous dire comment elle vous voit** par rapport au domaine où vous cherchez à vous améliorer. Dites-lui, par exemple : *« J'essaie de me libérer de ma timidité* (ou de mon autoritarisme, de mon orgueil, de mes accès de colère, de mon agressivité,...). *Voulez-vous m'aider, coopérer avec moi, en me disant franchement quelle est votre réaction lorsque vous me voyez sous ce rapport et à ce moment-là ? »*

4. Mettez-vous à l'œuvre ; maintenant que vous êtes conscient de votre besoin non satisfait, et que vous l'avez admis, que vous en avez parlé une ou plusieurs fois avec d'autres, si vous choisissez une direction, vous éprouverez moins de difficulté à agir ; vous serez rapidement plus confiant, plus chaleureux, ouvert et spontané ; plus tolérant ; plus conscient de votre valeur, sans vous surestimer ; plus loyal ; plus maître de vous, plus objectif, etc.

Au besoin, faites appel à l'*auto-hypnose,* c'est-à-dire à la visualisation, obtenue en phase de détente, de vos objectifs et des moyens dont vous disposez. Par l'auto-hypnose, vous vivrez réellement une situation que vous souhaitez ; vous serez — et vous deviendrez — celle ou celui que vous souhaitez être. L'image mentale entraîne un comportement adapté aux buts qui ont été visualisés. L'expérience a été vécue au cours de cette visualisation, et elle se reproduira spontanément au cours de la vie réelle que vous allez connaître. Vous vous serez créé un nouveau conditionnement remplaçant et détrônant l'ancien, qui était défavorable.

Le moteur du progrès de la personne

Dans notre *civilisation technicienne,* qui tend à faire fi de l'homme au profit de la masse, l'acquisition d'une bonne santé psychosomatique est sans aucun doute une entreprise malaisée.

Il est difficile d'obtenir une nourriture physiologique saine, non polluée par les toxiques de l'agriculture et de l'industrie alimentaire, une nourriture qui soit naturelle et loyale. Il est difficile de pratiquer suffisamment d'exercice physique, de trouver le calme, l'ambiance psycho-sociale détendue et l'air pur.

De même, il est particulièrement difficile de nos jours d'obtenir une image de soi correcte et acceptable. **Les conditionnements sociaux sont adaptés à un mode d'asservissement social plus qu'à des processus sociaux de libération.**

Des outils sont cependant à notre disposition, et ce sont des moyens que nous trouvons en nous-même. Ces outils psychologiques sont à mettre en œuvre à la faveur d'une *auto-analyse bien conduite,* assortie d'une observation des phénomènes humains à l'extérieur comme à l'intérieur de nous.

Ainsi, nous pouvons progresser plus sûrement vers une vie plus saine, plus digne d'être vécue, plus heureuse pour nous comme pour ceux qui nous entourent.

Libre, donc responsable

Agir et vivre, c'est tenter de se poser, chaque fois que possible, en être libre et responsable. Notre **image de soi** ne saurait être correcte que si elle est elle-même, déjà, notre **constante création et recréation.** Ne soyons pas soumis à cette image ; ne limitons pas notre créativité à cette représentation de nous-même mais, au contraire, soumettons cette représentation à notre faculté créatrice ; **réinventons sans cesse,** réajustons cette image en la réadaptant à la réalité de la vie et de notre propre élan vital. Ne soyons pas *prisonniers de notre rôle,* de notre statut social, et, pour cela, sachons réviser hardiment et constamment l'idée que nous nous faisons de ce rôle. *« La partie la plus authentique de nous-même est celle qui échappe à toute formulation ou, du moins, qui dépasse sans cesse les formulations provisoires par lesquelles elle cherche à s'exprimer »,* a écrit Mme L. Alexis-Monet.

Dans cette perspective, la recherche de l'action ne peut se séparer de la compréhension constante et objective de nos propres mobiles. C'est dans ce sens que le psychologue allemand Fritz Kunkel a pu écrire :

« Si tu souffres de la vie, cherche le chemin qui conduit à la responsabilité. »

La rencontre avec soi-même

Ernest Aeppli nous enseigne lui-même que :

« La formation de la personnalité comporte une invitation à la rencontre avec soi-même. Or, celle-ci exige une prise de conscience et conduit vers un état conscient plus étendu. L'animal et la plante sont eux-mêmes ; l'homme, par contre, ne peut arriver à son soi qu'à l'aide de bien des efforts, des décisions et des résolutions. »

« Un homme mûr ne peut pas se dérober à la tâche de repenser aux faits de son destin, de les voir agir sur lui, de les assimiler. Il sait que sa maison n'est pas isolée et que son sort est entrelacé avec celui de ses semblables, avec celui de son époque et avec ce qui reste actif des temps passés. Il va avec sang-froid accepter le hasard et le destin que lui envoie le présent. Il n'a pas besoin qu'on lui indique cet amor fati *qui, non seulement exige de l'homme qu'il accepte son destin, mais qu'en plus il l'aime. En homme qui aime, qui sait être reconnaissant, il vivra en paix dans ce que le destin lui envoie et il vivra en y puisant. »*

Savoir assumer

Et encore, pour terminer, Fritz Kunkel :

« Celui qui se surprend à rendre le monde responsable de son propre destin, celui-là cherche encore à prendre comme objet de sa connaissance de lui-même les phénomènes partiels aux lieu et place de l'ensemble de son destin. »

« Il doit maintenant passer des incidents au fond du procès, ne plus dire : si... ; si, mais... ; il faut que... ; tourner la page du passé pour envisager les devoirs de l'avenir ; laisser ses images directrices pour regarder son vrai visage. »

« Celui qui se trouve aux prises avec des difficultés dont il rend responsable son ambiance (personnes et choses) doit se demander pourquoi il n'est pas en état de changer les personnes et les choses ou de prendre en face d'elles une attitude qui fasse s'évanouir les difficultés. »

« En particulier, lorsqu'on est porté à incriminer une circonstance fâcheuse du passé, on doit se demander pourquoi on manque tellement de faculté d'adaptation et de sens créateur qu'on n'arrive pas à transformer ce handicap en avantage. »

« Celui qui persévère à s'interroger ainsi lui-même finit par trouver qu'il n'est pas moins fautif que les autres. Il voit alors que son malheur personnel n'est qu'une partie de la souffrance humaine, universelle. Le passé et le présent sont alors « désintoxiqués ». »

« Mais chacun est solidaire des erreurs communes. Et notre énergie, qui ne s'épuise plus en stériles reproches au destin, étant libérée, nous pouvons travailler en commun à l'amélioration de notre commune destinée. »

48. La maturité psychique

« Toute pensée par laquelle un homme s'adresse, non à la société d'une époque déterminée, mais à l'homme en soi et à chacun individuellement, a une valeur qui brave les temps. La société change avec le temps, mais l'homme reste l'homme. »

« Le message de Goethe à l'homme d'aujourd'hui est le même que celui qu'il destinait à l'homme de son temps : « Recherche l'humanisme véritable ; deviens ce que tu es par une intériorisation progressive, sois homme d'action d'une manière conforme à ta nature propre. »
(Albert Schweitzer, *Goethe*)

Aspects psychologiques

Chez la personne psychologiquement mûre, les aspects psychologiques suivants peuvent être observés.

1. Prédominance du sens de l'indépendance et des responsabilités. Le sujet n'a pas à se réfugier, inconsciemment, dans le passé ou dans une attitude de dépendance, d'opposition, de frustration, de revendication, etc. ; il a surmonté convenablement les problèmes qui se sont posés au fur et à mesure de son évolution.

2. Absence d'égocentrisme et d'esprit de compétition démesuré et agressif.

3. Conscience équilibrée favorisant le développement psycho-organique, la créativité, l'expression personnelle spontanée.

4. Liberté d'esprit à l'égard de la vie sexuelle, engendrant l'harmonie dans le couple et permettant à l'énergie nerveuse de s'orienter vers des buts productifs, sans tensions revendicatrices ou culpabilisantes.

5. Réduction de l'hostilité envers les autres, ce qui n'exclut pas l'aptitude à défendre, par des moyens autant que possible non violents, sa vie, ses intérêts normaux ainsi que les valeurs auxquelles un être humain peut être attaché.

6. Objectivité du jugement, qui doit rester en relation avec la réalité présente, en réservant leur juste part aux facteurs affectifs et sans se laisser aller à l'illusion, aux phantasmes.

Ces critères représentent évidemment un *idéal*. En fait, les impressions de l'enfance persistent toujours dans une certaine mesure puisqu'elles forment la majeure partie — ou la trame — du subconscient. Cependant, la prédominance d'attitudes traduisant la maturité, le fait d'avoir surmonté l'obstacle qu'ont représenté l'éducation et les traumatismes, la transposition normale dans la vie de l'adulte des notions de l'enfant sur le jeu, le travail et l'amour, constituent un « idéal » justifiant les efforts que l'individu peut accomplir pour y parvenir.

Une éducation défectueuse est presque toujours à la source des misères dont l'être humain se sent victime et de celles qu'il se crée à lui-même. **Une ortho-éducation tiendra compte des impératifs biologiques : nutrition, motilité et reproduction** dans leur évolution et leur « jeu », en même temps que des facteurs ressortissant à la psychologie des profondeurs.

Conflits et troubles de santé

Les troubles de santé ont été trop longtemps considérés comme relevant exclusivement de la pathologie organique. *Le problème posé par un cas médical n'est pas nécessairement ou physique, ou fonctionnel* mais le plus souvent la résultante, la conjugaison des deux facteurs, ce qui amène à se demander en quoi consistent, dès lors, la relation et la valeur respective de ces deux facteurs.

a) Dans l'état normal

— La personne n'est pas embarrassée par un conflit mental ; elle possède la capacité de **prendre une décision avec le minimum de temps et d'effort.**

— Sa capacité de travail est normale. Elle éprouve du **plaisir au travail** et ne ressent pas de fatigue sans cause. Elle est **stable**. Son efficience est optimale dans sa vie physiologique et intellectuelle.

— **Elle éprouve du plaisir dans les relations sociales et familiales.** Elle comprend les besoins émotionnels et le point de vue des autres et elle sait généralement y trouver une réponse appropriée, non violente ni traumatisante pour elle-même ni pour l'interlocuteur. On n'observe pas chez elle de symptômes psychopathologiques.

b) Dans l'état de névrose

— Des conflits mentaux paralysent l'individu. Des troubles de caractère sont observés, cependant **encore compatibles avec une vie personnelle,** professionnelle et familiale assez normale.

— La personne éprouve fréquemment de la **difficulté à prendre des décisions.**

— Elle ne ressent **pas de plaisir au travail.** Elle se plaint fréquemment **d'être fatiguée sans raisons apparentes.** Son rendement intellectuel et physique comporte certaines déficiences qu'elle ne peut pas expliquer objectivement.

— **Elle trouve difficilement de la joie dans les relations sociales.** Elle ne s'y sent pas en sécurité ; elle est en état de défense, d'inhibition, ce qui la conduit à des réponses émotionnelles non adaptées, inadéquates.

— **Elle est incapable de s'exprimer émotionnellement avec spontanéité et détente.**

— **La tension émotionnelle** (anxiété) **peut se convertir en symptômes somatiques** affectant une ou plusieurs régions du corps.

c) Dans la psychose

— **Des conflits mentaux interviennent,** se manifestant par des troubles graves du caractère, du comportement et de l'humeur.

— **Les décisions sont prises avec difficulté.**

— Des déficiences graves apparaissent dans le rendement intellectel et psychomoteur ; **l'attention et la concentration font défaut** jusqu'à l'impossibilité totale de participer à aucun travail, dans certains cas.

— **Le contact avec les autres est fortement perturbé.** Le patient peut être amené à renoncer plus ou moins complètement à toute relation sociale, à moins qu'il ne se laisse aller à une attitude de dépendance à l'égard de la famille ou du groupe social.

— Des **symptômes somatiques** se forment au début de la psychose. Dans certains cas, ces symptômes restent sous le contrôle de l'émotion, de la pensée, de l'action ou du discours.

— A des degrés divers, **une perte intervient au niveau du contrôle dans la coordination de la pensée.** Il y a retour aux concepts infantiles et aux tentatives de résoudre l'état d'anxiété au moyen de concepts imaginaires ou de déviations des perceptions sensorielles.

49. Votre inconscient à votre service

C'est d'intuition que l'on invente

« C'est par l'intuition qu'on démontre, c'est par l'intuition qu'on invente. Deviner avant de démontrer : ai-je besoin de rappeler que c'est ainsi que se sont faites les découvertes importantes ? », a écrit avec raison Henri Poincaré, l'illustre mathématicien.

Nous abusons généralement de notre conscience claire en prétendant lui faire résoudre tous les problèmes qui se posent à nous. Il n'est bien entendu pas dans nos intentions de prétendre à l'inutilité du raisonnement logique mais seulement de montrer ici que nous pouvons beaucoup en laissant à notre inconscient la liberté de « se manifester ».

Le travail subconscient

Ne vous est-il jamais arrivé de découvrir une idée intéressante ou la solution d'un problème au moment où vous vous y attendiez le moins ? C'était alors votre subconscient qui travaillait, mettant à profit un relâchement de votre conscience.

C'est parfois aussi à travers les rêves que l'on trouve la solution de situations complexes ou difficiles (professionnelles ou sentimentales) qui nous préoccupent.

Un temps pour tout

L'homme civilisé et intellectuellement évolué a perdu beaucoup de son instinct, de son intuition, pour s'en tenir presque entièrement à une raison raisonnante souvent rigide. Son esprit ne travaille alors qu'en partie et il n'utilise qu'à peine les immenses possibilités qui sommeillent dans son inconscient, et qui peuvent même se manifester à contre-courant, comme si elles voulaient se venger de ne pas être comprises.

Il est donc bon d'apprendre à agir en temps opportun sur les différentes cordes de notre arc mental.

Le repos, clé de l'efficacité

Le repos et la détente sont deux des meilleures clés qui ouvrent la porte du subconscient.

« Le travailleur vraiment efficient n'est pas celui qui se tue au travail » (Thoreau). A quoi Helmholtz ajoute : *« Les idées ne me sont jamais venues lorsque j'étais fatigué ou à ma table de travail. »*

L'énergie mentale doit se dégager de l'occupation courante pour se diriger vers le travail inconscient de découverte. L'esprit conscient doit mettre d'abord de l'ordre dans le chaos et opérer une sélection d'éléments épars découlant de l'expérience et emmagasinés dans la mémoire. Les intuitions naîtront, au moment opportun, de la synthèse et de l'enrichissement des expériences grâce au travail intérieur et hors de la volonté consciente.

Demandez et vous recevrez

Il est bon de **réfléchir** sérieusement aux problèmes qui se posent à nous — mais il est également bon de souffler, de flâner, de se reposer, de laisser le subconscient accomplir sa part de travail.

Présentez donc les problèmes au subconscient sous forme de questions précises, après avoir groupé les éléments essentiels, les données numériques et les différents arguments.

Concentrez votre esprit sur le sujet avec intensité et pendant suffisamment de temps pour que la conscience acquière une idée précise des données du problème. Vous pouvez recourir à plusieurs méthodes : concentration mentale seule, inscription sur une feuille de papier, entretien avec d'autres personnes qui vous apporteront des idées (intérêt du travail en groupe), etc.

Ne tirez pas immédiatement de conclusions. **N'influencez pas l'inconscient** dans un sens ni dans l'autre, autant que possible — tout comme dans une discussion de groupe, le leader doit s'informer aussi objectivement que possible sans chercher d'emblée à orienter la décision.

Défense de penser

Puis ne pensez plus au problème. Faites confiance à votre inconscient. Reposez-vous, marchez, pêchez, dormez, discutez d'autre chose, lisez...

Mais munissez-vous en permanence d'un crayon et de papier afin de pouvoir **noter sur-le-champ toutes les idées** qui vous viendront à l'esprit, comme apportées par une sorte de brainstorming intérieur.

Patience et longueur de temps...

Ne soyez pas impatient ; des heures, des jours, voire même des mois sont parfois nécessaires.

Ayez tout simplement confiance dans le résultat. Ne doutez pas du succès.

Il se peut qu'un rêve vous suggère la solution, qu'un éclair vous traverse l'esprit au lever ou au cours d'une conversation. Sans tarder, prenez note.

Utilité des intérêts variés

Plutôt que de vous concentrer à en perdre haleine sur un seul sujet et de vous y accrocher sans vous « décrisper », intéressez-vous à plusieurs choses. Les faits les plus inattendus peuvent être à l'origine de précieuses déductions. Dans le même ordre d'idées, les techniciens, les organisateurs et les concepteurs d'une entreprise ou d'une spécialité aiment s'intéresser aux activités d'autres entreprises afin d'y découvrir des enseignements nouveaux.

La spécialisation trop poussée risque de mener à l'étroitesse d'esprit et parfois même à la stérilité.

Il est souvent préférable d'avoir aussi plusieurs travaux en chantier. Quand l'un marque le pas, passez à un autre ; lorsque vous reviendrez au premier, des solutions auront été ébauchées ou, en tout cas, les données en auront certainement été clarifiées.

La fortune vient en dormant

Il est donc bien vrai que le repos et la détente soient créateurs d'énergies et d'idées nouvelles.

Encore faut-il savoir les utiliser à bon escient : l'origine de la plante est une graine ; à l'origine de l'invention se trouve une idée. Choisissez cette idée ; précisez-la bien ; semez-la dans un terrain favorable, c'est-à-dire dans un « champ mental » aussi bien organisé que possible... puis attendez avec confiance les fruits que vous saurez cueillir dès qu'ils atteindront une bonne maturité.

*

* *

50. L'insomnie, cause de dépression et de troubles nerveux

« La nuit est la convalescence du jour. »
(Docteur P. Carton)

La maladie des « nantis »

L'homme normal consacre au sommeil un bon tiers de son existence. Cette fonction indispensable est cependant trop négligée. Beaucoup de nos contemporains souffrent d'insomnie et se réveillent le matin plus fatigués qu'au coucher.

Nous vivons à l'ère des excitants, des tranquillisants et des pilules de bonheur. L'âge de l'atome et de la technique médicale est aussi celui de la drogue à outrance. L'homme moderne ne sait plus dormir ; il ignore ce qu'est le sommeil naturel.

L'insomnie est le signe d'un déséquilibre dans l'état de santé psychosomatique de l'individu. Elle ne constitue pas une « maladie » ; elle ne représente qu'une des multiples « sonnettes d'alarme » qui doivent inciter la personne à revoir ses conditions de vie.

C'est pourtant la « guérison » de l'insomnie par les drogues que recherche l'homme contemporain.

Drogues anti-insomnie : danger !

Des enquêtes ont eu lieu dans différents pays « économiquement avancés », où les médecins s'effraient de voir arriver dans les hôpitaux psychiatriques des bataillons épais d'intoxiqués par les calmants. On a cité un policier qui, pendant vingt-deux ans, prit chaque jour huit à dix comprimés de Saridon, soit dix-huit kilos et demi de phénacétine ; une femme qui, en vingt-trois ans, en consomma vingt et un kilos ; une autre enfin qui, pendant dix-sept ans, prit chaque jour dix-huit tablettes de ce même médicament, soit plus de cent mille comprimés, plus de vingt-cinq kilos de phénacétine pure. Les deux femmes sont mortes d'urémie. Il semble, d'après les moyennes, que la majorité des hommes et des femmes d'outre-Atlantique ne connaissent d'autre sommeil que celui qui est fabriqué chimiquement.

Les erreurs d'hygiène se paient toujours. On ne combat pas la maladie ; on ne guérit pas l'insomnie ; on ne retrouve pas la santé par le moyen des drogues. L'insomnie se soigne par des moyens naturels et disparaît grâce à la recherche et à la correction ou l'élimination des causes.

Le sommeil, facteur d'équilibre...

« Non seulement le sommeil nous procure en quelque sorte le bonheur de renaître chaque jour et de jouir, pour ainsi dire, d'une existence nouvelle, mais on a remarqué qu'un sommeil habituellement profond et réparateur compte parmi les signes de probabilité d'une longue vie. Le sommeil est une mort qui redonne la vie », a écrit le docteur Noirot.

Il est possible de se reposer sans dormir mais le sommeil est deux fois plus efficace que la détente la plus parfaite.

Le sommeil correspond à un rythme vital individuel à l'intérieur du grand rythme universel et en relation directe avec celui-ci.

L'homme et l'animal peuvent se passer de nourriture pendant plusieurs semaines et même plusieurs mois mais, en quelques jours, la privation complète de sommeil entraîne la mort. Des chiens que l'on empêchait de prendre le moindre repos sont morts en l'espace de trois à cinq jours après avoir enduré des souffrances terribles. Des lésions ont été observées dans l'écorce de leur cerveau.

Les animaux que l'on empêche de dormir et de rêver deviennent rapidement la proie de troubles mentaux.

L'insomnie persistante et complète est extrêmement rare. D'ailleurs, elle entraînerait très rapidement la mort par épuisement. Celui qui croit n'avoir pas dormi a eu en réalité des périodes plus ou moins longues de sommeil et de repos, mais son sommeil est si léger et fugace qu'il s'interrompt souvent et délasse mal.

...et de régénération

L'homme en bonne santé s'endort rapidement et profondément. Il s'éveille dispos et plein d'entrain, d'optimisme, de dynamisme. Son énergie est renouvelée. Il est prêt à de nouvelles tâches, à de nouvelles dépenses d'énergie. Son sentiment de bien-être est accru. Son teint est clair, son œil vif. Le travail du matin est facile. Après une nuit de repos, le cerveau est neuf. L'attention se fixe aisément, la mise en train est rapide. Les idées sont décantées, elles ont mûri. L'exercice physique du matin est possible, lui aussi.

L'insomnie durable est déprimante. La faculté de sommeil se perd, les nuits sont longues et interminables, fatigantes. La nervosité est grande. L'insomniaque se retourne fréquemment, au matin, il se lève accablé. Il éprouve la tentation de se rendormir mais alors il se réveille très fatigué, frileux, le teint brouillé, la tête lourde, la bouche amère et pâteuse. La forme intellectuelle et physique est mauvaise et tout effort est pénible. La tentation est grande de s'en remettre aux stimulants (café, thé, alcool, toniques). L'insomnie est à ce point déprimante qu'Axel Munthe, qui en souffrait, alla jusqu'à envisager le suicide.

Causes de l'insomnie

L'insomnie se rencontre dans nombre de troubles de santé : maladies accompagnées de fièvre, de troubles cardiaques et vasculaires, rhumatismes, névralgies, toux, etc. Elle s'observe aussi dans l'intoxication par les médicaments, les poisons, certains faux aliments : café, thé, chocolat, alcool, boissons fermentées, condiments...

La constipation est souvent accusée de favoriser l'insomnie. Mais la constipation n'est elle-même qu'un effet parallèle à l'insomnie. Il ne faut donc pas combattre la constipation mais seulement savoir que, tant qu'elle persiste, toutes les causes de l'insomnie n'ont pas été atteintes.

D'une manière générale, l'insomnie signale le caractère défectueux de l'hygiène de vie et d'alimentation. *« L'oisiveté, la vie de débauche, l'existence mondaine, l'habitude du noctambulisme sont les grands pourvoyeurs de l'insomnie »,* écrit le docteur Trénel.

Les rythmes naturels

L'homme s'est ingénié à troubler les rythmes naturels, en particulier le rythme nycthéméral (c'est-à-dire l'alternance de clarté et d'obscurité). D'autre part, beaucoup de travaux s'effectuent de nuit ; la plupart des activités dites de plaisir ou de loisir sont nocturnes. La télévision apporte à domicile le désir et la possibilité de passer une grande partie de la soirée devant des spectacles qui excitent ou fatiguent.

Les drogues utilisées pour « combattre » l'insomnie sont toutes dangereuses ; elles sont toutes des poisons, des substances qui ne peuvent être assimilées mais interviennent au niveau du système nerveux et, plus ou moins rapidement, le dégradent dans sa structure et son fonctionnement. Migraines, troubles gastro-intestinaux, troubles hépatiques, rénaux, cardio-vasculaires, diminution ou perte de la vue et de l'ouïe, névroses, psychoses dans certains cas (jusqu'au suicide), sont le lot de ceux qui ont recours aux drogues. Celles-ci dépriment la sensibilité, amoindrissent la possibilité de perceptions sensorielles, et, dans certaines conditions, peuvent être extrêmement dangereuses. L'accoutumance à la drogue se réalise rapidement ; il faut alors augmenter les doses et, dans bien des cas, le sujet devient un intoxiqué asservi à ces drogues.

Pour bien dormir

Le sommeil complet et réparateur est assuré dans la plupart des cas si les conseils suivants sont bien suivis :

— **Réduire, jusqu'à supprimer, tous les excitants de l'alimentation :** thé, café, chocolat, alcool, vinaigre, épices, condiments, etc.

— **Supprimer toutes les drogues et les médicaments :** toniques, sédatifs, somnifères, narcotiques, tranquillisants. N'y recourir que dans des situations exceptionnelles et justifiées.

— **Eviter les repas tardifs** (après 20 heures). Manger toujours très légèrement le soir. Souvent même, sauter le repas du soir ou le remplacer par un peu d'eau ou de bouillon de légumes. Eviter particulièrement le repas du soir lorsqu'on se sent fatigué, mal à l'aise, surexcité, contrarié...

— **En cas d'insomnie persistante,** adopter pendant une période assez prolongée, une alimentation alcalinisante et hypotoxique.

— **Se coucher et se lever tôt.**

— **Se préparer au sommeil** par une détente physique et mentale. Ne pas travailler intensément après le repas du soir. Chaque fois que possible, marcher un peu au grand air avant le coucher.

— **Recourir au bain d'air, à l'eau tiède,** aux ablutions tièdes, au bain général tiède, aux bains de pieds alternatifs, s'il y a lieu.

— **Se sentir à l'aise en se mettant au lit.** Changer de vêtements et sous-vêtements. Se présenter à la selle, même sans besoin, après le repas du soir ou avant de se coucher. Se déboucher le nez et la gorge afin de n'éprouver aucune gêne de ce côté.

— **Choisir un lit et un matelas assez durs mais souples,** suffisamment chauds sans exagération. Des couvertures légères.

— **Rechercher un endroit calme,** si possible au grand air. En tout cas, aérer suffisamment la pièce, en évitant les courants d'air.

— **Au lit, se décontracter.** Adopter la position qui convient le mieux, de préférence tourné légèrement de côté, membres non comprimés. Une bouillote chaude aux pieds ou aux reins, s'il y a lieu. Quelques respirations profondes. Puis laisser venir doucement le sommeil. Des pensées optimistes. L'oubli de tout ce qui s'est passé dans la journée. Aucune préoccupation ni inquiétude quant à ce qui se produira le lendemain . *« Carpe Diem »*

— **Si le réveil survient pendant la nuit,** adopter les mêmes dispositions. Ne pas en être chagriné. Avoir confiance et se laisser aller au sommeil.

— **Au lever, de bon matin, se préparer à passer une bonne journée,** bien remplie par un labeur intensif, bien rythmé, efficient. Apprendre à préparer et organiser son travail, de manière à ne pas vivre dans la précipitation, le désordre et l'angoisse.

— **Avoir lieu d'être toujours satisfait de sa journée**

Sans travail, pas de fatigue mais, au contraire, un sentiment de vide et d'inutilité, d'où insatisfaction, remords et sentiment de culpabilité, causes d'insomnie.

Pour les enfants

S'inspirer des mêmes règles, en les adaptant bien entendu.

Le système nerveux des enfants est extrêmement fragile et sensible. **Les causes d'excitation sont à éviter soigneusement :** pas de contes effrayants, pas de discussions familiales en présence de l'enfant, pas de réprimandes brutales, éviter les spectacles excitants, la radio et la télévision le soir.

Veiller à ce qu'ils soient à l'aise (vêtements, lit).

Repas du soir et coucher très tôt. Peu de liquides dans l'après-midi et le soir. Repas du soir exempt d'excitants et d'aliments trop concentrés.

Ne pas bercer le bébé mais veiller à ce que le rituel du coucher soit apaisant et affectivement « gratifiant », suivant l'expression des psychologues.

Agir en sorte d'obtenir un **réflexe conditionné : mise au lit-sommeil immédiat.** Ne permettre à quiconque de venir agacer ou prétendre « amuser » un enfant avant son sommeil.

L'insomnie ne se combat pas

Nous vous avons indiqué les moyens simples qui conduisent au sommeil efficace et réparateur. Ils excluent le recours aux drogues et aux pratiques asservissantes qui prétendent « guérir l'insomnie. En effet, l'insomnie ne se combat pas et ne se guérit pas ; elle disparaît naturellement, tout simplement, dès que les facteurs qui la causaient ont été décelés et corrigés. Il n'y a pas d'effets sans causes, et la suppression des causes entraîne, *ipso facto,* la disparition des effets.

Ce qui est censé « guérir » l'insomnie représente souvent un moyen artificiel de créer un succédané du sommeil, mais le semblant de repos ainsi obtenu n'est pas réparateur, tant s'en faut.

Le sommeil est un grand médecin mais son intervention ne s'achète pas : elle se mérite.

51. Yoga, psychanalyse, équilibre

« Dans le domaine de l'éthique, la pensée indienne aboutit à reconnaître un principe que la pensée européenne a trop souvent méconnu. Elle prend conscience des responsabilités qui sont les nôtres non seulement à l'égard de nos semblables, mais envers tous les êtres vivants. Elle étend à l'infini le domaine de l'éthique, tandis que la pensée européenne, aujourd'hui encore, ne tient guère compte de cette obligation. Dans la pensée indienne, l'impossibilité de limiter à nos semblables l'obligation éthique est reconnue depuis plus de deux mille ans. » (Docteur Albert Schweitzer, *Penseurs de l'Inde.*)

L'unité biopsychologique

Toutes les époques, y compris la nôtre, ont été et sont riches en théories et en systèmes philosophiques, en méthodes psychologiques, en procédés de guérison.

Mais la plupart de ces systèmes manquent de réelle profondeur et d'envergure. Fréquemment, les théories philosophiques et psychologiques n'accordent aucune place à la physiologie du vivant.

Leur but est de faire admettre sans explication, alors qu'une méthode de culture digne de ce nom devrait avant tout faire comprendre.

Trop de conceptions restent analytiques. Il n'y est question que de fonctions multiples, d'où l'idée d'unité est absente. Les yogas font exception à cette règle : leur grand principe directeur est la dissipation de l'erreur.

L'attention des Occidentaux est maintenant attirée par des doctrines métaphysiques hindoues. Mais combien ont réellement approfondi ces conceptions ?

« Quelques préjugés, deux ou trois lieux communs, ce prétendu pessimisme oriental... et on renvoie d'une chiquenaude trente siècles de philosophie où tout a été dit, tout examiné, tout exprimé, avec une dialectique d'une force remarquable. » (Maryse Choisy, *La Métaphysique des yogas*)

Essayons donc de mieux comprendre cette psychologie des hindous.

Histoire du yoga

La science sacrée des sages hindous fut, à l'origine, transmise par les moines avec une exactitude parfaite. Les premiers livres sacrés, ou *Veda,* furent donc purement oraux. Ce n'est qu'ultérieurement que les moines l'écrivirent en langue sanscrite.

Petit à petit, avec l'apparition des *Upsanishads* (livres plus philosophiques que religieux), cette science de la sagesse prit une large ampleur.

Les spiritualistes de l'Inde moderne sont à l'image de leurs ancêtres. Mieux encore, la sagesse de Ramakrishna et de Vivekananda constitue une culture mentale psychanalytique bien plus large que la conception que nous avons de la psychanalyse. Et elle a fait ses preuves comme facteur d'équilibre psycho-organique. On a pu dire que la science des yogis est la plus grande victoire de tous les temps.

Cette science de l'esprit, qui existe depuis les temps les plus éloignés (4 000 ans avant Jésus-Christ, paraît-il), a vu le jour dans une Inde ancestrale où l'occupation des loisirs, dans les castes supérieures tout au moins, était représentée par la discussion sous toutes ses formes des problèmes de l'esprit, du corps, de la vie, de l'univers.

Il est vrai que des milliers d'années de paix nationale et internationale favorisèrent cette magnifique croissance de l'esprit, encore jamais égalée par aucun autre peuple. Il s'agissait alors de conquérir l'esprit plus que l'argent ou la matière. Les rois étaient philosophes, la philosophie était reine.

Grâce à la conquête des mystérieux pouvoirs de l'esprit, l'être humain put accéder à cette sage conduite de l'unité corps-esprit qui marque la conception des yogas.

« L'épopée des Indes est métaphysique », a pu écrire Maryse Choisy.

Cette ambiance philosophique ne méconnaît nullement le corps. Au sein des communautés monastiques, les yogis réfléchissent, expérimentent leur corps qu'ils ne dissocient pas de leur philosophie et de leur religion. L'idée d'unité englobe ainsi tout ce qui vit en l'homme et hors de l'homme tel que nous le voyons.

Le yoga, une science

Une science s'édifie. Elle se transmet de bouche à oreille, afin d'assurer une chaîne sacrée. L'écriture est un art mineur ; elle manque d'ampleur et ne saurait représenter parfaitement les paroles sacrées, tandis que la voix est la traduction la plus puissante de ce souffle qui est esprit dans la pensée des sages hindous.

C'est pourquoi les *Veda,* les livres sacrés, ont pris naissance dans la tradition et la transmission orale de la sagesse et de la religion.

C'est dans des hymnes simples mais émouvants que ce qui est éternel dans l'humain trouve toujours son image.

Dans les *Veda,* la philosophie est inséparable de la religion. Les forces de la nature (vibrations actuelles) sont identifiées, chacune avec sa marque personnelle, comme elles le seront plus tard dans les mythologies grecque et latine. Mais ces dieux ne sont pas séparés du Dieu unique dont le souffle est toute la vitalité universelle. Sous des noms différents, vit un seul et même Dieu.

Huit à neuf siècles avant Jésus-Christ, apparaissent les *Upanishads* (ou Oupanishads ou Upsanishads), qui sont des livres écrits en langue sanscrite par des moines spiritualistes qui avaient expérimenté sur eux-mêmes la science sacrée.

Chaque moine dépasse, grâce à une philosophie très poussée de la méditation intérieure, la simple connaissance ; en la vivant, il réalise la vérité entière qui est, pour lui, l'identification avec l'unité créatrice universelle. Il s'établit dans cette unité, y découvrant les sources les plus puissantes de domination sur son corps.

Les Trois Upanishads (par Shri Aurobindo) constituent la référence essentielle où l'on découvre les quatre mouvements fondamentaux de la pensée :

1. Conception de l'unité ;
2. Identification de l'unité de l'Homme à l'unité universelle ;
3. Degrés d'évolution de l'être et son devenir ;
4. Rapports entre la pensée et les autres mondes.

Alors apparaissent les *Soutras,* qui traduisent la philosophie d'une façon précise et rationnelle, comme s'il s'agissait d'un fait scientifique, objet d'expérience, concise, constatée, réalisée de multiples fois par maints et maints individus. Rapprocher science et sagesse et ne pas les séparer est donc possible grâce à la conception unitaire des Hindous.

Yoga et philosophie tibétaine

Selon Masson-Oursel, le yoga aurait une certaine parenté avec la philosophie tibétaine. Il révèle un sens humain profond, une vitalité inépuisable, toujours jeune parce que réelle.

Ici disparaissent la théorie, la fiction, la poésie nuageuse des versets des *Veda*. Ici la pensée est forme de vie ; elle assume entièrement le relatif de notre condition humaine.

La pensée des yogis part du fait biologique et vital de nos fonctions pour atteindre les rouages les plus subtils de la connaissance psychique sans laquelle aucun progrès n'est possible.

Le yogi (celui qui met en pratique le yoga) a toujours le sens humain biologique. Il s'agit de dévoiler, au sein de l'esprit de l'homme, cette dualité qui n'est qu'apparence, alors que seule l'unité demeure la seule réalité vivante.

Ainsi, le yoga renferme les pratiques qui peuvent aider l'homme à se connaître et à se dominer. **Tuons l'ignorance,** nous prouvent les yogis, **et notre âme deviendra surhumaine.**

Le yoga enseigne encore que la vie psychique détermine l'équilibre organique, ce qui est en rapport avec des données psychosomatiques actuelles.

Mais cette grande victoire de l'esprit sur le corps n'a pas pour but de neutraliser celui-ci : elle vise à le rendre dynamique et créateur.

Pour l'hindou, **la naissance, la vie, la mort, la survie ne sont que des stades pour atteindre l'absolue unité Terre-Ciel,** présente dans les cinq livres du Yoga. Cette conception tient compte du stade d'évolution de chacun dans la hiérarchie humaine.

Les yogas

Que sont donc ces livres du yoga ?

— Le premier livre est le yoga de la **connaissance.** Il est le plus intellectuel, philosophique et, par certains côtés, mystique (voir la traduction qu'en a donnée le Swami Vivekananda, chez Albin Michel).

— Le deuxième livre est le yoga de l'**action.**

— Le troisième livre (*radja yoga*) est une véritable révélation de la **science psychologique.**

— Le quatrième livre (*hatha yoga*) **concilie la pratique de la culture physique et de la culture psychique.**

— Le cinquième livre est le **yoga de l'amour** qui exalte l'élan de l'âme se donnant à Dieu avec passion. Le mysticisme réalisé par beaucoup de communautés (carmélites, bénédictins) est présent dans ce cinquième livre du yoga.

Mais il ne s'agit pas de s'emparer de telle ou telle pratique d'un yoga pour prétendre élaborer une technique du yoga, même occidentalisée.

On connaît de nos jours diverses méthodes respiratoires ou « culturistes » que l'on intitule yoga. Mais c'est un danger pour l'Occidental de pratiquer des exercices n'agissant que sur certaines parties du corps lorsque l'esprit est plus ou moins totalement ignoré.

Spiritualité et action

L'hindou trouvera-t-il dans le yoga une satisfaction purement spirituelle ?

« La grande différence, l'unique peut-être, entre la philosophie occidentale et la philosophie orientale, c'est que, pour nous, la pensée est un instrument de connaissance, tandis que pour l'Indien, elle est d'abord un instrument d'action », écrit Maryse Choisy.

Respiration et psychanalyse

« Brahma est le souffle de vie, car c'est du souffle que naissent toutes créatures ; c'est grâce à lui seul qu'elles se maintiennent en vie

et c'est dans l'universel respir qu'elles s'absorbent en expirant. » (*Les Upanishads*)

Pour nous, Occidentaux, la culture respiratoire se résume presque entièrement par un échange physico-chimique entre le sang de l'homme et l'air qui l'entoure.

Mais la culture respiratoire est aussi un rythme naturel, semblable au rythme cosmique universel qui est souffle, énergie et esprit confondus.

Il nous est utile, à nous Occidentaux, de connaître la science respiratoire des yogis car, si nous savons l'adapter à notre époque et à nos propres exigences, à nos esprits et à nos corps, nous pouvons obtenir un dynamisme et un tonus accrus mais aussi une voie d'approche de la résolution des problèmes inconscients et de certains troubles organiques.

Nous concevons dont l'interdépendance de la culture respiratoire et de la culture mentale, dont la synthèse constitue l'essentiel de la culture humaine.

Attachons-nous ici à l'étude de quelques données essentielles du *Hatha-Yoga,* qui est en somme un exposé physiologique et biologique où nous découvrons l'essentiel de la culture respiratoire comme méthode de concentration mentale, c'est-à-dire de cette maîtrise volontaire que doit posséder l'homme sur son corps et ses instincts.

Souffle, Esprit, Energie = Unité

Nous l'avons dit, **le rythme respiratoire, rythme du souffle vital, répète et représente le battement de l'univers cosmique.** Ce souffle, ou *prâna universel,* est à l'origine de tous les autres souffles ou formes de vie : minérale, végétale, animale.

Le prâna est représenté, dans le *Veda,* par l'image du cheval. En psychanalyse, c'est en quelque sorte la libido. Les diverses énergies du prâna sont les forces qui meuvent le char des dieux.

Le prâna, force vitale, est aussi l'énergie active dans les cyles cosmiques : naissance et renaissance de l'univers, avec ses mouvements réguliers, ses vagues d'ondes vibratoires, ses tourbillons de matière.

Nous sommes partie de cette énergie et rien ne saurait nous en séparer. Lorsque tous les stades d'évolution de l'esprit ont été accomplis, l'individu accède à l'unité divine.

C'est en captant le prâna que nous agissons sur notre corps ; c'est par le prâna que nous établissons la direction et l'efficacité même de l'influx nerveux, non de haut en bas mais de bas en haut (le serpent qui a la tête en bas), suivant le sens de la moelle épinière et des plexus nerveux du grand sympathique.

La culture respiratoire va transporter l'influx vital aux organes mêmes. Pour agir sur les divers organes de notre corps (muscles striés et lisses, organes digestifs, poumons, cœur, circulation artérielle et veineuse), il faut donc régler la force vitale, mécanisme et pouvoir que nous pouvons acquérir.

Le professeur Laubry et Mlle Brosse ont publié les résultats d'une enquête faite aux Indes, chez les yogis. Ils ont noté le ralentissement ou l'accélération, l'irrégularité même du cœur, sous la dépendance stricte de l'intervention de l'esprit influençant l'influx des nerfs cardiaques. Ils ont constaté une action effective sur la digestion, sur l'intestin, la vessie, la régulation thermique. (On sait que les lamas peuvent se procurer de la chaleur, malgré leur immobilité, dans des températures inférieures à 30° centigrades.)

Des pratiques précises préliminaires et préparatoires ont été nécessaires aux yogis pour parvenir à de tels résultats. Ces pratiques sont à la fois psychiques et physiques, mais la préparation psychique est essentielle.

Pour les yogis, le corps ne doit pas être négligé ; il est un instrument d'action mais il peut constituer un obstacle à la connaissance et au perfectionnement spirituel. C'est pourquoi ils veulent éduquer ce corps afin qu'il ne soit pas un obstacle à la perception.

Ici encore nous devons rappeler la similitude existant entre cette conception psycho-physique et la psychosomatique.

La culture respiratoire selon le yoga

Le disciple doit se livrer à certaines **prises de conscience** élémentaires, susceptibles de dissiper des erreurs essentielles. Parmi ces erreurs, citons l'idée de dualité corps et âme (l'idée erronée d'un bien et d'un mal). Le yogi franchit divers stades : culture des attitudes et de la respiration en premier lieu, dans un but de concentration capable de diriger l'influx vital nerveux (le prâna) sur un organe bien déterminé.

Voici ce que prescrit le yoga :

« Le disciple devra, avant tout, combattre sa distraction en

inspirant et expirant attentivement son souffle. L'expiration doit se faire sur une longue, lente et complète exhalation de tout le souffle disponible et sera suivie d'un arrêt du souffle, bouche maintenue fermée. Cette régulation volontaire du souffle par inspiration, tenue, expiration, arrêt, confère le calme, la maîtrise, la concentration mentale indispensables au contrôle absolu de la pensée. »

Ne faut-il pas y voir un moyen de réduire l'instabilité de la pensée, l'anxiété de l'obsédé, l'avalanche de pensées anarchiques qui font irruption de l'inconscient vers le conscient ?

Il n'est pas de guérison possible sans récupération de cette énergie vitale et mentale.

La concentration parfaite

Le yoga prescrit *huit points* dont l'observance est nécessaire en vue d'acquérir la *concentration parfaite :*

— la persévérance,
— les exercices,
— les postures,
— les arrêts du souffle,
— l'attention et la concentration,
— la méditation,
— la réflexion,
— la contemplation.

En réglant et contrôlant volontairement sa respiration, l'homme parvient à libérer son âme, la pure lumière qui l'habite, écartant ainsi de sa vie toute obscurité et souffrance, dit le yoga, qui poursuit :

« Toute inattention, négligence, faiblesse, absence d'esprit peut être vaincue ainsi. » La mémoire acquiert de l'amplitude et de la précision.

Une pensée consciente et agissante

Grâce aux divers modes d'application, de régulation du souffle, la pensée, toujours mieux contrôlée, devient enfin consciente et agissante. L'individu devient capable d'orienter sa vie toujours plus sûrement, de l'affranchir de tout symptôme de mal, de toute distraction, et de donner ainsi à sa pensée un pouvoir toujours plus efficient.

De même que les scories fondent à la chaleur des fours et se réduisent, ainsi tous les maux et maladies peuvent être vaincus, guéris par des arrêts de la respiration.

Krishna déclare : *« La seule vraie maîtrise s'acquiert par le contrôle des battements du cœur, du souffle de vie, de tous les sens. Je me manifeste dans la chaleur vitale de toute créature qui respire. Double est le respir : interne et externe, spirituel et corporel. C'est par le respir que je maintiens toute la création. Ceux qui cherchent à unir le souffle externe ou corporel au souffle interne et spirituel, en inspirant avec recueillement en eux l'esprit et en l'expirant ensuite avec amour, en veillant à se tenir pur de toute pensée susceptible d'entacher leur âme, communiquer la puissance, la force à leur vraie pensée. »*

Une méthode

Comment s'y prend le disciple qui veut se cultiver ?

« Après avoir pris place sur une natte de roseaux dont les pointes seront tournées vers l'Orient, après s'être purifié et avoir procédé à trois arrêts de son souffle, le disciple sera prêt à prononcer la syllabe « Om ».

Qui aura appris à exercer, à développer toujours davantage, sous conscient contrôle, inspiration et expiration, rendra son dernier souffle non pas inconsciemment mais consciemment. »

Et pour les Occidentaux ?...

Voilà quelques principes fondamentaux de la culture respiratoire chez les yogis. Pouvons-nous les adapter à nos esprits occidentaux, beaucoup moins spiritualistes que ceux des hindous ? Victimes d'innombrables automatismes, pouvons-nous encore obtenir ce contrôle d'un phénomène involontaire tel que la respiration ?

Demander aux nerveux, qui sont des anxieux, des angoissés cardiaques ou respiratoires, de concentrer leur attention sur leur respiration, n'est-ce pas risquer de les rendre plus obsédés encore de leurs déficiences ?

Il semble bien que non. **La culture respiratoire représente, pour les nerveux, les instables, les anxieux, les abouliques, les asthéniques, les inattentifs, les obsédés, les timides, une méthode souvent efficace de détente et de libération.**

52. Une nouvelle méthode de relaxation

Après avoir rappelé quelques principes de base, nous exposerons une méthode rapide et efficace pour parvenir à une relaxation générale. Cette méthode convient bien à ceux qui, ne disposant pas de plusieurs semaines pour acquérir les réflexes nécessaires à une relaxation profonde, souhaitent cependant, en quelques minutes, obtenir une relaxation générale à l'occasion d'une situation actuelle de tension ou de fatigue.

Généralement, l'individu en proie à la tension nerveuse ne peut pas facilement se relaxer, surtout s'il n'a pas préalablement appris à le faire.

Cependant, une tension constante et prolongée peut être à l'origine de graves troubles physiologiques et psychologiques ; les maladies psychosomatiques n'ont généralement pas d'autre origine, que ce soit l'ulcère de l'estomac, la dépression, et même des cas de tuberculose, de troubles hépatiques, de douleurs arthritiques, etc.

La relaxation vise à réduire la tension nerveuse ; au fur et à mesure de l'entraînement, des résultats progressivement meilleurs peuvent en être attendus.

Voici donc une méthode facile et pourtant efficace que l'on peut appliquer correctement après quelques séances d'expérimentation. Il s'agit d'une technique préconisée par un Américain, Frédéric Pierce. L'auteur s'est fondé sur un principe étonnant qu'il découvrit un jour en jouant aux quilles. Il se fatigua le bras ; tandis qu'il remontait les quilles, son attention fut attirée ailleurs et, quand il voulut consciemment relancer la boule, ses doigts glissèrent sans force des trous de celle-ci. Les muscles fatigués s'étaient décontractés. Il fit ensuite constamment l'expérience de relaxer son bras de cette manière mais ses muscles ne se décontractèrent pas autant. Il réalisa alors une série d'expériences d'où résulta la méthode qu'il appela « Decubitus » (c'est-à-dire allongé sur le dos).

Principe : Si un sujet ressent de la fatigue dans certains muscles (du bras, de la jambe, etc.), il peut obtenir leur décontraction à la condition d'en détourner son attention et de se concentrer sur un autre objet (par exemple sur un autre groupe de muscles de son propre corps).

Procédure : La position de relaxation peut être assise, mais la position en décubitus (couché sur le dos) permet d'obtenir une meilleure détente.

Six exercices sont à réaliser

1) Couchez-vous de préférence sur un lit ou un sol bien chaud. Fermez les yeux sans crisper les paupières. Détendez le plus possible les muscles de votre nuque et de vos épaules. Le regard est dirigé vers le haut. Tournez d'abord la tête quatre fois vers la droite en revenant chaque fois au point de départ, regard vers le haut, et en vous détendant davantage à chaque oscillation. Répétez ensuite quatre fois ce mouvement vers la gauche.

2) Levez la jambe droite, allongée, jusqu'à ce que le pied soit à 40 cm du sol environ. Contractez au maximum les muscles de toute la jambe pendant six à huit secondes, afin d'obtenir une certaine fatigue. Pendant cet exercice, suivez mentalement le tissu musculaire de l'orteil à la hanche, les yeux fermés.

(Vous parvenez ainsi à une vision mentale de vos muscles et votre attention se trouve détournée de l'épaule et de la nuque, si bien que ceux-ci se détendent spontanément.)

Au cours des séances suivantes, vous garderez la jambe en l'air de plus en plus longtemps, jusqu'à ce qu'elle soit très fatiguée et que cette position devienne intolérable, c'est-à-dire jusqu'à trois ou quatre minutes si vous le pouvez. Lorsque la jambe se trouve ankylosée, il ne faut pas la faire redescendre lentement jusqu'au sol, mais la laisser tomber comme une masse morte, entièrement décontractée. Cette dernière condition n'est pas atteinte facilement ; plusieurs semaines d'apprentissage sont souvent nécessaires.

La jambe droite reposant maintenant au sol, pratiquez le même exercice avec la jambe gauche, dont vous parcourez mentalement le tissu musculaire de l'orteil à la hanche. Quand le temps de contraction de cette jambe sera un peu prolongé, vous pourrez répéter le parcours mental à deux ou trois reprises. Puis, laissez retomber cette jambe gauche.

(Pendant l'exercice de concentration sur la jambe gauche tendue, l'attention est détournée de la jambe droite qui se détend alors de manière profonde.)

3) Vous passez alors au bras droit que vous levez, tendu, jusqu'à la verticale, poing fermé. Vous contractez à l'extrême les muscles du bras et de la main afin d'obtenir une fatigue rapide. Suivez mentalement le trajet musculaire du bout des doigts jusqu'à l'épaule et à la nuque et répétez ce processus mental jusqu'à ce que votre bras soit ankylosé (d'abord quelques secondes puis, progressivement au cours des séances suivantes, jusqu'à plusieurs minutes, cette durée étant probablement supérieure à celle qui est enregistrée pour les jambes). Laissez alors tomber votre bras comme s'il était mort et flasque. N'accélérez pas la chute, et ne la retenez pas non plus.

(L'attention portée sur ce bras se détourne de la jambe gauche, laquelle se détend alors spontanément.)

Puis vous passez au même exercice sur le bras gauche (ce qui vous amène à une décontraction spontanée et profonde du bras droit).

5) Lorsque le bras gauche est retombé à son tour, détournez-en votre attention mentale en vous imaginant que vous suivez des yeux (ceux-ci étant toujours fermés) un cercle d'environ 1,50 m de diamètre au plafond, au-dessus de vous. D'abord 4 fois dans le sens des aiguilles d'une montre, lentement, puis 4 fois dans le sens contraire.

(Votre attention se détourne alors de votre bras gauche.)

Puis, au lieu de vous représenter un cercle, imaginez un carré de 1,50 m de côté environ. Suivez-en 4 fois le pourtour dans le sens positif, puis 4 fois dans le sens négatif.

6) Restez alors quelques minutes couché en état de détente bienfaisante. Les yeux toujours fermés, imaginez un paysage ensoleillé et agréable, animé plutôt qu'immobile.

Au bout de quelques séances de cette relaxation, vous aurez acquis une bonne maîtrise de cette technique très simple et vous en ressentirez les bienfaits.

Une vie plus détendue

Vous pourrez aussi mieux vous entraîner à la relaxation en position assise, notamment en cas de forte tension ou entre deux séances de travail ou de discussions.

Puis vous vous entraînerez à vivre d'une manière plus détendue en permanence. Vous constaterez alors que vos tâches quotidiennes, même les plus rébarbatives, peuvent s'accomplir sans fatigue excessive. Bien souvent, en effet, ce n'est pas l'intensité du travail lui-même qui vous fatigue, mais la manière tendue dont vous abordez votre tâche.

*
* *

53. L'auto-hypnose : principes et applications

Plusieurs médecins américains se sont tout particulièrement intéressés, depuis une trentaine d'années, à l'auto-hypnose. Cette pratique, qui dérive de l'autosuggestion, peut apporter une aide considérable dans le perfectionnement de la personnalité, la libération de certains conditionnements fâcheux et l'acquisition de conditionnements mieux adaptés.

Dans ce premier article, nous exposerons la technique générale de l'auto-hypnose et nous y reviendrons dans plusieurs études relatives chacune à un problème particulier : **abandonner le tabac, maigrir, se libérer d'inhibitions sexuelles** (masculines ou féminines), **des céphalées, de la timidité et du trac, des tics, de l'alcoolomanie, de certaines souffrances physiques ou psychologiques, du sentiment d'infériorité,** etc...

Comment pratiquer l'auto-hypnose ?

Une éducation est nécessaire. Cinq étapes ont pu être déterminées pour chaque séance d'entraînement.

1re étape : Vous choisissez la position qui vous est la plus commode, celle dans laquelle vous vous sentez le mieux, compte tenu des opportunités. Si possible, vous vous allongez sur le dos, à même le sol sec, dans l'herbe ou sur un tapis, ou sur un matelas ferme, dans un endroit suffisamment chaud (car le froid entraînerait une crispation défavorable à la détente). Si vous ne pouvez pas vous allonger, vous trouvant dans un endroit public ou au travail, par exemple, vous restez en position assise, confortablement installé, sur une chaise ou dans un fauteuil, bien au fond du siège, contre le dossier, la colonne vertébrale appuyée sur celui-ci, les jambes semi-étendues, non croisées.

2e étape : Vous fermez les yeux en crispant très fort les paupières, le front et la mâchoire pendant 7 ou 8 secondes, puis vous vous détendez tout en gardant les paupières baissées, sans contraction.

3e étape : Vous vous imaginez dans un bateau, un avion ou un ballon, et vous voyez défiler un paysage, lentement, calmement, régulièrement. Vous pouvez également choisir une autre image mentale correspondant mieux à vos motivations. Par exemple, vous

vous représentez allongé sous un arbre ; les feuilles sont animées d'un léger mouvement par une douce brise et, à travers ces feuilles, vous voyez en imagination un ciel bleu avec quelques nuages. Au bout de quelques minutes, vous sentirez la détente vous gagner, à moins que vous ne soyez très nerveux, ce qui nécessiterait un apprentissage plus prolongé.

4e étape : Bien détendu, vous commencez à compter lentement, à rebours, de 10 à 1. Vous imaginez avoir devant vous un tableau sur lequel sont écrits ces chiffres. Vous comptez mentalement en inspirant assez profondément et en expirant lentement. Vous pensez « 10 », vous inspirez profondément et vous expirez lentement. Puis vous pensez « 9 », vous inspirez et expirez. Vous pensez « 8 » et ainsi de suite jusqu'à 1. Vous ne vous dites pas : *« Je dois me détendre, je dois me détendre »* ; vous restez parfaitement tranquille, confiant. Si, au cours de ce compte à rebours, vous pensez à autre chose, c'est que la relaxation n'est pas suffisante et vous revenez à la troisième étape.

5e étape : Quand vous arrivez à « 1 », vous vous sentez normalement bien relaxé. C'est alors qu'intervient la « projection », c'est-à-dire la représentation, sous vos paupières baissées, d'une image mentale de vous-même. Mais cette image a ceci de particulier qu'**elle vous représente en train d'accomplir l'acte que vous n'avez pu encore réaliser jusqu'à présent :** par exemple, le fumeur se verra travaillant, roulant en voiture, marchant, causant **sans fumer,** et même **refusant la cigarette qu'on lui tend.**

L'obèse se représentera **svelte et se contentant d'aliments convenables qu'il visualisera ;** le timide se représentera **accomplissant la visite ou l'action qu'il craint,** etc...

Au cours de cette étape, vous êtes en train d'instaurer en vous une image mentale positive ; vous êtes en train de vous re-créer, de modeler votre subconscient.

Combien de répétitions ?

Combien de fois devez-vous pratiquer la séance d'auto-hypnose ? En principe, il est bon de s'y livrer le soir avant le coucher et le matin, juste avant le lever. Souvent, il est préférable d'y ajouter une ou deux autres séances, dans le courant de la journée, spécialement au moment où vous allez accomplir un exercice qui exige de vous un réel effort, correspondant même à votre « point faible », celui que vous voulez rectifier.

L'image de vous-même

Cette image de vous-même que vous êtes en train de former et d'intégrer à votre personnalité, en vue d'un reconditionnement au moins partiel, va, nous l'avons vu, influencer votre comportement involontaire. **Au moment d'agir, vous serez poussé par une force qui vous conduira naturellement à accomplir** (ou refuser) **l'acte que vous souhaitez** (ou dont vous voulez vous libérer). Tout se passe en effet comme si, par l'auto-hypnose, vous programmiez un ordinateur qui, ensuite, tendrait à accomplir automatiquement les phénomènes que vous souhaitez voir s'installer en vous dans votre attitude et votre comportement.

L'auto-hypnose va au-delà de la suggestion. Dans l'autosuggestion, vous vous répétez une formule mais l'inconscient (ou le subconscient) n'accepte pas facilement cette formule que vous voulez lui imposer et souvent intervient la loi de l'effort converti qui, suivant Charles Baudouin, s'oppose puissamment à la suggestion souhaitée. Dans l'auto-hypnose, le tableau est devant vos yeux : vous vous voyez en train d'agir (ou de vous abstenir). Ce personnage extérieur que vous créez va sournoisement s'installer en vous, devenir vous-même.

La technique générale de l'auto-hypnose étant décrite, chacun peut élaborer aisément un programme de visualisations correspondant au but immédiat et aux buts ultérieurs qu'il est amené à se fixer.

54. Cessez de fumer par l'auto-hypnose

Recherche des causes

En premier lieu, nous cherchons à analyser les raisons pour lesquelles nous fumions. Il s'agit de comprendre lucidement les problèmes de l'enfance et de l'adolescence qui nous ont porté à fumer une cigarette puis à répéter cet acte : soit pour compenser une frustration, soit pour suivre un modèle paternel, soit par souci de s'intégrer à un groupe, etc...

La psychanalyse ou la psychothérapie peut être envisagée, bien entendu, mais elle n'est pas toujours possible, ni même indispensable. Nous envisageons le cas où il n'est pas nécessaire d'y recourir.

L'image mentale constructive

Nous nous forgeons ensuite **l'image mentale du non-fumeur que nous allons devenir,** et même que nous sommes déjà. **Je suis ce que je pense.** A partir du moment où je me vois libéré du tabac, je commence à imprégner mon subconscient de cette image. Je serai inconsciemment incité à vivre libéré du tabac, et c'est sans effort que je refuserai la cigarette qui me sera tendue. J'en arriverai même à apprécier à sa juste valeur l'odeur de la fumée de tabac : odeur âcre et même répugnante pour l'enfant qui n'a jamais fumé, donc pour un être neuf. Le tabac est un toxique pour les cellules et, à ce titre, il n'est pas agréable à l'odorat de l'être non intoxiqué.

L'action sur le subconscient

L'image mentale imprégnée dans le subconscient permet d'agir d'une manière détendue, sans sentiment de culpabilité. *Je n'ai donc pas à lutter contre les forces qui me porteraient à fumer par désir de me libérer de la culpabilité. Mes énergies peuvent être naturellement et spontanément canalisées vers la formation de l'image mentale et la conduite de ma vie.*

La frustration

L'irritabilité du fumeur qui veut abandonner le tabac tient souvent à la frustration qui en résulte : il a affaire à des processus physiologiques de désintoxication, mais aussi, sur le plan psychologique, il se trouve en état de manque par rapport aux autres qui ont encore, eux, le droit de fumer.

C'est encore la compensation d'un processus de frustration qui fait que le fumeur grossit parfois. Il est tenté de remplacer la cigarette par du tabac ou de manger plus. Il faut alors savoir que les crudités doivent être prises en plus grande abondance. Les légumes et fruits ne causent pas l'obésité et ils peuvent satisfaire l'envie de manger un peu plus au début.

D'autre part, les dépôts de nicotine et de goudron qui se sont formés à l'intérieur de l'organisme appellent la nicotine et les goudrons, ils incitent à fumer.

Les légumes et les fruits permettent d'obtenir une élimination plus rapide de ces dépôts toxiques indésirables. Il en est de même de certaines essences végétales (aromathérapie).

L'engagement ferme

Il faut éviter de s'autosuggestionner négativement, en disant par exemple : *« Je vais essayer de m'arrêter ; je ne sais pas si je pourrai ; je crains de ne pouvoir résister à la tentation ; on verra bien ce qu'il adviendra ; de toute manière, si je ne réussis pas, je ne serai pas le seul ; etc... ».*

Au contraire, il faut s'engager envers les autres et envers soi-même et recourir avec détermination à la méthode de l'auto-hypnose.

Quand agir ?

La suggestion auto-hypnotique peut être réalisée le matin au lever ainsi que le soir au coucher, et même à plusieurs reprises dans la journée, si le besoin de fumer se ravive.

Ce serait une erreur que de se mettre à sucer un bâton de réglisse ou un morceau de bois, ou encore des bonbons : le processus « oral » correspondant à un très ancien besoin de compensation d'une frustration ne serait pas rectifié et l'envie de fumer resterait sous-jacente.

Vigilance !

Généralement, celui qui abandonne le tabac traverse deux périodes critiques :

— Trois mois environ après avoir cessé de fumer, un violent désir apparaît de savoir quel goût on trouverait à une cigarette. Une seule, cela n'engage à rien ; en fait, **si vous reprenez une cigarette, il y a bien des chances que vous redeveniez fumeur.**

— Environ un an après, la même envie peut revenir. Il faut alors **intensifier les séances d'auto-hypnose.**

Il en est de même pour le buveur, car ce que nous avons dit du tabac peut très bien s'appliquer à l'alcoolomanie.

L'auto-hypnose représente donc un moyen à la fois puissant et agréable de lutte contre les toxicomanies.

55. Equilibre par la libération sexuelle : mythe ou réalité ?

« On ne triche pas avec la vie. Inutile de chercher dans le livre du maître la solution des problèmes posés. » (Kierkegaard)

Répression sexuelle, source de tous les maux ?

Depuis Freud, la libération sexuelle est considérée, dans certains milieux, comme condition fondamentale de l'équilibre de la personne.

Deux auteurs, W. Reich et H. Marcuse, ont tout particulièrement orienté leur discours sur la nécessité de la libération des instincts, considérant que la *« répression sexuelle »* est à l'origine de la plupart des échecs — sinon de tous ces échecs — dans la vie affective et même professionnelle. Le thème de la *« révolution sexuelle »* est ainsi venu à l'ordre du jour. Tout, dans l'œuvre de Reich, tend à démontrer que la révolution sexuelle est inséparable de la révolution tout court ; il est amené, par l'analyse de l'économie sexuelle, à la nécessité d'une révolution sociale.

Quand il parle de *« société répressive »,* c'est surtout à la répression de la sexualité qu'il fait allusion. L'analyse de l'histoire lui paraît désespérante parce que cette répression est partout, des origines de l'homme à l'homme d'aujourd'hui. La sexualité, pour Reich, n'est pas un instinct mais une **force centrale de vie, hors de laquelle la vie ne peut que s'éteindre.** Les instincts véritables ne sont pas, chez l'homme, réprimés mais contenus ; dès que l'on fait allusion à de « bas instincts », c'est justement — de près ou de loin — à la sexualité qu'on pense. Parmi les instincts humains classifiés comme tels, Reich prétend que l' « instinct » sexuel est le seul dont la répression soit universellement ressentie comme douloureuse ; le seul aussi que les hommes cherchent, périodiquement mais ouvertement, à libérer, sans y être totalement parvenus jusqu'ici.

Sexualité et libération sociale

Pourquoi la sexualité est-elle réprimée ? Parce que, selon Reich, elle représente la plus redoutable des forces de libération sociale. Il est concevable, par exemple, que la suppression d'une institution comme le mariage équivaudrait quasiment à la suppression des frontières puisque tout citoyen d'une nation donnée pourrait conférer sa citoyenneté à tout partenaire de son choix, pour une durée de son choix ; de là, **la propriété serait remise en question en même temps que la famille serait dissoute.** L'Etat devrait prendre en charge l'éducation des enfants et l'indépendance des femmes.

Or, c'est en vue de l'institution matrimoniale que toute l'éducation s'est organisée, et il lui a fallu travailler en profondeur : c'est-à-dire inhiber et réprimer la sexualité à son point de départ, qui est celui de la vie humaine. Le *« couple durable »* est aux yeux de Reich un mythe réactionnaire, *« dont l'échec total est éprouvé par les individus comme il est dissimulé par la société »*. La sexualité menacerait le mariage et, derrière le mariage, toute la société conservatrice ; le drame est que sa répression est impossible.

Répression et troubles psychiques

Selon Reich, la sexualité réprimée fait retour vers des formes maladives qui vont de l'anxiété permanente à l'agressivité, en passant par la culpabilité : le sentiment de culpabilité est en effet, sous des formes variées (pudeur, moralisme, faux détachement, etc.), l'enveloppe constante de tout ce qui, en Occident, touche au sexe. La solution proposée par Reich a, pour les jeunes et pour les révolutionnaires, l'intérêt d'être radicale ; il considère que la psychanalyse est impossible dans une société qui la prive de ses véritables remèdes.

Cette « remise en cause » fondamentale élaborée par Reich et, d'autre part, par Marcuse, n'a, jusqu'ici, pas totalement convaincu ceux qui portent attention aux problèmes de l'harmonie personnelle et sociale.

L'erreur reichienne

Par exemple, *Reich a confondu la répression de la sexualité avec son contrôle (ou son inhibition).* En faisant passer les désirs dans le domaine de l'inconscient, la répression retire toute signification à la question du rejet ou de l'acceptation ; au contraire, **l'inhibition résulte d'un contrôle conscient et volontaire ; lorsqu'un désir devient conscient, il peut trouver son accomplissement dans l'action ou dans l'inhibition (contrôle qui conduit à une dérivation vers d'autres buts considérés plus conformes aux motivations de la personne).**

Reich considère la névrose comme la résultante d'une incapacité à avoir des relations sexuelles satisfaisantes et à atteindre l'orgasme intense et complet. Selon lui, la vie sociale et la vie intérieure de l'individu sont centrées sur la sexualité. Les grands maux de la société plongeraient leurs racines dans la répression de la sexualité. Il serait donc nécessaire d'affranchir la sexualité des forces sociales répressives. Comme Rousseau, Reich considère que l'homme naît naturellement bon mais que c'est la société qui le pervertit en étouffant ses pulsions naturelles qui devraient le guider vers une vie sexuelle libre et heureuse, sans contraintes.

Reich considère aussi que, chez les adolescents, la frustration des désirs sexuels peut engendrer la déviation ou la délinquance juvénile.

Toutefois, l'observation objective montre à l'évidence que **la liberté sexuelle débridée ne conduit pas pour autant à la satisfaction de l'individu,** c'est-à-dire qu'**elle est incapable d'assurer la satisfaction de toutes les motivations humaines.** Il n'est même pas certain que le libre exercice de la relation sexuelle charnelle conduise à une satisfaction durable et libératrice dans ce domaine.

D'autres orientations de l'énergie

La force sexuelle n'est pas la seule avec laquelle l'homme doive compter ; d'autres orientations, notamment la **motilité** et la **nutrition,** la **création intellectuelle,** représentent aussi des directions fondamentales de l'énergie nerveuse.

Un auteur américain, Silvano Arieti, professeur de psychiatrie au Medical College de New York, un des pionniers du traitement à domicile des schizophrènes, a pu écrire, dans son ouvrage *The Will to be Human :*

« Si certaines personnes continuent d'accorder un prix à la virginité et à la considérer comme une condition essentielle du mariage, ces personnes doivent se conformer à leurs principes. Ces principes, quels qu'ils soient (pour ou contre la virginité), appartiennent au domaine de la vie privée ; ils n'ont nullement besoin de solliciter l'approbation ou la désapprobation de la société. »

« Dans le mariage, la fidélité sexuelle reste encore la forme la plus souhaitable de comportement. La personne qui en épouse une autre s'engage à abandonner un certain mode de vie pour en adopter un nouveau. L'amour exige un engagement. »

« La sexualité joue un rôle vital dans le processus symbolique

qui engendre l'amour. Quand un être humain atteint à un certain degré d'amour, il ne peut éviter d'y mêler la sexualité. Certains contradicteurs objecteront que cette union est artificielle, qu'elle répond à des lois archaïques. Pourquoi serait-il impossible d'aimer telle personne tout en ayant des relations sexuelles avec une autre ? A mon avis, celui qui choisit cette dernière formule court le risque de voir son amour stagner ou décliner. L'individu qui succombe à la séduction d'une personne étrangère ne cesse pas forcément d'aimer son conjoint (ou sa conjointe), mais son amour reçoit une blessure dont il pourra ne jamais se guérir. L'expérience sexuelle intense ne peut être partagée qu'avec la personne aimée. Le seul fait de savoir que l'élu(e) a tenté de connaître la même extase avec une tierce personne est une chose difficile à supporter. L'amour, tout comme la liberté, a besoin d'être protégé, nourri, soigné ; il exige un effort soutenu, un engagement. »

« L'acte d'amour complet — c'est-à-dire la sexualité plus l'amour — implique la participation d'un ensemble de deux personnes à une expérience intense. C'est le seul sentiment qui puisse plus ou moins transcender le caractère unique du destin de l'individu et l'arracher à sa solitude inhérente. Nous devons nous garder de souiller la beauté et le sens du nombre « deux ». »

« La sexualité a certainement une fonction biologique très importante mais **sa signification dépasse le domaine de la biologie dès qu'elle atteint d'autres niveaux de l'humain.** *Le sexe sans l'amour reste le sexe, superbe et borné. »*

« L'amour romantique, dépouillé de toute sexualité, perd son droit au titre d'amour. Il s'enlise dans un fade platonisme, qu'aucune force vitale ne vient régénérer. L'intimité unie à la sexualité ne prétend libérer ni le **ça** *ni le* **moi,** *car c'est la personne tout entière qu'elle libère. »*

56. Le sentiment de culpabilité

« Trop d'humains passent leur vie à fuir des fantômes qui ne les poursuivent pas. » (X.)

La culpabilité inconsciente est un des facteurs importants de notre personnalité psychologique. Les motivations qui en résultent risquent fréquemment d'influencer notre conduite et notre comportement d'une manière négative et d'être à l'origine de certains troubles psychologiques ou somatiques.

Un diagnostic médical trop rapide ne permet pas alors de comprendre les raisons profondes des troubles de santé. Dès lors, le traitement lui-même sera incorrect et le rétablissement profond ne pourra être espéré.

Quelques cas typiques

Voici un premier exemple donné par Weiss et English :

Hypertension et anxiété. Homme âgé de 70 ans, atteint d'**hypertension** et sujet à des **crises d'inconşcience** qui duraient environ 10 minutes. Pendant ces crises, le malade poussait un cri, avait de la peine à respirer et souffrait de spasmes. Le malade avait parfois des vertiges mais pas de troubles de mémoire ou de l'intellect, ni d'instabilité émotionnelle. Pas non plus de faiblesse définie ou de paresthésie des membres.

Rien de marquant dans l'historique médical, sauf un peu de constipation.

L'examen neuro-psychiatrique ne révéla rien d'extraordinaire. La sensibilité était intacte ainsi que les mouvements de la colonne vertébrale.

Une crise convulsive avait amené le malade à consulter. Elle s'était produite de la manière suivante : le patient était assis, lisant dans le journal l'histoire d'une femme pharmacienne qui avait causé la mort d'un client en se trompant dans une ordonnance. La crise qui se produisit à ce moment chez le malade était très différente de celles qui avaient précédé. Lorsqu'il émergea de cette crise, il répétait sans cesse : *« Ce n'est pas moi qui l'ai fait »*, comme en protestant contre une accusation. La crise avait été si violente que le médecin avait craint une issue fatale.

Du point de vue psychosomatique, le malade était sans doute affligé d'une **obsession,** et il semble que le fait divers lu dans le journal avait soulevé en lui un état d'anxiété tel qu'il avait provoqué une altération organique, sous forme d'un spasme vasculaire cérébral. Le délire qui suivit la crise et l'agitation du malade prouvait abondamment que la crise était liée à un état prononcé d'anxiété.

Voici un autre exemple : **tension prémenstruelle** chez une femme qui se sentait coupable de désirs incestueux (cas présenté par les Drs Grinker et Robbins).

La patiente était atteinte de **frigidité,** de **troubles oculaires,** d'**angoisses,** avec **douleurs pelviennes.** Elle présentait également une assez grave **tension prémenstruelle.** Pendant le cours d'une psychanalyse, elle eut une grave **dépression avec désirs de suicide et de meurtre :** il fallut l'hospitaliser 10 semaines. Les éléments dépressifs de ses luttes psychologiques comprenaient la frustration d'une dépendance orale vis-à-vis de la mère. A cela se superposaient des souvenirs refoulés d'une scène au cours de laquelle elle avait vu ses parents en train d'avoir un rapport sexuel, avec une fixation psychologique inconsciente au père. Cette fixation était de nature inconsciente incestueuse. Cela se traduisait dans sa conduite par de nombreuses liaisons, avec des hommes plus âgés, et enfin par son mariage avec un homme qui avait 25 ans de plus qu'elle. Ses rêves et ses phantasmes étaient pleins de scènes de violences sexuelles au cours desquelles la patiente était attaquée et violée de façon brutale. La culpabilité au sujet des désirs incestueux ne pouvait permettre qu'une sexualité où la punition absorbât la culpabilité angoissée.

L'étude approfondie de cet aspect des conflits intérieurs de la patiente diminua beaucoup, pour la première fois depuis les premières règles, la tension prémenstruelle que caractérisaient une irritabilité et une dépression intenses.

D'autres situations

Les situations dans lesquelles apparaît le sentiment inconscient de culpabilité sont infiniment variées. Nous les retrouverons dans maints états pathologiques légers ou graves.

Par exemple, **certaines personnes se lavent constamment les mains,** ce qui apparemment est motivé par le désir d'être propre. En fait, chez certaines de ces personnes, intervient une culpabilité qui pousse à se libérer d'une « tache », de la trace d'un « péché », en quelque sorte. Ce besoin de se laver fréquemment les mains ou une autre partie du corps peut devenir une obsession et aller jusqu'aux états psychiatriques.

Certaines personnes peuvent se sentir en permanence **coupables de n'avoir pas fait tout leur devoir,** soit pour leurs parents, soit à l'égard de leurs enfants ou d'autres personnes — et même de l'humanité tout entière. Elles se sentent pleinement responsables des actes qui sont commis par les autres. Cette motivation peut entraîner le dévouement, le don de soi pour une cause, mais elle peut aussi rendre le patient et son entourage malheureux, incapables de jouir de la vie, de se sentir satisfaits et détendus.

Origine de la culpabilité ?

Les causes de la culpabilité sont, elles aussi, très diverses.

L'enfant, dans son évolution, traverse divers stades : le **stade oral,** ou buccal, au cours duquel intervient en premier lieu le besoin de nourriture à prendre par la bouche. Puis vient le stade **sado-anal,** marqué par l'éducation à la discipline. Ce stade tout particulièrement est en cause dans des cas où le sujet se sent coupable de n'avoir pas obéi, suivi la règle ou les « lois ancestrales ». La punition infligée par des parents à l'occasion d'un acte peut avoir un retentissement profond sur la vie de l'enfant, qui deviendra adolescent puis adulte.

Le **stade génital** peut être marqué par des traumatismes qui engendreront la culpabilité chez l'individu, à plus ou moins longue échéance. Par exemple, le reproche fait durement à un enfant qui examine ses organes génitaux ou les montre : *« Si tu continues, on va te le couper ! ».* Les interdits, les tabous, sont fréquemment à l'origine du refoulement, et ils représentent pour une bonne part le fondement de ce que l'on a appelé le **surmoi** ou **censure morale.** Le fait, pour certains adultes, de rêver de « choses interdites » les rend furieux et les culpabilise, même après le réveil.

Ce sentiment de culpabilité qui se poursuit chez le sujet devenu adulte peut être à l'origine de défaillances d'ordre sexuel : frigidité ou impuissance. Je me sens coupable parce que, si je fais un acte interdit par mes parents ou mes éducateurs, je serai puni. Je dois donc éviter la « faute » ; pour cela, je dois m'abstenir !

Le **stade œdipien** est marqué, nous le savons, par un attachement généralement plus fort du garçon à sa mère ou de la fille à son père. Le garçon, par exemple, devient alors le rival de son père, d'où un sentiment d'**agressivité** à son égard. Ce sentiment peut devenir très insistant si le père vient à disparaître ; le garçon risque alors de s'en attribuer la responsabilité, d'où un sentiment profond de culpabilité. (On se rappellera à ce propos le mythe d'Œdipe.) Les problèmes sont semblables pour la fille.

Lorsque l'attachement œdipien n'est pas résolu lors de la puberté ou dans l'adolescence, un attachement excessif au père ou à la mère risque d'en résulter. Cet attachement excessif risque d'entraîner des situations anormales : le refus inconscient de s'attacher à un être du sexe opposé afin de ne pas commettre l'adultère vis-à-vis du parent auquel on reste attaché. Par exemple, la femme qui ne se sera pas suffisamment détachée de son père ne pourra pas transférer l'image de celui-ci sur un homme. Si elle a des rapports avec un homme, elle se sentira coupable et risquera de rester frigide. Ou bien elle choisira un homme beaucoup plus âgé qu'elle qui représentera inconsciemment, pour elle, son père.

Dans bien des cas d'ulcère de l'estomac ou même de troubles gastriques légers, avec tension nerveuse, sentiment de blocage devant les obstacles, la culpabilité est en cause, au plan inconscient. Des contractions, qui vont jusqu'aux contractures musculaires peuvent aussi provoquer, à échéance, des états arthritiques et rhumatismaux, de l'arythmie cardiaque, de la tachycardie, des troubles neuro-glandulaires, etc.

Le sentiment profond de culpabilité peut empêcher certaines personnes de parvenir à un équilibre sur le plan alimentaire. Par exemple, certaines personnes veulent modifier des habitudes alimentaires héritées de la famille : elles en sont empêchées par la crainte de se sentir coupables d'abandonner le clan, c'est-à-dire de reconnaître que leurs parents s'étaient trompés.

Le sentiment de culpabilité au point de vue sexuel

Ce sentiment est assez fréquent chez les patients anxieux ; il peut les paralyser et les empêcher de dominer leur état d'anxiété. Ils sont obsédés par l'idée que, dans tout effort pour attirer la sympathie ou l'affection d'autrui, il y a un interdit d'ordre sexuel.

Weiss et English ont relaté le cas d'une malade qui se plaignait de palpitations, de nervosité, de vapeurs et de difficulté respiratoire. Indépendamment de sentiments d'agression et d'anxiété qui avaient été découverts chez elle, le psychologue apprit que les rêves de la patiente tournaient au cauchemar et la poussaient, à l'état de veille, à un comportement voisin du dérangement mental. Elle rêvait qu'un homme forçait l'entrée de sa maison et pénétrait dans sa chambre. Elle se réveillait en transpiration, le souffle coupé, le cœur battant, et elle regardait son mari endormi comme s'il avait été un étranger. Dans l'impossibilité de lutter contre cette impression, elle se levait, s'habillait et passait le reste de la nuit assise au pied du lit, dans la terreur que cet homme endormi ne se trouvât être, en effet, un étranger.

Ce rêve ouvrit au psychologue la voie à une discussion fructueuse avec la patiente, sur les causes de son anxiété et sur les complexes qu'elle nourrissait à l'égard des relations sexuelles. Grâce à cet entretien, son état s'améliora à tel point qu'une année après, elle vint déclarer que ses crises d'anxiété avaient complètement disparu et qu'elle s'était sentie au cours du mois précédent mieux, physiquement et moralement, qu'elle ne l'avait jamais été auparavant.

Comment « guérir » celui qui se sent coupable ?

Bien souvent, le sentiment de culpabilité reste inconnu du patient lui-même mais aussi souvent de son entourage et du médecin.

Les réprimandes et les conseils ne sont pas épargnés à celui qui se culpabilise en permanence ou qui souffre de se sentir angoissé dans la crainte de commettre une faute, un péché. Il faut dire que l'éducation est souvent culpabilisante. Les parents ne se rendent pas toujours bien compte des conséquences de leurs méthodes éducatives. Il importe d'orienter la pensée et l'activité de l'enfant vers des tâches et des buts positifs en lui permettant d'accomplir ses expériences personnelles. Lui-même doit, petit à petit, se rendre compte de la portée de ses actes, de leurs conséquences. Des mises en garde doivent être émises avant et pendant l'action, mais non sous la menace et la contrainte. L'explication des causes et des conséquences doit rester rationnelle et objective.

De ce point de vue, il faut reconnaître que les méthodes éducatives ont péché par... la notion de péché opposée trop fréquemment aux efforts de l'enfant et à ses pulsions naturelles et normales.

A l'époque de l'adolescence, lorsque l'enfant veut « prendre son envol », c'est-à-dire s'éloigner du foyer parental pour se diriger vers d'autres groupes sociaux et familiaux, l'**attitude trop captatrice des parents** peut entraîner chez l'enfant un état d'agressivité, une réaction parfois violente contre cette contrainte des parents. L'agressivité peut s'accompagner alors d'un sentiment de culpabilité : *« J'agresse mes parents mais je me sens coupable envers eux car sans doute agissent-ils pour mon bien ; je n'ai pas le droit de leur faire du mal, de les abandonner, etc. ».*

L'enfant doit accomplir le chemin qui conduit de la non-connaissance à la connaissance. Il devra explorer son milieu proche et lointain, son corps puis son « esprit ». Cette exploration se réalisera au moyen de gestes, de mouvements, de contacts, de sensations, etc. Ce qui peut paraître « mal » à l'adulte est souvent pour l'enfant un moyen de connaissance, c'est-à-dire d'évolution.

Lorsque les problèmes chez l'adolescent et l'adulte — et même souvent chez l'enfant — sont accentués, c'est-à-dire lorsque la culpabilité est à l'état pathologique ou pré-pathologique, une analyse psychologique s'impose, et parfois une psychothérapie. En tout cas, un éducateur qualifié est capable de déceler les principaux symptômes de la culpabilité anxieuse ou angoissée chez l'enfant ou l'adolescent. Souvent, une série d'entretiens détendus avec l'éducateur ou le psychologue permettra d'obtenir une amélioration considérable, et les parents seront eux-mêmes éclairés sur les problèmes qui se posent **afin qu'ils apprennent à modifier leur attitude éducative.** Souvent, des tests de projection et de personnalité seront utilisés : le T.A.T. de Rorschach, le test des quatre images de Van Lennep, les tests de l'arbre et du village, l'étude grapho et morpho-psychologique, le test des opinions, etc.

La caractérologie peut apporter aux parents et aux éducateurs des données précieuses et l'étude devrait en être plus largement répandue.

57. Pensée positive ou complexe d'échec

« Regardez vers la lumière, et l'ombre disparaîtra de votre vie. » (Emerson)

Nous poursuivons notre étude de certains des aspects essentiels de la psychothérapie envisagée sous l'angle des méthodes naturelles.

Autosabotage

Il n'est pas rare d'entendre parler d'**accidentite,** de **complexe d'échec,** de **névrose de destinée,** d'**autosabotage inconscient,** etc. Nous avons tous connu de ces individus qui ratent systématiquement les occasions favorables, qui se retrouvent en permanence devant des difficultés contre lesquelles ils se battent sans doute, mais avec des armes mal adaptées, comme s'ils voulaient inconsciemment leur échec.

Certains fuient leurs responsabilités, leur milieu de vie, pour se réfugier dans d'autres situations, espérant, consciemment ou non, *« refaire leur vie », « repartir sur de nouvelles bases », « faire peau neuve »*. Pourtant, ils retombent dans les mêmes ornières, reprennent les mêmes comportements, les mêmes attitudes négatives, car ils ont changé de milieu de vie **mais ils ont emporté avec eux leur besace,** c'est-à-dire les tendances, les conflits, les ambivalences qui les empêchent de surmonter les obstacles, d'étudier les situations avec objectivité, de se mettre en valeur ou tout au moins de ressentir cette impression indéfinissable de calme, d'harmonie intérieure, de sérénité (1).

Projection

Un des aspects les plus frappants d'une situation de conflit intérieur qui conduit à l'échec est la **projection** non reconnue par le sujet lui-même. D'une manière générale, nous projetons sur des êtres, animés ou inanimés, nos craintes, nos espoirs, nos répulsions, nos haines, nos attachements.

Des faits datant de l'enfance ont édifié à l'intérieur de notre personnalité tout un système de défenses, d'interdits, de tabous, de craintes, d'espérances... Souvent, les problèmes se résolvent, du moins pour une bonne part, et la maturité est marquée par une meilleure connaissance de notre personnalité intérieure, avec une attitude plus objective, réaliste, pragmatique devant les faits de notre environnement.

Mais il n'en est pas toujours ainsi. L'adulte insuffisamment mûr sur le plan psychologique est soumis au phénomène de projection sans qu'il en ait conscience. **Il retrouve chez les autres ce qu'il craint ou ce qu'il espère.**

Il rejette chez l'autre ce qu'il n'admet pas en lui-même. Il en veut aux autres de ce qu'ils ne sont pas conformes à l'image qu'il se faisait d'eux ; il les accuse de tromperie, de double jeu, de fraude.

Culpabilité

Souvent, dans ces sortes de situations, un sentiment de **culpabilité** apparaît : l'individu se sent en effet coupable d'avoir envers l'autre, le partenaire, une attitude haineuse ou hostile, à cause justement de ce phénomène de projection.

---

1. Ce que les anciens Grecs appelaient l'ataraxie, état dans lequel le corps est sans souffrance et l'âme sans trouble.

Il sent confusément que l'image qu'il s'est faite de lui-même n'est pas reconnue par les autres au niveau auquel il prétend se placer. Le doute s'introduit chez lui. Il se sent inférieur à sa tâche, mais il peut aussi essayer de compenser cette infériorité ou même de la surcompenser, et alors apparaîtront des attitudes inadaptées elles aussi : le besoin lancinant d'être supérieur aux autres, la recherche effrénée du pouvoir, des honneurs, des situations de prestige ; le refus de discuter lorsque l'on risque d'être en situation d'infériorité ; l'acharnement à défendre ses propres idées, à se buter avec intransigeance dans des positions peu défendables raisonnablement.

Abandon et fuite

Si, au contraire, l'infériorité se manifeste d'une manière prépondérante, la crainte de l'échec se renforce, avec **sentiment d'impuissance, rejet des responsabilités,** refus des initiatives, isolement, abandon ou récrimination.

Oppositions intérieures

Il ne suffit pas, pour « guérir » une personne de son complexe d'échec ou de sa névrose de destinée, de l'assurer qu'elle peut réussir. Les bonnes paroles, les conseils tels que : *« Vous devriez penser positivement »* sont insuffisants et conduisent même fréquemment à **renforcer l'attitude négativiste.**

Si les problèmes intérieurs qui sont à la base de la névrose restent non résolus, des compensations intérieures (et inconscientes) se font jour au cours des séances d'autosuggestion, la **loi de l'effort converti.** Le sujet se répète une formule, mais une voix intérieure semble lui dire : *« Ce n'est pas vrai, tu n'est pas meilleur, tu n'es pas plus fort, tu ne deviens pas plus capable de conduire ta vie, etc. ».* Cette opposition inconsciente peut même conduire à une accentuation des « complexes ».

Diagnostic profond des causes

Au contraire, la recherche des raisons profondes des troubles conscients et inconscients conduit l'individu à se remettre en cause progressivement, à revivre des événements du passé qui ont été à l'origine des problèmes d'un traumatisme originel. Lorsque ces faits sont reconnus, revécus, rationalisés, la personne devient capable d'étudier froidement, objectivement (comme s'il s'agissait d'une autre personne), les situations par lesquelles elle est passée, situations qui étaient souvent restées inaperçues, comme si l'individu voulait antérieurement éviter de connaître, de regarder en face, des événements difficiles ; comme s'il cherchait à refouler dans l'inconscient des faits, des images mentales, qu'il n'était pas capable d'aborder de front. Bien des conventions sociales culpabilisantes sont à l'origine du refoulement.

Des freins intérieurs empêchent la personne de réaliser, de s'affirmer en présence des oppositions, d'assumer des fonctions nécessitant un engagement. Le sujet se sent bloqué, comme attaché à des éléments du passé qui le retiennent prisonnier, entravent sa progression et même le tirent en arrière dans une sorte de processus régressif s'opposant à la personnalisation, au progrès, à l'évolution qu'accomplit tout être humain normal.

Il a besoin de trouver à l'extérieur la compensation de ce qu'il ressent en lui-même comme une infériorité. Il se montre exigeant à l'égard des autres, trop exigeant, car il ressent chez lui de profondes infériorités.

Objectivité

La résolution progressive des conflits intérieurs par une prise de conscience des faits traumatisants conduit donc à une lucidité, à une objectivité accrues.

L'individu devient capable de s'estimer à sa valeur, comme s'il avait à jauger un autre individu avec un étalon de mesure bien défini. Ses énergies, au lieu de se neutraliser dans des conflits intérieurs permanents, se libèrent progressivement pour s'orienter vers des buts consciemment déterminés. Sa libido se débloque (le terme libido étant ici entendu comme exprimant l'intensité de l'énergie psychique). Les forces de vie se libèrent donc et peuvent agir avec une efficacité accrue.

Santé et harmonie

Qu'il s'agisse du retour à la santé physique ou psychologique, **la résolution des problèmes intérieurs permet à la « force médicatrice naturelle » d'accomplir son œuvre avec plus de puissance.** L'état de détente profonde, l'acceptation des phénomènes internes et externes, la calme détermination et l'espoir raisonné devant les obstacles sont peut-être les meilleurs garants du rétablissement.

Pour accéder à la maturité, il est indispensable d'apprendre à se forger une **image de soi correcte.** On se reportera, à ce sujet, au chapitre 47.

58. Apprenez donc à vous décider !

« Celui-là est digne de la liberté et de la vie, qui doit les conquérir chaque jour. » (Goethe)

Nous avons à prendre des décisions plus ou moins importantes et graves à chaque moment de notre vie. La vie est un choix, a-t-on pu écrire.

Devant les petites décisions habituelles, aucune difficulté réelle n'est ressentie par les personnes « normales ». Cependant, beaucoup de gens deviennent anxieux lorsqu'ils ont à prendre une décision de quelque importance. Beaucoup, d'ailleurs, s'abstiennent et fuient la difficulté, de crainte de commettre une erreur.

Ce manque de résolution risque d'être à l'origine, chez bien des individus, d'un état d'anxiété et de conflit dont nous retrouvons la trace chez beaucoup de « surmenés ».

Il nous a donc paru utile de présenter à nos lecteurs quelques suggestions susceptibles de les aider.

Tout de suite ou plus tard ?

Est-il bon de remettre à plus tard une décision, afin d'y réfléchir longuement, ou de se décider rapidement ? Chaque situation réclame un examen particulier, et il n'est pas question de donner à ce sujet une règle générale, systématiquement applicable. Nous allons voir que la décision doit être précédée d'une recherche des facteurs et d'une délibération qui prendront plus ou moins de temps.

L'état physique ou mental

Une décision est plus facilement prise par l'individu physiquement et mentalement tonique. En période de fatigue, nous nous sentons peu disposés à entreprendre et à décider.

Cette perte d'énergie, qui va parfois jusqu'à l'inconsistance et à l'aboulie, est utilisée par les polices civiles et militaires de tous les pays lorsqu'il s'agit d'obtenir des aveux ou des renseignements. L'individu, privé de sommeil pendant un temps plus ou moins prolongé, perd le contrôle de ses processus mentaux.

Ne prenez donc de décision importante que lorsque vous êtes en forme. Dormez une nuit avant de vous décider, tel est le bon conseil qui peut vous être donné lorsqu'un choix ne doit pas être opéré sur-le-champ. D'ailleurs, l'inconscient travaille même pendant notre sommeil, comme nous l'avons vu dans un chapitre précédent.

Il est préférable également d'éviter toute décision importante sous le coup d'un stress émotionnel : angoisse, colère, ressentiment, frustration trop violente. La décision pourrait alors être trop influencée par une motivation inconsciente habituellement refoulée et qui, surgissant à nouveau, ferait commettre une imprudence.

Il est bien évident que, dans une situation telle que la légitime défense, les décisions doivent être prises sans tarder, mais il s'agit alors d'un cas exceptionnel, et il est utile que nous nous préparions, en gardant un esprit alerte, à faire face à de telles éventualités.

Il est bon d'insister ici sur les **méfaits des drogues, du café, du thé, de l'alcool, du tabac et de tous les facteurs qui amoindrissent la vitalité et le jugement.** Nous avons montré que les poisons overtoniens ont pour effet de « décérébrer » l'individu qui s'y adonne. Evitez donc de prendre une décision importante si vous avez ingurgité une drogue, de l'alcool, un excitant quelconque. Si vous fumez, sachez que le tabac altère vos facultés de concentration et de jugement. Restez lucide.

Les éléments d'une bonne décision

Quels sont donc les éléments psychologiques qui vous permettront de vous décider d'une manière sensée ?

Définissez le problème

Bien souvent, nous nous décidons sans avoir fait le tour de la question qui nous est posée. Dans la vie, chaque problème est une équation à une infinité d'inconnues. Il faut savoir déterminer quelles sont les inconnues les plus importantes dans le cas présent.

Il est souvent utile de se munir d'une feuille de papier et

d'écrire, au fil de la plume, les idées qui peuvent venir à propos du problème posé. Etudiez le pour et le contre.

Quand un argument militant en faveur d'une certaine décision est intervenu, il est bon de **chercher les arguments adverses.** Si nous négligeons ce travail, nous risquons de nous laisser trop influencer par des facteurs inconscients, et nous restons aveugles à une partie de la réalité, qui pourrait se révéler durement une fois la décision prise.

Il faut également être suffisamment lucide sur soi-même pour savoir que nous sommes, chacun de nous, porté à nous orienter de préférence vers telle ou telle position. Sachons y réfléchir de manière à nous demander, le moment venu, **si cette position ne représente pas une croyance irrationnelle,** résultant d'un « conditionnement ». N'y aurait-il donc pas lieu de modifier ce point de vue qui ne répond plus à la situation présente ?

N'y a-t-il pas également eu, dans le passé, d'autres situations proches de celle qui est à résoudre ? Quelles ont été les conséquences, favorables ou non, de certaines décisions que nous serions tentés de renouveler si nous n'y prenions garde ?

Reprenons donc un papier et divisons-le en trois colonnes, dans le sens de la hauteur :

— colonne de gauche : les éléments pour ;
— colonne du centre : les éléments contre ;
— colonne de droite : commentaires relatifs à certaines données.

Demandez conseil

Sur certains points, il est bon de recourir aux avis de certaines personnes que l'on estime être qualifiées : les parents, le conjoint, parfois même les enfants (pourquoi pas ?), le notaire, l'avocat, le psychologue, le comptable, le patron ou le chef de service,...

Peut-être aussi certains ouvrages pourront-ils vous donner les informations nécessaires, ce qui vous évitera de recourir à des conseillers extérieurs trop coûteux pour la circonstance.

Il est bien évident que les avis extérieurs devront être eux-mêmes passés au crible de la critique. Nous ne devons pas nous en remettre les yeux fermés aux opinions des autres. Les conseilleurs ne sont pas les payeurs. Je dois me considérer comme seul responsable de la décision que je prendrai. Le fait de m'entourer d'informateurs ne diminue en rien ma responsabilité personnelle, et j'aurais mauvaise grâce à imputer aux autres les conséquences de mes propres erreurs.

L'heure de la décision

Cette information préliminaire et cette délibération indispensable ne doivent pas nous entraîner à tergiverser ; il serait trop facile d'y trouver une sorte de justification de notre manque d'initiative.

Toute décision comporte un risque d'erreurs ; il faut accepter ce risque, tout en étant prêt à en limiter les conséquences grâce à des « clauses de sauvegarde ». C'est ici que l'on doit éviter l'autosuggestion négative. Si je répète trop souvent : *« C'est un terrible dilemme ! », « Je ne suis sûr de rien », « Je n'arrive pas à me décider, la situation est trop grave »,* etc., il est bien évident que je serai difficilement en mesure de fixer mon choix. Une attitude ferme et décidée devient indispensable.

Les éléments dont je me suis entouré sont-ils sérieux ? Ai-je pris les précautions qui s'imposent en ce qui concerne ma sécurité et la sécurité de ma famille et de mes collaborateurs ? Mon étude de marché a-t-elle été conduite sainement, avec l'aide de praticiens qualifiés ? Mon organisation a-t-elle été mise au point d'une manière rationnelle, en tenant compte aussi des facteurs humains ? Ai-je demandé à mes supérieurs, à mes égaux et à mes subordonnés de m'aider, de collaborer au travail à entreprendre, et m'ont-ils paru disposés à m'accorder leur soutien ? Le marché du travail est-il suffisant pour m'assurer la situation à laquelle je vise ? etc.

Je ne me suis pas « dopé », mentalement ni physiquement. En toute lucidité, je vais donc prendre ma décision, et le temps que je me suis fixé est maintenant écoulé.

Quand la décision est prise, agissez

J'ai donc fait mon choix d'une manière sérieuse, délibérée, pondérée. Je dois maintenant passer à l'action. Il ne s'agit plus de regarder en arrière, de tergiverser, mais de persister, de persévérer. Aussi judicieusement que j'aie pu procéder, j'aurai toujours à compter avec des obstacles imprévus, des erreurs d'appréciation, des déconvenues. Je dois regarder en face ces difficultés et non pas me contenter de les contourner, c'est-à-dire de les fuir.

D'ailleurs, **ces difficultés imprévues seront souvent pour moi un facteur de perfectionnement :** elles me permettront d'améliorer ma méthode, elles m'inciteront à découvrir des idées nouvelles, des moyens inédits de perfectionnement.

Je serai l'objet de **critiques** : sont-elles fondées ? Cet examen m'incitera à adapter mon action aux circonstances sans altérer ma détermination.

Dans les affaires comme dans n'importe quel travail, il faut savoir « **durer** » : ce n'est que par la stabilité dans l'action que l'on vient à bout des obstacles : l'expérience se forme, les opportunités se font jour, la clientèle s'amplifie. *« Toute affaire saine, tout homme de valeur aboutissent à condition de tenir. »*

Conseils d'application

L'orientation individuelle

En matière d'orientation ou de réorientation des enfants, adolescents ou adultes, les problèmes qui se posent sont particulièrement délicats car ils engagent toute la vie du sujet et celle de sa famille, présente et future.

L'échec, même partiel, dans la vie professionnelle et sociale, provoque souvent de graves conséquences psychologiques : le raté (ou celui qui se sent tel) cesse de s'intéresser à l'avenir et, à la longue, perd toute estime de soi et toute réelle volonté de vivre. Il travaille sans goût, comme un automate. Il est prédisposé aux accidents de travail. Au contraire, la réussite qui se traduit quand la profession correspond à la vocation fait surgir l'estime de soi et la confiance dans l'avenir ; elle multiplie les forces de l'engagement joyeux de la vie. La réussite est bien, en définitive, la condition essentielle du bonheur.

Le problème est donc de trouver, pour l'enfant ou l'adolescent (ou plutôt avec lui), le métier qui correspondra le mieux à sa personnalité et dans lequel il sera heureux. Pour l'adulte également, il devra « se reconvertir » de plus en plus fréquemment dans la vie contemporaine ; le problème crucial sera celui de la réorientation.

Il faut se méfier des illusions des parents et des enfants, des préjugés, des ambitions irrationnelles (et parfois même de l'insuffisance d'ambition), et savoir agir en fonction des circonstances les plus favorables. Le recours au psychologue est alors nécessaire. Celui-ci :

— décèlera les aptitudes psychomotrices, intellectuelles, caractérielles, les possibilités, les dons et capacités, les intérêts, les aspirations, la vocation de l'enfant ou de l'adulte ;

— recherchera chez celui-ci les causes de troubles qui le gênent dans ses études et ses réalisations ;

— discutera avec les parents, avec le sujet lui-même, les éducateurs et éventuellement le médecin de famille, de la meilleure orientation à donner aux études ou à l'activité professionnelle, et des moyens de remédier aux difficultés mises au jour ;

— et entreprendra, s'il le faut, un travail de remise en ordre, de rééducation.

Q.Q.O.Q.C.P.

Pour faire le tour du problème, posez-vous les questions suivantes :

— **Quoi** ? Qu'y a-t-il à faire ?

— **Qui** ? Qui doit prévoir, organiser, exécuter, coordonner, commander, contrôler ? etc.

— **Où** ? Faut-il préparer, exécuter, contrôler, transporter ? etc.

— **Quand** ? Faut-il préparer, exécuter les phases, contrôler ? etc.

— **Comment** ? Faut-il préparer, agir, etc. ?

Et à propos de ces cinq questions, posez-vous la question :

— **Pourquoi ?**

Vous serez ainsi mieux assuré de ne pas oublier les points clés, que vous rattacherez aux phases de préparation, d'exécution et de contrôle.

59. Pathologie et hygiène des responsables

« Le travail devient une fuite en avant, le moyen unique d'échapper à l'angoisse d'être homme. » (Le Management)

Un psychologue allemand, O. Graf, de l'Institut de Dortmund, a étudié la surmortalité chez les dirigeants économistes, c'est-à-dire chez les personnes qui assument, dans le monde des affaires ou de l'administration, des responsabilités très importantes.

Ces personnalités meurent en moyenne trois ans plus tôt que l'ensemble de la population. Etant donné qu'il s'agit de personnes dont le rôle est absolument éminent, on imagine la perte que leur disparition prématurée constitue pour l'économie d'un pays.

C'est surtout à partir de cinquante-cinq ans que ces dirigeants économistes commencent à dépasser la moyenne de mortalité de la population générale (de 25 à 45 %).

Troubles nerveux et cardio-vasculaires sont alors en cause. Les médecins n'en sont d'ailleurs pas exempts eux-mêmes. Dans l'état de New York, U.S.A., pour deux cents médecins âgés de plus de quarante ans, 47 % sont atteints de maladies du cœur et des vaisseaux.

La maladie des dirigeants

Un autre auteur allemand, Francke, a décrit un syndrome qu'il appelle la maladie des dirigeants, qui évolue *grosso modo,* en trois phases : une phase d'alarme, une phase dite de fébrilité et une phase de dépression.

1. Phase d'alarme : troubles de la régulation des principales fonctions organiques, se manifestant principalement au niveau du caractère et du système nerveux. Irritabilité, nervosisme, impatience, mauvaise humeur, irascibilité mettant les collaborateurs à rude épreuve. Une certaine difficulté au travail, une fatigabilité considérable, des oublis trop fréquents. A la fin d'une journée très chargée, on cherche ses mots, on s'impatiente de ne pouvoir s'exprimer clairement, on oublie une date qui était pourtant très familière. L'effort devient de plus en plus difficile, de même que la concentration. Intervient alors un sentiment de déchéance, une impression d'incapacité de remplir sa tâche. On veut tout faire par soi-même parce qu'on n'a plus confiance en personne (ce qui est une raison supplémentaire de surmenage).

Souvent, ces troubles sont masqués par une conduite qui est une sorte de camouflage : autoritarisme, par exemple.

Sur le plan physique, on observe : petits vertiges, nausées, points au cœur.

2. Phase de fébrilité : ce qui domine, c'est un certain état d'hyperactivité. Après la phase initiale, en effet, le sujet veut se ressaisir et le moteur s'emballe. Il y a perte progressive des réalités. Le sujet veut s'engager dans des affaires extraordinaires. Il élabore des constructions excessives. L'aspect imaginatif l'emporte sur l'aspect pragmatique de la conduite. Il répugne de plus en plus à déléguer ses pouvoirs et refuse de se reposer. Les troubles fonctionnels deviennent progressivement psychosomatiques : insomnies, obsessions, douleurs dans le dos et dans les reins, migraines, névrites, angoisses, palpitations, bouffées de chaleur, sautes brutales de la tension artérielle.

3. Phase de dépression : caractérisée par une certaine apathie. Le sujet se désintéresse progressivement de tout. Il devient physiquement et mentalement inerte et commence à se plaindre de ses organes : il examine sa langue avec inquiétude, il devient hypocondriaque, il fait retomber la responsabilité de ses échecs sur son entourage, il éprouve un sentiment d'impossibilité à réagir.

Les facteurs nocifs

A la suite des travaux de Francke, on peut classer ces facteurs de la manière suivante :

— **Durée excessive du travail.**

— **Insuffisance du nombre de journées de détente** (détente hebdomadaire et vacances annuelles ou périodiques).

— **Soucis professionnels,** impression d'être pourchassé sans répit par les préoccupations professionnelles, avec une aide insuffisante.

— **Insuffisance du repos nocturne** par suite de l'obsession.

— **Insuffisance d'exercice physique** en salle et au grand air. 77 % des dirigeants malades ne marchent pas une demi-heure par jour. Cette vie sédentaire favorise l'auto-intoxication, avec son cortège de troubles.

— **Erreurs alimentaires :** suralimentation, nourriture trop riche en graisses cuites, en aliments farineux et sucrés, en viande. Boissons alcoolisées, café.

— **Tabac :** Francke est extrêmement hostile au tabac. En effet, chez les deux cents dirigeants malades qu'il a étudiés, il a constaté que 11 % fumaient de zéro à dix cigarettes par jour, 25 % de dix à trente cigarettes, 55 % plus de trente cigarettes. Le tabac est nocif : il favorise en particulier les spasmes des vaisseaux et il rétrécit le calibre des petites artères qui irriguent les principaux organes et notamment le cœur (artères coronaires).

— **Facteurs constitutionnels :** Francke invoque une certaine hérédité artérielle, des habitudes alimentaires familiales, qui ont presque un caractère héréditaire, et aussi des facteurs psychiques particuliers. Chez certains sujets, on observe une hypertrophie de la volonté qui entraîne les individus à une ambition excessive, à une avidité sans bornes, à un goût de dominer les autres et de se dépasser eux-mêmes ce qui, très rapidement, les incite à dépasser leurs propres limites.

— **Médicaments et drogues.** Nous ajouterons, pour notre part, le facteur pathogène représenté par l'habitude néfaste de vouloir « tenir le coup » à tout prix, ou se reposer à l'aide de drogues dont les effets à court ou à long terme sont redoutables. Ces substances induisent les conduites dépressives et suicidaires.

Mesures préventives

En premier lieu, il s'agit de **faire le point** sur les plans physique et psychologique. Chacun devrait mieux connaître les **possibilités** et les **limites** qui lui sont inhérentes. Un actif ne se comportera pas comme un non-actif (caractérologiquement). Certains doivent dormir plus que d'autres. La constitution physique de base doit être prise en considération, de même que les facteurs, positifs et négatifs, qui sont intervenus dans le courant de l'évolution propre à chaque individu.

Sur le plan physique, une attention toute particulière sera portée aux points suivants :

— **L'alimentation** (sobre, correctement équilibrée, non carencée, ne comportant pas d'excitants tels que le café, le thé, le chocolat, les condiments violents, l'alcool, etc.).

— **L'exercice physique,** qui doit être suffisant mais non excessif. Un dosage, une individualisation, est également nécessaire en fonction des facteurs de la personnalité du sujet. Une méthode progressive doit être mise en œuvre, basée en priorité sur le développement de la fonction cardio-respiratoire.

— **Le bain d'air,** qui devrait se pratiquer chaque jour, chez soi, au cours de la toilette, par exemple.

— **Le bain de soleil,** à pratiquer aussi souvent que possible s'il n'y a pas de contre-indication médicale. Là encore, il faut être progressif et très modéré car l'excès dans ce domaine est parfois dangereux.

— **L'équilibre travail-repos.** Chacun doit déterminer son temps de sommeil mais aussi la périodicité de ses vacances et de ses loisirs. Il est peu raisonnable de sacrifier les temps de détente, sous prétexte de gagner quelques heures de « travail ». Celui-ci devient de moins en moins efficace au fur et à mesure que le temps de repos se réduit.

Une **prise de conscience** de ses propres problèmes doit donc intervenir chez le dirigeant comme chez tout être qui vise à l'équilibre. Les facteurs névrotiques doivent être mis à jour. Les problèmes inconscients méritent une étude approfondie, qui ne peut être menée qu'en collaboration avec un psychologue. Dans ce sens, l'examen élargi d'orientation mériterait d'intervenir plus fréquemment.

Il existe aussi un problème d'**organisation du travail,** de manière à rendre efficace le travail professionnel mais aussi le temps de loisirs.

— **Les mauvaises habitudes** inhérentes à notre « civilisation des affaires » figurent, nous le savons, parmi les causes essentielles du « surmenage ». Tabac et alcool, médicaments et drogues n'ont pas leur place dans une vie équilibrée.

— **Le sommeil** doit être profond, calme et réparateur.

— **La détente de fin de semaine** doit être aussi complète que possible. Il faut se garder d'emporter du travail chez soi pour le samedi après-midi et le dimanche. Il est préférable de **compenser** le travail professionnel pendant les loisirs. Par exemple, le sédentaire et l'intellectuel se livreront à un exercice physique progressif (sans excès).

Il faut se garder de s'exposer longtemps au soleil si l'on n'y est pas habitué, de marcher ou de rouler à bicyclette trop longtemps si l'on n'y est pas entraîné ; de faire des milliers de kilomètres en voiture en quelques jours, sous prétexte de « changer d'air ».

Bien entendu, les modalités de comportement varient suivant les tempéraments, mais chacun doit connaître ses limites et éviter de se « claquer » pendant ses loisirs.

Sur le plan de la connaissance, à quoi sert de traverser en trombe des centaines de villes, de villages, de sites pittoresques ?...

En somme, il importe, pour chacun, de parvenir à un état de relaxation qui lui permette de « recharger ses accus ».

La relaxation est une technique de repos qui s'apprend. Son but est de réduire les tensions nocives. Correctement pratiquée, elle permet de récupérer à volonté les pertes en énergie organique dont sont responsables le milieu de travail et l'ambiance psycho-sociale propres aux régions dites « évoluées techniquement ».

L'apprentissage de la relaxation dans les loisirs permet d'ailleurs d'aborder en détente les problèmes inhérents à l'activité professionnelle. Il s'agit bien là d'un apprentissage devenu indispensable à tous ceux qui assument des responsabilités : dans l'administration, l'industrie, le commerce et les affaires et même au niveau des particuliers, notamment des pères et des mères de famille, dont les soucis sont bien souvent aussi intenses que ceux des chefs d'entreprise.

En effet, les dépressions, les troubles nerveux, les divorces, les bagarres et les suicides sont de plus en plus fréquents, notamment dans les grands ensembles dont les habitants connaissent une « existence concentrationnaire ». La tension nerveuse, l'affaiblissement général des résistances, le bruit ambiant et bien d'autres causes sont ici à incriminer. Pour « s'isoler », « se mettre à l'abri » de ces influences nocives, la relaxation sera d'un grand secours.

60. L'épanouissement personnel dans la vie du couple

« De toutes les formes de philosophie, la meilleure est celle qui exprime et accomplit le plus profondément la perfection de l'intelligence humaine, celle qui correspond le mieux à la vérité de la nature et, autant qu'il est possible, coopère avec elle. Cette philosophie prévoit l'avenir, formule de justes lois, réforme les coutumes, guérit les maux ; elle fait la vie heureuse et divine. » (Giordano Bruno)

De nombreux ouvrages traitent des techniques propres à libérer l'enfant et le couple des craintes qu'ils peuvent éprouver en face de la sexualité dans un monde où l'érotisme est souvent dévalorisé. Il n'est cependant pas de notre propos de vous donner ici les éléments d'information sexuelle que vous trouverez dans les brochures spécialisées.

Indépendamment des connaissances que les couples et les enfants peuvent acquérir dans les cours et les ouvrages, les uns et les autres se doivent d'être convaincus de la nécessité d'acquérir, avec les connaissances ou les techniques, un état d'esprit.

Quel est-il cet état d'esprit nouveau reconnu nécessaire par les conseillers en psychologie du couple ?

Etre au féminin, être au masculin

Avoir envie d'être bien dans sa peau est la première condition d'épanouissement humain. Savoir ce que sont les états de féminin et de masculin en est la seconde condition. Savoir faire, c'est-à-dire utiliser les ressources personnelles, en sera la troisième.

Savoir être au féminin et savoir être au masculin, tel est le message que nous désirons vous apporter.

Il est nécessaire que chacun de nous prenne le temps de se situer, de définir ses attentes, son rôle, et de prendre en main sa destinée d'être humain.

Le fait que vous lisiez cette étude est déjà une volonté de prise de conscience de soi. Si vous réfléchissez aux différentes images (ou stéréotypes) qui jaillissent de votre inconscient, dans vos rêves, dans vos désirs, ou qui vous sont présentées par la publicité, la presse ou la T.V., vous faites une démarche positive de progrès personnel.

Les représentations mentales

Très souvent, les images qui nous sont proposées sont celles de mères attirantes, jeunes, élégantes, sveltes comme leur fille, peu gênées par la présence de leurs enfants dont le nombre ne dépasse pas deux ou trois. Les images de pères sont celles d'hommes forts, attirants, jeunes, sportifs, très proches de leurs enfants, détendus.

Les images des couples sont celles qui inspirent la beauté, la force, l'érotisme.

Peu ou pas d'images de femmes et d'hommes seuls, de célibataires, de divorcés, de veufs.

Du fantasme à la réalité

Dans notre vie quotidienne, les réalités sont très souvent différentes en raison de l'éducation reçue et des événements familiaux ou professionnels qui surviennent.

La mère est susceptible de ne pouvoir faire de choix définitif dans ses rôles de mère, d'épouse, de femme au travail, de vie personnelle.

L'homme, très souvent, recherche en elle la polyvalence des possibilités, estimant, en ce qui le concerne, que ses rôles sont essentiellement de gagner le pain à l'extérieur et d'être le « chef de famille ».

L'un et l'autre idéalisent leur partenaire comme Mère ou Père, en fonction de l'appartenance à l'un ou l'autre sexe. L'un et l'autre veulent avoir ce qui leur manque, ce qui leur fait défaut dans un désir de complémentarité.

Dans le mariage, ces types de relation, si l'on n'y prend garde, peuvent conduire à des mariages clos, favorisant la rupture de dialogue et le divorce imaginaire ou réel. Les enfants du divorce et les couples divorcés ne sont pas toujours institutionnalisés.

La crise du mariage

Le mariage traditionnel repose davantage sur l'avoir que sur l'être. La crise du mariage dans notre société est une crise de l'inauthenticité, où chacun légalise une situation dans laquelle les partenaires éprouvent un malaise parce qu'ils ne se choisissent plus mais se sentent contraints par les pressions sociales et l'existence d'enfants de rester ensemble pour avoir ce statut social de marié, père et mère de famille.

Il est un fait que la relation conjugale évolue, et **les anciennes structures d'autorité sont remplacées de plus en plus par des structures de dialogue et de relation interpersonnelle.**

Le couple est voué à l'échec si les partenaires ne peuvent se sentir libres, créateurs (psychiquement et physiquement) ni se promouvoir l'un l'autre.

Il faut qu'homme et femme rejettent les descriptions tendancieuses qu'on leur a faites (ou qu'on leur fait) de leur équilibre, de leur sexualité, qu'ils analysent leurs comportements de consommateurs, leurs sentiments réels envers leurs enfants, le passé, l'avenir et ceux de leur conjoint, qu'ils osent accepter les pulsions négatives, agressives, comme faisant partie d'eux-mêmes, sans pour cela les réaliser.

S'accepter, non dominer

Tant que la sexualité virile est comprise à partir de l'idée de domination d'un sexe sur l'autre, la rencontre sexuelle des couples échouera.

La réussite dépend en bonne partie de la maturité des conjoints, du degré de liberté de leur alliance, de leur aptitude à affronter les habitudes, du désir de vouloir leur épanouissement, leur bonheur, par l'établissement de relations de dialogue vrai.

Il faut que chacun s'accepte en tant qu'être, comme tel, sans se référer à l'autre sexe. Nous ne croyons pas que l'homme et la femme se situent à deux pôles de l'existence humaine mais chaque sexe possède des caractéristiques masculines et féminines, dont l'ensemble constitue la personnalité de l'être humain.

Il ne s'agit pas de vouloir réaliser pour soi un modèle type masculin ou féminin, mais il est indispensable, si chacun désire s'épanouir, de reconnaître et d'accepter son sexe et le sexe de l'autre, d'apprendre à se centrer sur le vécu du présent, trop souvent négligé au profit du futur.

De la sorte, chacun, confiant en soi grâce aux choix qu'il a envie de faire, trouvera la paix pour enseigner, par l'exemple et par les mots, à ses enfants, l'épanouissement de l'adulte qu'ils seront demain. (Chantalle Servais et Francis Moreaux, psychothérapeutes).

61. De la psychologie à la parapsychologie

« L'homme ne peut plus vivre sa vie pour lui seul. Nous nous rendons compte que toute vie a une valeur et que nous sommes unis à toute cette vie. De cette connaissance, naît notre relation spirituelle avec l'univers. » (Albert Schweitzer)

La symbiose cosmique

A notre époque plus que peut-être antérieurement, la science n'admet pas de restrictions ou de préjugés. Les recherches de la pensée ont acquis une grande extension.

En partant des expérimentations parapsychologiques, on constate que **l'espace psychique,** *ou « substratum »,* **lie l'univers entier à chaque individu et à chaque phénomène physique.** La force physique de l'homme est une énergie incommensurable qui rejoint l'énergie cosmique dans une union atemporelle, en dehors de l'espace conçu par la physique classique et en contradiction avec la logique formelle et les sciences positives.

Il s'agit d'un monde transcendant qui s'offre à notre connaissance, d'une réalité supérieure, saisie par des moyens parasensoriels, expérimentalement prouvée.

Une évolution en vue

C'est donc l'ère de l'énergie cosmique et de la parapsychologie qui révélera une nouvelle dimension de l'homme. Les facultés psychiques inexploitées, inconscientes, imprévisibles, impératives, s'emparent aussi des créateurs d'art et n'ont, apparemment, qu'un lien indirect avec leurs propres pensées.

Existe-t-il un psychisme indépendant du fonctionnement du corps ? Cette constellation de pouvoirs non encore valorisés, qui profilent une dimension inconnue du moi, sont des signes prémonitoires d'une évolution de l'*homo sapiens* vers une forme plus fine et plus ample.

Puisque l'homme, dans sa formation actuelle, en tant que produit du summum d'incitation entre code génétique et évolution propre, possède des fonctions paranormales et agit, parfois, sous l'influence des facteurs se trouvant au-delà de sa conscience, il lui est facile de prédire l'avènement d'un autre homme, supérieur, pourvu de la capacité intégrale des sens « paranormaux » et qui aurait adapté son potentiel énergétique à celui du Cosmos, aboutissant à une fusion interhumaine.

L'inconscient, réservoir de richesses

L'inconscient est une pierre de touche. Depuis la psychologie classique, l'inconscient est considéré comme un revers du conscient. Il est fréquemment associé à la pathologie, notamment par Freud. Une antinomie profonde s'est créée entre la raison et l'imagination, entre la logique et le rêve. Les apparitions de la conscience sont rejetées et soumises à une censure de la connaissance. D'aucuns ne voient dans le rêve que l'expression de manifestations inconscientes, *« l'entassement d'images, de souvenirs, de mythes accumulés sans même que nous en ayons eu conscience dans notre veille »*. L'inconscient libère en fait la pensée de contraintes et forme des associations nouvelles « jusqu'alors invisibles ». C'est le domaine spécifique des créateurs, **un gisement précieux qui nourrit et constitue la substance même de la création.**

A l'opposition de cette conception, se situe donc la définition freudienne de l'inconscient, sous son aspect psychanalytique. Freud pose les bases d'une conception de l'imaginaire, où domine la logique du fantasme, où le sujet est « décentré », marqué de la barre d'une « place manquante », de sorte que la relation du sujet à l'objet se trouve diffractée, tandis que l'objet est « ce qui manque dans le réel ». L'œuvre n'est plus *« reflet d'un sujet, mais reflet idéologique particulier, et la relation du sujet à l'autre passe par le lieu d'une rupture, où l'objet se profile dans le champ du désir »,* écrit E. Roudinesco, *L'Inconscient et ses lettres* (Editions Mame).

Inconscient et symbolisme

Intéressante semble être l'association entre l'inconscient et le symbolisme, dans son devenir historique, systématisé selon les archétypes et interprété d'après la psychologie des profondeurs de C.G. Jung.

Un moyen de décryptage dont certains se servent est la conception de Jung sur la connaissance de l'inconscient. On part de l'énergie psychique des **éléments primordiaux du symbolisme (air, feu, eau, terre)** pour arriver à leur interprétation cosmogonique par les trois modes de connaissance : exotérique, ésotérique et sacré. **L'inconscient s'exprime principalement par le symbole.** Toute évolution authentique intérieure — identique à travers les âges — exige la connaissance de soi, qui exige elle-même *la connaissance de l'inconscient « sans laquelle l'homme est amputé d'une part importante de son être »*. Le retour aux symboles est donc *« un ressourcement, un moyen d'atteindre la psyché là où le langage ne suffit pas »*. L'inconscient ne se soucie ni du temps ni de l'espace ; il s'adresse à nous, à travers les millénaires et les civilisations. Il est à l'origine des thèmes mythiques, oniriques, mystiques, des légendes, des contes, du folklore. Les rêves sont une des modalités les plus fréquentes d'expression de l'inconscient.

Vers une mutation psychique ?

En parapsychologie elle-même, les recherches se poursuivent et permettent de préciser certaines données psycho-physiologiques et extra-sensorielles jusqu'alors très contestées. La parapsychologie conduit à la représentation d'un monde qui évolue dans l'espace et dans le temps, mais qui ne doit pas être exploré selon son seul aspect matériel, selon des conceptions purement mécanistes. L'humanité se préparerait-elle à une mutation psychique et mentale, comme le souhaitait Aurobindo ?

Le temps est-il venu pour qu'une nouvelle science, cette parapsychologie, soit reconnue dans des faits, apparemment inouïs, en contradiction avec la causalité et toutes les lois de la matière, de l'énergie, de l'espace et du temps ? Le point culminant du progrès matériel se trouve dépassé.

La perspective d'arriver à une approche radicalement nouvelle du psychisme, à une conception inattendue de la conscience (qui fonctionnerait indépendamment du corps), l'hypothèse d'une

« mémoire génétique », remettent en question l'acception pratique des notions de matière et d'esprit.

L'énergie psychique, une réalité ?

L'énergie psychique et les diverses formes de son abord et de son action, de ses rapports avec les sciences telles que la médecine, la biologie, la physique, serait-elle donc une réalité scientifique ? Sa dimension s'étalerait-elle dans un univers non matériel, au-delà de la perception assurée par nos six sens, en franchissant le seuil de la conscience ?

La parapsychologie sera-t-elle en mesure de donner une explication au processus artistique de création de l'esprit, qui échappe à l'intelligence ? Le psychisme prend les devants, et il est capable d'engendrer un niveau évolutif de la conscience et d'accéder à de nouvelles facultés, insoupçonnées, de l'homme.

Dominer par l'humanisme

Cet homme quitte, peu à peu, sa coquille vétuste composée d'égoïsme, d'ignorance, de haine, d'hostilité dominante et oppressive, afin de permettre à une autre personnalité humaine d'éclore, purifiée et libérée par son propre psychisme.

L'homme a trop souvent méconnu, tout au long de l'histoire, les pouvoirs cachés de son esprit. Egalement, il a méprisé les forces énergétiques qui, parallèlement à l'univers psychique, règnent partout et enchaînent les êtres et les choses dans une unité indestructible.

L'être humain peut s'intégrer dans sa nature humaine, dans le cadre d'une adhésion à l'univers entier, réalisant une attraction harmonique qui, pratiquement, est indissoluble. Cette révélation amènera-t-elle l'homme dans une situation où il deviendra invulnérable et d'où il dominera par son simple humanisme ? (D'après le docteur Octave Prour, *Prométhée*)

*
* *

62. Hygiène mentale et harmonie émotionnelle

« Souris à la vie et elle te sourira. » (Docteur Pauchet)

Simples conseils d'hygiène de vie

Plusieurs morales anciennes faisaient de l'harmonie émotionnelle la condition fondamentale du bonheur et sans doute n'avaient-elles pas tort. Une hygiène générale et alimentaire correcte, en améliorant et en normalisant la santé, supprime la majeure partie des états physiologiques causes de dépressions ou de surexcitations mentales et assure une excellente base à l'hygiène de l'esprit. Il est alors plus facile de réaliser les conditions suivantes :

Ayez foi dans les forces naturelles. Chacun de nous possède en soi un pouvoir merveilleux d'équilibre et de santé. Il est, dans chaque organisme vivant, une force qui œuvre constamment à maintenir l'intégrité organique et fonctionnelle. Ce pouvoir de rétablissement s'affirme chaque fois que la santé a été altérée, si on lui laisse la possibilité de se manifester. La maladie est la conséquence de la transgression des lois naturelles, mais il suffit de faire disparaître les causes des troubles pour que les processus réparateurs naturels interviennent spontanément en vue du rétablissement de la santé. **La maladie aiguë est une action bienfaisante** qu'entreprend l'organisme en vue de se libérer de sa toxémie. Quant à la maladie chronique, elle permet à l'organisme de s'adapter à des conditions défavorables. Loin d'être une action néfaste, la maladie guérit en réalité l'être vivant et lui permet de survivre.

Soyez optimiste. Notre santé dépend en grande partie de nous-mêmes. Ne craignons pas la maladie ni les mythes inventés par une humanité angoissée à cause de son ignorance : microbes, contagion, etc. Evitez les médicaments et les drogues, qui accroissent l'intoxication et affaiblissent le pouvoir guérisseur naturel.

« Le mal n'est pas un accident ni une punition arbitraire, ni toujours l'erreur d'un esprit mortel et faillible. C'est la conséquence naturelle de violations des lois de la nature. Il est éducatif et correctif dans son but, et il reste avec nous tant que nous avons besoin de ses leçons salutaires. » (Docteur H. Lindlahr)

Considérez chacune de vos expériences comme favorable. Toutes nos épreuves même celles qui peuvent nous sembler malheureuses, sont en réalité favorables si nous savons en tirer un enseignement utile pour l'avenir. Cessez de vous tourmenter à propos du passé. Bâtissez l'avenir suivant un idéal optimiste et créateur, mais regardez en face, objectivement, sans anxiété, les situations dans lesquelles vous vous trouvez impliqué.

Evitez les émotions négatives. La colère, la haine, la jalousie, l'orgueil, etc., entraînent une déperdition nuisible des forces nerveuses. Agresser ou souhaiter du mal aux autres crée un sentiment inconscient de culpabilité, source fréquente de névroses.

Suscitez les émotions positives. Une disposition à la bonne humeur et au contentement devrait être l'objectif central de l'éducation des enfants. Chaque adulte peut s'améliorer d'une manière effective s'il le veut.

Soyez sensible aux joies simples de la vie. Pourquoi chercher le frelaté et le compliqué alors que vous pouvez trouver autour de vous tous les petits bonheurs naturels et simples à partir desquels vous vivrez selon une philosophie saine et optimiste.

Jouissez du moment présent. Sachez prévoir et organiser votre travail mais ne concevez pas d'angoisse quant à l'avenir. Chaque jour apporte ses expériences, ses joies et ses peines. Demain sera fait de ce que vous réalisez en ce moment même. Faites donc de chaque moment une réussite émotionnelle. *« Carpe diem. »*

Evitez l'obsession du « moteur qui cogne ». Ne vous apitoyez pas sur vous-même. Ne ressassez pas vos « malheurs ». En racontant vos petites misères, vous indisposez les autres et vous vous suggestionnez dans un sens pessimiste. Et rien n'est peut-être plus déprimant pour quelqu'un que de s'entendre dire : *« Que vous avez l'air fatigué ! »*

« En ce bas monde, le danger rôde toujours autour de ceux qui le redoutent. » (G.B. Shaw)

Créez autour de vous une ambiance favorable. Une ambiance physique faite de calme, de sérénité, de silence, de beauté et d'harmonie ; une ambiance morale optimiste. Vous y trouverez plus aisément la paix du cœur et de l'âme ; les autres aussi s'y sentiront mieux. Soyez aussi tolérant, modéré et donnez l'exemple d'une conduite exemplaire. *« Un peu de parfum adhère toujours à la main de celui qui offre des roses »,* dit un proverbe oriental.

Apprenez l'autosuggestion volontaire. L'auto-hypnose, ou même la technique de Coué, parfois tant décriée, peuvent se révéler bienfaisantes. Répétez-vous de temps à autre des formules optimistes. Egalement, rappelez-vous que le comportement physique influe sur l'attitude mentale ; donc, adoptez un comportement ferme et décidé, regardez les difficultés calmement et avec assurance. Créez de vous-même une image idéale et représentez-vous la de temps à autre.

Cherchez à exercer un travail qui vous passionne. La fatigue professionnelle est moindre chez ceux qui trouvent dans leur travail ou dans un violon d'Ingres l'expression de leurs dons et l'accomplissement de leur vocation. Le travail sans âme est la ruine de l'homme.

Comprenez mieux le sens de votre vie et de votre destinée. Donnez aux enfants une vie en rapport avec leur âge et leurs possibilités. Ayez confiance en eux, comprenez leurs réactions. Soyez pour eux des auditeurs attentifs. Laissez-les être eux-mêmes, dans les limites d'une discipline judicieuse.

Pour l'âge mûr — et pour ceux qui l'ont déjà passé — il est bon de se convaincre de la nécessité d'une action orientée non seulement vers des buts de perfection personnelle mais encore et surtout vers la réalisation d'une œuvre sociale. La personne qui sait le mieux garder sa jeunesse est celle qui reste active, joyeuse dans son travail, sympathique et tolérante. Quoi de plus sénilisant qu'une attitude égocentrique qui ramène tout à soi ou encore une existence faite de tourments stupides pour des choses qui n'en valent pas la peine ?

Organisation de votre vie quotidienne

- Portez une attention particulière à l'organisation méthodique de votre temps. Ne gardez pas à la traîne des travaux que vous pouvez accomplir rapidement. Ne laissez en suspens que des tâches au sujet desquelles vous avez à recueillir de la documentation et à réfléchir longuement. Tâchez de ne pas être en retard sur les programmes que vous vous fixez, afin de n'avoir pas à vous presser en permanence. N'agissez pas sous la pression des événements. Il vous arrivera sans doute d'être en retard sur votre programme ou à un rendez-vous. Ne vous crispez pas, ne prenez pas l'air soucieux ; détendez-vous et agissez avec un calme qui vous permettra... de ne pas perdre de temps. Ne manifestez pas une impatience excessive : souriez plutôt.

• Tâchez de déterminer, le soir, votre emploi du temps du lendemain. Réfléchissez à l'enchaînement des actions qui vous attendent. Visualisez ce que vous aurez ainsi à réaliser, les entretiens que vous aurez, les réunions que vous conduirez, les négociations que vous aurez à mener.

• Dans la journée, prenez des notes sur un carnet afin de n'avoir pas constamment à craindre l'oubli — ce qui est une source de tensions supplémentaires — donc une déperdition d'énergie.

• N'entreprenez pas trop de choses à la fois. Terminez ce que vous entreprenez. Un temps pour chaque chose. Evitez la dispersion, la superficialité, le papillonnement. Pensez intensément à la tâche que vous êtes en train d'accomplir ; concentrez-y toute votre attention afin qu'elle soit réalisée avec perfection et autocontrôle.

• Cultivez l'optimisme. Gardez à l'esprit une image de vous-même et de votre avenir qui soit aussi présente et « motivante » que possible.

• Recherchez les plaisirs sains, les détentes vraies. Evitez autant que possible les milieux où l'on s'intoxique par le tabac, l'alcool, les drogues.

• Si vous devez vous trouver, par obligation professionnelle ou autre, dans un milieu négatif, détachez-vous en par la pensée. Restez calme. Ne participez pas aux explosions de colère ou de haine. Ne vous laissez pas influencer par la presse « à sensation », orientée vers une exploitation de la bêtise et de la bassesse.

• Lorsque vous vous sentez tendu, crispé, respirez profondément, marchez au grand air, faites le vide dans votre esprit, relâchez vos muscles, déridez votre front, desserrez les mâchoires. Pratiquez certains exercices (palming, balancement, etc.) propres à la rééducation visuelle mais transposables à la détente (1).

• Si vous vous sentez en proie à des soucis, redressez-vous, adoptez une attitude confiante, soyez sûr de vous, ne vous apitoyez pas sur vous-même. L'avenir n'est jamais aussi sombre qu'on le craint et les difficultés se résolvent d'elles-mêmes, au mieux, lorsque

1. Voir la description de ces exercices dans l'ouvrage du même auteur : *La Santé de vos Yeux* (Editions Dangles).

l'attitude intérieure est positive, c'est-à-dire si vous savez considérer chaque événement de votre vie comme une expérience utile à votre évolution, et non comme une catastrophe.

• Si vous vous sentez fatigué, las, déprimé, n'essayez pas de vous « fortifier », de vous « tonifier » à coup d'excitants. Il en résulterait pour vous une dépression plus accentuée encore, après la première phase d'euphorie factice. Reposez-vous plutôt, prenez l'air, jardinez un peu ou promenez-vous — ou encore, étendez-vous sur un lit, sur une couverture ou dans l'herbe (à condition de ne pas prendre froid !) ou rencontrez des amis. Changez de rythme, au moins provisoirement.

• *« Ne tolère jamais ni de demi-travail, ni de demi-repos. Donne-toi tout entier ou détends-toi absolument. »* (Gitton)

• Vous vous rechargerez plus vite si vous travaillez dans une atmosphère bénéficiant d'une intense ionisation négative.

• Votre alimentation doit être réétudiée avec soin. Adoptez la règle 60/20/20. Supprimez les boissons alcoolisées, le thé, le café, les substances chimiques, les toniques, fortifiants, sédatifs, tranquillisants,...

• Entourez-vous de couleurs claires sur les lieux de travail ou de réunions, sédatives pour les pièces de repos et de détente. Disposez harmonieusement vos meubles de travail et de vie intime.

• Dès à présent, si vous fumez, prenez la résolution de vous libérer de cette drogue néfaste. Faites part à votre entourage de votre décision et... jetez-vous à l'eau ! Vous pouvez être aidé par nos disques « Libérez-vous du tabac ».

• Si vous êtes « responsable » (d'un groupe humain ou social, d'une équipe,...), réexaminez votre emploi du temps. Quelles tâches pourraient mieux être accomplies par un autre ou par un subordonné ? Quelles délégations pourriez-vous envisager ? Vos collaborateurs possèdent-ils une valeur suffisante pour les travaux que vous avez à leur confier ? N'avez-vous pas besoin d'un nouveau collaborateur bien choisi ? Savez-vous organiser vos réunions ? Savez-vous faire participer activement vos subordonnés aux études relatives au travail de l'équipe ? Savez-vous prendre une décision ? Les liaisons et communications sont-elles efficaces dans votre groupe et les autres services ? Avez-vous un tableau de bord ? N'y a-t-il pas entre vous et les autres des conflits latents ? etc.

63. Une thérapeutique psycho-sociale

« Elle est vraiment essentielle, la pensée qui prend pour point de départ les questions fondamentales du rapport de l'homme avec le monde, du sens à donner à la vie et de la nature du bien. » (Docteur Albert Schweitzer)

Une société en développement ?

Comment donc peut-on, à notre époque de progrès technique, poser la question de savoir si nous sommes dans la bonne voie et si nous pouvons continuer encore longtemps à rechercher l'artificiel et la quantité au détriment du « naturel » et de la qualité ?

L'homme n'est-il pas le « roi de la Création » et ne se libère-t-il pas petit à petit de ses chaînes ?

La durée moyenne de vie des individus n'est-elle pas en augmentation constante ?

Pour celui qui garde l'esprit ouvert et sait encore observer, les faits ne sont peut-être pourtant pas aussi favorables à l'espèce humaine, à la vie des êtres en général.

Nombreux sont ceux qui ont proposé des solutions aux problèmes qui agitent actuellement notre monde et menacent de s'amplifier encore. Souvent, cependant, ces solutions ne sont que partielles et n'atteignent pas les causes profondes.

Essayons à notre tour d'y voir clair. Peut-être serons-nous alors en mesure de présenter des suggestions permettant de résoudre d'une manière plus radicale les problèmes de la vie en général et des toxicomanies en particulier.

Quelques faits parmi bien d'autres...

30 % des étudiants français souffrent de troubles psychologiques et ont besoin d'une cure ambulatoire ou d'une consultation au bureau d'aide psychologique universitaire.

Sur 2 000 cadres dépassant la quarantaine et apparemment en bonne santé (ce qui élimine les malades déjà reconnus), neuf sur dix présentent une légère anomalie ou une affection débutante.

En France, 700 000 familles sont placées devant le problème des handicapés physiques et mentaux. Le total dépasse 1 600 000 et ne cesse de s'accroître. Plus d'un demi-million d'enfants sont des débiles mentaux.

En Allemagne fédérale, le docteur Buchwald estime que la vaccination est responsable de centaines de milliers de débiles mentaux chaque année.

En France, 30 % des cotisations sociales sont dues à l'alcoolisme, qui absorbe aussi 20 % de l'impôt sur le revenu.

En Suisse, le docteur Moeschlin, médecin-chef de clinique médicale, a déclaré, après une vaste enquête sur la fringale thérapeutique de ses concitoyens : *« J'ai calculé que, pour la population suisse de 20 ans et plus, la consommation annuelle est en moyenne d'environ 90 comprimés de phénacétine par personne, mais la plus grande partie est absorbée par des gens qui ont l'habitude d'en prendre de quatre à quinze par jour. »*

Comment en sommes-nous donc arrivés à cette situation ? Une étude des causes se révèle indispensable.

Notre civilisation technicienne

A tous les échelons de la société se développe la peur : du chômage, de la guerre, de la surpopulation, des agressions. La peur de la maladie, de l'infarctus et du cancer notamment, n'est pas la moindre.

Les dirigeants et les cadres (les responsables, les managers) sont astreints à des tâches de plus en plus lourdes et accaparantes. Chacune de leurs décisions engage amplement leur avenir mais aussi celui de leurs « affaires » et des hommes dont ils ont la charge. Chez eux aussi, l'envie d'une situation toujours plus élevée, la crainte de voir leur promotion handicapée par le fait de leurs collègues, la hantise de l'âge de la décrépitude (fixée à 45 ou 50 ans dans les affaires) en font des proies toutes désignées pour l'infarctus, le surmenage et la dépression.

Il est difficile de subsister normalement dans la société contemporaine. Les agressions permanentes de l'extérieur : bruit, transports, radiations ionisantes, pollution de l'air, de l'eau, des aliments, des cerveaux, etc., sont autant de micro ou de macro-traumatismes dont souffre la majorité des individus, dès la naissance — et même bien avant. Tout évolue si vite que les individus ne savent « où se raccrocher ».

Au lieu d'une **agression** brutale de la maladie ou d'un microbe prétendument pathogène, il y a l'usure souterraine, insidieuse, profonde, permanente, d'un organisme qui se dégrade et se désagrège par misère physiologique. La civilisation est cause de maladies de dégénérescence, au premier rang desquelles il y a les atteintes neuro-hormonales, et au terme desquelles il y a les troubles cardio-vasculaires, le diabète, l'arthritisme chronique, la sclérose en plaques, les troubles mentaux caractérisés et le cancer.

Comment tenir si ce n'est par les excitants, les dopants, à l'image de ce qui se passe chez les artistes et les sportifs qui pour améliorer leurs performances et devenir ou demeurer des « idoles », ont presque systématiquement recours aux drogues chimiques ? La fatigue s'effacera, ou du moins elle ne sera (temporairement) plus ressentie jusqu'au jour du breakdown, de l'épuisement, de la chute.

Le problème de la famille

La structure familiale est en voie de bouleversement. La base autoritaire fait place à une libéralisation rapide du comportement des enfants. Les valeurs du bien, du beau, du vrai font place à un « opportunisme » fondé sur la satisfaction immédiate des besoins instinctifs et sur des valeurs appelées argent, science et technique.

La mère joue de moins en moins son rôle d'éducatrice et de gardienne du foyer. Comme l'homme (dont elle a pris les vices : alcool, tabac, drogue, etc.), elle travaille à l'extérieur et n'entend plus être l'esclave des enfants : l'allaitement au sein se raréfie, les relations mère-enfants se distendent et se dépersonnalisent.

Le père ne devient plus le patriarche, mais est de plus en plus l'« homme absent », laissant à la maison « une veuve et des orphelins industriels ».

Les enfants recherchent à l'extérieur des modèles substitutifs de ceux qu'ils devraient normalement trouver chez eux. Les « grands », deviennent des chefs de bandes (ou de gangs), les façonnent, les entraînent et les pervertissent fréquemment. Délits, revendication, anarchie dans la violence en sont la conséquence directe. D'autre part, l'adolescent laissé à lui-même et pourvu d'argent est une proie facile pour les trafiquants de stupéfiants.

L'inadaptation scolaire, et les troubles qui en résultent de plus en plus fréquemment (dyslexie, dysorthographie, dyscalculie, etc.), montrent à quel point les maîtres sont impuissants à jouer correctement leur rôle d'éducateur.

De nombreuses enquêtes psychologiques ont révélé l'importance de la *nurture* (facteurs de vie sociale) venant modifier ou orienter la *nature* fondamentale de la personnalité. Les institutions sociales peuvent être considérées comme largement responsables de l'édification de la personnalité globale et de l'évolution de celle-ci. Les standards de culture collective induisent des standards de comportement individuel dont ne se dégageront que très difficilement quelques individus que l'on considérera comme inadaptés ou cas sociaux. En fait, c'est la société qui devient de plus en plus inadaptée à l'individu normal.

L'information

La civilisation de masse veut une formation et une information standardisées, une culture de masse, qui n'est à vrai dire qu'une parodie de culture. La prépondérance des intérêts matériels fait donner le pas à l'enseignement technique spécialisé sur l'humanisme et l'esprit de synthèse, le « cerveau bien fait ».

Slogans, idées composées par les moyens fantastiques de diffusion qui façonnent les esprits en utilisant des procédés psychologiques de plus en plus perfectionnés, voilà comment on forme trop couramment l'opinion dans les régimes autoritaires comme dans les pays dits démocratiques. Le lavage de cerveau n'est pas une technique utilisée exclusivement en temps de guerre.

C'est par cette voie que l'on impose les nouveautés (industrielles, commerciales et pharmaceutiques). Une publicité engagera le public à consommer des drogues présentées comme médicaments ou même comme aliments, sans qu'il soit informé des effets réels de ces substances. Ainsi en est-il par exemple, de certaines boissons modernes présentées à la jeunesse comme des substituts « non nocifs » de l'alcool (boissons à base de kola, d'acide phosphorique, de caféine, etc.). Ne sont-ce pas là des stupéfiants, atténués peut-être, mais générateurs, eux aussi, de perversions plus graves ?

Même problème quant au tabac et à l'alcool. La liberté publicitaire accordée par la plupart des pays à la distribution de ces toxiques se concevrait difficilement dans une société adulte et consciente.

L'alimentation carencée

L'homme qui a reçu une éducation normale et vit dans un milieu affectif équilibré, qui travaille physiquement, sans excès mais en suffisance, dans un milieu bien oxygéné et se nourrit d'aliments vitalisants, n'éprouve guère le besoin de se surexciter ou de se déprimer par des drogues.

Au contraire, l'individu dont l'éducation a été manquée, dont la vie affective est troublée, qui doit travailler trop ou trop peu dans un milieu malsain et qui ne reçoit guère que des aliments carencés, celui-là voit rapidement son équilibre psychosomatique se perturber et se trouve prédisposé aux stimulants ou aux sédatifs (tabac, alcool, boissons « toniques », drogues et pilules de bonheur...).

L'alimentation joue ici un rôle essentiel. Une nourriture obtenue sur des sols déséquilibrés et carencés est elle-même facteur de déséquilibres et de carences. S'y ajoutent les substances toxiques et les interventions appauvrissantes dont se montre si généreuse l'industrie dite alimentaire.

Indépendamment de l'affaiblissement physique et mental qu'elle occasionne chez l'individu, et qui justifie l'appel à un vigorant compensateur, cette alimentation amoindrie et empoisonnée ne risque-t-elle pas de susciter l'appel à la drogue chimique, un toxique en appelant un autre ?

Voilà une des voies les plus sûres conduisant à la dépression nerveuse, mal du siècle.

Une médecine contraignante

Notre société actuelle est incapable de fournir à l'homme les facteurs d'une éducation libératrice. L'individu ne peut compter que sur des institutions qui sont le fruit d'intérêts privés (idéologiques, de prestige, matériels...). La ressource (la voie d'évasion et de compensation) la plus facile, beaucoup la trouvent dans la psychochimie, exploitée par les laboratoires, vantée par les revues médicales et autres, diffusée d'une manière très « libérale » et administrée presque indistinctement par la majorité des médecins, parfois bien peu conscients des ravages qu'ils peuvent causer.

En France, une enquête récente a montré que 85 % des cas de toxicomanie français ont été suscités par des traitements médicaux antérieurs.

La pharmacopée moderne offre une gamme étendue de substances contre la douleur, et l'homme s'est déshabitué de la souffrance. Paradoxalement, il est devenu plus sensible. Souhaitant se délivrer des grandes douleurs, il est devenu plus vulnérable aux petites, qui l'assiègent en se multipliant.

La fuite de la douleur conduit à la prolifération toujours plus intense des drogues, maintenant utilisées à tous les moments de la vie et pour toutes sortes de raisons.

Les conséquences en sont, à court terme : excitation, dépression, néphrite, troubles digestifs et nutritionnels, hépatiques, rénaux, altérations de l'humeur, de la mémoire, de la volonté, conduites psychologiques anormales, recrudescence de l'anxiété, jusqu'à l'angoisse et aux troubles suicidaires. Il y en a bien d'autres encore, par exemple le surmenage, les accidents de la route, etc.

Au Mexique, chaque semaine, descendant de leurs villages, les Indiens viennent vendre leurs produits sur le marché de Cuantla, puis, avec l'argent ainsi récolté, ils se ruent chez le pharmacien et font chez lui leur « plein » de médicaments. Autrefois, ces mêmes Indiens se contentaient d'herbes magiques, d'iguane séché et d'amulettes pour se préserver des maladies. Aujourd'hui, pour neutraliser le plus léger refroidissement, les Indiens du Mexique avalent des quantités phénoménales d'antibiotiques.

La thérapeutique contemporaine assume une terrible responsabilité dans l'extension du fléau des stupéfiants et des hallucinogènes. Chanvre indien, marijuana, haschisch, opium, héroïne, morphine, mescaline, L.S.D., etc., chez les adultes et les adolescents, mais aussi, chez les plus jeunes, les peaux de bananes séchées, la vapeur de colle bouillante, etc., voilà certaines des conséquences directes et indirectes de pratiques médicales conformes aux normes d'une civilisation technicienne. La réaction en chaîne, une fois amorcée, tend à se poursuivre et à s'amplifier.

Il faut être bien ignorant des véritables voies biologiques pour espérer guérir un individu par la vertu d'une formule chimique.

En fait, la médecine que nous connaissons ne s'est pas encore dégagée de sa base magique. Il ne s'agit trop souvent que de chercher la substance ou l'intervention extérieure qui « chassera le mal », combattra les symptômes de la maladie, détruira le germe responsable, tout comme les primitifs chassent les esprits et attendent tout de l'intervention du chaman guérisseur.

Les notions de terrain et d'immunité naturelle, d'autoprotection, d'autorégénération et d'autoguérison sont trop méconnues. L'immunité ne se conçoit plus guère que comme la résultante des vaccinations et l'individu croit ne pouvoir se sauver que par les rayons, la chirurgie et les drogues miracles.

Ce faisant, la médecine tend à rendre les individus dépendants d'apprentis-sorciers. Des sommes fabuleuses — et qui s'accroissent vertigineusement chaque année — sont consacrées à la recherche, et à la réalisation et à la distribution commerciale de produits et interventions qui, souvent, vont à l'encontre des intérêts biologiques, psychologiques et financiers de l'individu et de la collectivité.

Combien d'invalides (temporaires ou définitifs) doivent leurs souffrances aux interventions prophylactiques et thérapeutiques inopportunes ! Vaccins, rayons, sérums, médicaments, vitamines de synthèse, fluor, etc., sont souvent à incriminer dans les maladies thérapeutiques.

Le médecin généraliste voit son rôle se borner à prescrire quelques médicaments — en attendant le recours au spécialiste ou l'hospitalisation. Alors commence le « voyage dans la nuit », d'un spécialiste à l'autre, d'une maladie à la suivante — parce que les causes fondamentales de la maladie n'ont pas été reconnues ni corrigées.

Le biologiste Jean Rostand est fondé à écrire :

« Qu'on le veuille ou non, la médecine cultive la maladie, la tare. En vertu d'une sorte d'entropie génétique, l'espèce se dégrade automatiquement ; le mal biologique se renforce ; la situation sanitaire empire. La thérapeutique est pourvoyeuse de tares : elle se recrute des clients ; elle crée des hommes qui auront besoin d'avoir recours à elle. »

La régulation des naissances et les hormones anticonceptionnelles

Malthus s'est-il trompé ? Apparemment, la loi qu'il a émise est en rapport avec la croissance comparée des naissances et des ressources alimentaires. En fait, l'homme se charge de régler (consciemment ou non) le taux d'augmentation de la population.

Il est à craindre que les méthodes alimentaires et médicales que nous connaissons ne soient à l'origine de drames biologiques et notamment génétiques. Quelles seront, dans cinquante ou cent ans, les conséquences de l'alimentation empoisonnée, des vaccinations systématiques, de la fluoration des eaux, de l'administration en masse des drogues et médicaments, de la régulation des naissances par la « pilule », de l'augmentation de la radioactivité de la biosphère ?

Si nous en croyons des savants tels que le généticien Muller, le professeur Linus Pauling, Bertrand Russel et Jean Rostand, les perspectives ne sont guère encourageantes quant à la survie de l'espèce humaine, et il n'est pas interdit de penser que la pilule contraceptive deviendra vite un accessoire inutile...

En attendant, les hormones synthétiques, utilisées dans un but anticonceptionnel, ne se seront-elles pas ajoutées à l'arsenal de substances toxiques dont souffre déjà largement une humanité à la dérive ?

Plaidoyer pour une hygiène et une médecine non violentes de la personne totale

La médecine humaniste existe. Elle n'est pas fondée sur l'agression systématique contre la maladie et les microbes. Elle a pour base une compréhension synthétique des lois de la vie.

L'étude de la finalité vitale a permis de mieux saisir le sens de la maladie, qui est en fait une action organique correcte tendant à sauvegarder la vie de l'être.

A partir de cette conception, se développe une attitude prophylactique et thérapeutique basée sur la sauvegarde et le rétablissement d'un équilibre intérieur (psychosomatique) et extérieur (psychosocial).

Cette psychosomatique naturelle répond à l'attente de ceux (de plus en plus nombreux) qui ont été déçus par les procédés habituels. Son rayonnement ne cesse de s'accroître ; des praticiens se forment, qui sont avant tout des guides, des conseillers de santé ; des cliniques voient le jour, et nous sommes fondés à penser que le moment est proche où cette hygiène du corps et de l'esprit prendra le pas sur les conceptions magiques trop souvent préjudiciables à l'individu et au corps social.

Le malade doit être compris et soigné dans « son entier », corps et âme, et « délivré » autant et plus que « traité ». *« L'augmentation de la fréquence des diverses psychoses et des états pathologiques qu'elles entraînent font que la médecine doit être psychosomatique ou ne pas être. Dans un monde déshumanisé, le médecin, s'il ne remplace pas encore le prêtre, est déjà un confesseur. »* (Pierre Grandjeat, *La Santé gratuite*. Editions du Seuil).

Le patient doit être considéré par le médecin comme une victime qui souffre dans tout son être et qu'il faut éduquer. Il doit comprendre et savoir :

— pourquoi il souffre ;

— comment il peut se délivrer (au moins partiellement, mais

progressivement) de ses maux, en rectifiant les causes qui dépendent de lui et en se mettant à l'abri, dans la mesure du possible, des causes écologiques qu'il ne peut éliminer (la radioactivité, par exemple) ;

— comment il peut agir pour préserver sa descendance des atteintes les plus nocives provenant de causes que lui-même peut contrôler (problème d'ordre génétique).

Comment rectifier les causes de base

Recherche d'une règle de vie fondée sur la notion de morale biologique

Il est certes possible de chercher à supprimer les symptômes des troubles (ou à les camoufler) comme nous sommes accoutumés à le faire dans notre société.

Le mal de tête peut être supprimé par un antialgique ; l'appendice douloureux et les amygdales hypertrophiées peuvent être sacrifiés, la publicité en faveur de telle drogue ou de tel contraceptif peut être interdite ; tel film trop osé peut être retiré de l'affiche ou réservé aux « plus de dix-huit ans ».

Les causes profondes subsistant, les troubles (de l'organisme vivant ou du corps social) se déplaceront, c'est-à-dire se représenteront sous une autre forme souvent aggravée du fait de l'empoisonnement cumulatif ou de la mutilation du patient.

Il en est de même dans presque tous les autres domaines de la vie individuelle et sociale. Il est utile, il est indispensable d'intervenir pour limiter l'importance du bruit, de la radioactivité, de la pollution, de l'angoisse et de tous les facteurs stressants, mais il faut aller plus loin. La superstition et l'erreur règnent en maîtres, et c'est à ce niveau qu'il faut agir sans retard.

Le public a besoin (et il y a droit) d'une information précise et désintéressée sur les phénomènes de la vie physique, mentale et sociale. Il doit recevoir une éducation orthobiologique dès ses premières années. L'expérience prouve que l'enfant comprend et admet instinctivement les lois de la vie, et qu'il les adopte spontanément.

Pas de faux-fuyant avec l'enfant et l'adolescent, non plus qu'avec l'adulte. Plutôt que de s'en remettre à d'autres du soin exclusif de gérer sa vie et sa santé, chacun doit *« parcourir le chemin qui le conduit à la responsabilité »* selon l'expression du psychothérapeute Fritz Kunkel.

Responsabilité envers soi-même, envers la collectivité, envers la nature tout entière.

C'est ici qu'intervient la notion de morale biologique. Le biologiste Jean Rostand a écrit :

« J'estime que la morale doit avoir partie liée avec la vérité et donc avec la science. »

Et le philosophe Bergson déclarait de son côté :

« Toute morale est d'essence biologique. »

Le docteur Paul Chauchard voit aussi, dans le message de la biologie, la base d'une morale positive.

Quant au Docteur Alexis Carrel, il a écrit, dans *L'Homme... cet inconnu* :

« La vertu a un caractère obligatoire, car elle n'est autre chose que la soumission aux lois de la vie. »

Par morale biologique, nous entendons une règle de vie fondée sur le respect des lois naturelles et des équilibres biologiques. Le bien et le mal sont relatifs aux conséquences, à court ou à long terme, des actes de chaque individu et de chaque groupe. L'acte bon est celui qui ne risque pas de troubler gravement, à brève ou lointaine échéance, le processus de la vie sur la terre et même dans l'univers cosmique (puisque « tout se tient ») ; l'acte mauvais est celui qui, directement ou indirectement, aura pour conséquence, proche ou éloignée, une perturbation grave dans le rythme de la vie universelle.

Aucun acte biologiquement mauvais n'est sans suite pour l'individu, pour sa lignée, pour les êtres vivants en général. La nature agit comme si elle cherchait en permanence son équilibre et son rééquilibre, et le « péché » (c'est-à-dire les fautes humaines, individuelles ou collectives) peut se réparer, à court ou long terme, si les causes sont rectifiées.

Il est cependant vain de croire que des mesures de palliation et de répression suffisent à rétablir *ipso facto* l'équilibre rompu. Le mal, la maladie, ne peuvent régresser et disparaître au niveau de l'individu ou de la collectivité, que si les causes perturbatrices et pathogènes en sont rectifiées.

L'homme ne peut vivre normalement qu'en symbiose avec tout ce qui existe. Le microbe et les êtres dits nuisibles sont des facteurs de l'équilibre planétaire et cosmique. Les êtres dits pathogènes apparaissent en fait à l'endroit et au moment où ils sont appelés à y jouer un rôle pour l'équilibre de la nature. Grave erreur que de les détruire aveuglément. La solution raisonnable consiste plutôt à se demander pourquoi ils ont proliféré excessivement, puis à rectifier les causes du déséquilibre.

Dans toute recherche, doit intervenir et dominer la règle *Primum non nocere* (d'abord et avant tout, ne pas nuire).

Samuel Butler, dans son Erewhon, sa république idéale, considérait la maladie comme un péché envers la société, comme un délit punissable, et sa conception nous paraît biologiquement fondée.

Nous sommes donc amenés à rechercher pour l'homme une éducation dans le sens d'une vie personnalisante, c'est-à-dire d'une existence épanouie dans une communauté où les relations sont harmonieuses et où se trouvent satisfaits les besoins fondamentaux de chaque individu : vivre physiquement en bonne santé, être compris, pouvoir s'affirmer sans recourir à la violence, créer, aimer et se donner.

La vie physique de l'homme implique sa réconciliation avec la nature. Pas de santé de l'homme sans la santé des végétaux et des animaux. Ici sont impliqués les problèmes de la culture, de l'élevage et du respect des espèces sauvages. Il va sans dire que nous sommes favorables aux méthodes de l'agriculture biologique, qui ne violente pas la terre, respecte les grands équilibres naturels et assure à l'homme et aux êtres vivants une nourriture adéquate en quantité et surtout en qualité.

La vie sociale implique une participation éclairée et confiante de l'individu à la gestion du corps social et des biens collectifs. Chaque être est original et a droit à une large expression de soi si l'éducation qu'il a reçue l'a rendu conscient de ses responsabilités. La collectivité doit se garder des interventions standardisées, avilissantes pour de nombreux individus : vaccinations et irradiations de masse, fluoration aveugle des eaux, etc.

La vie familiale équilibrée repose sur une conception biologique des rôles respectifs de la femme et de l'homme, associés dans un couple stable au sein duquel les enfants pourront croître harmonieusement.

L'éducateur, le médecin, le kinésiste, l'infirmier, l'assistante sociale, le vétérinaire, le chirurgien-dentiste, le psychologue, la sage-femme doivent être des conseillers hygiénistes dans le sens le plus humaniste du mot.

En somme, notre société a besoin d'une hygiène psychosomatique naturelle à tous les niveaux plutôt que de mesures de détail assorties de techniques de coercition. Mais l'action portera d'autant mieux ses fruits qu'elle s'adressera aux jeunes enfants. Les adultes, déjà ancrés dans leurs habitudes, sont plus réfractaires à la réforme de leur mode de vie. L'adulte équilibré se forme dans les cinq premières années de sa vie.

Peu avant de mourir, Einstein écrivait :

« L'homme ne peut trouver de sens à la vie, qui est brève et périlleuse, qu'en se dévouant à la société. Le but doit être l'éducation d'individus qui pensent et agissent de manière indépendante et qui, néanmoins, voient dans le service de la communauté le problème le plus élevé de leur vie. »

Souhaitons que, grâce à la mise en œuvre de moyens de formation et d'information adéquats, l'humanité prenne conscience des problèmes essentiels de la vie et qu'elle devienne capable d'alléger son lourd fardeau de chimères, de maladies, de dissensions, de guerres et de souffrances.

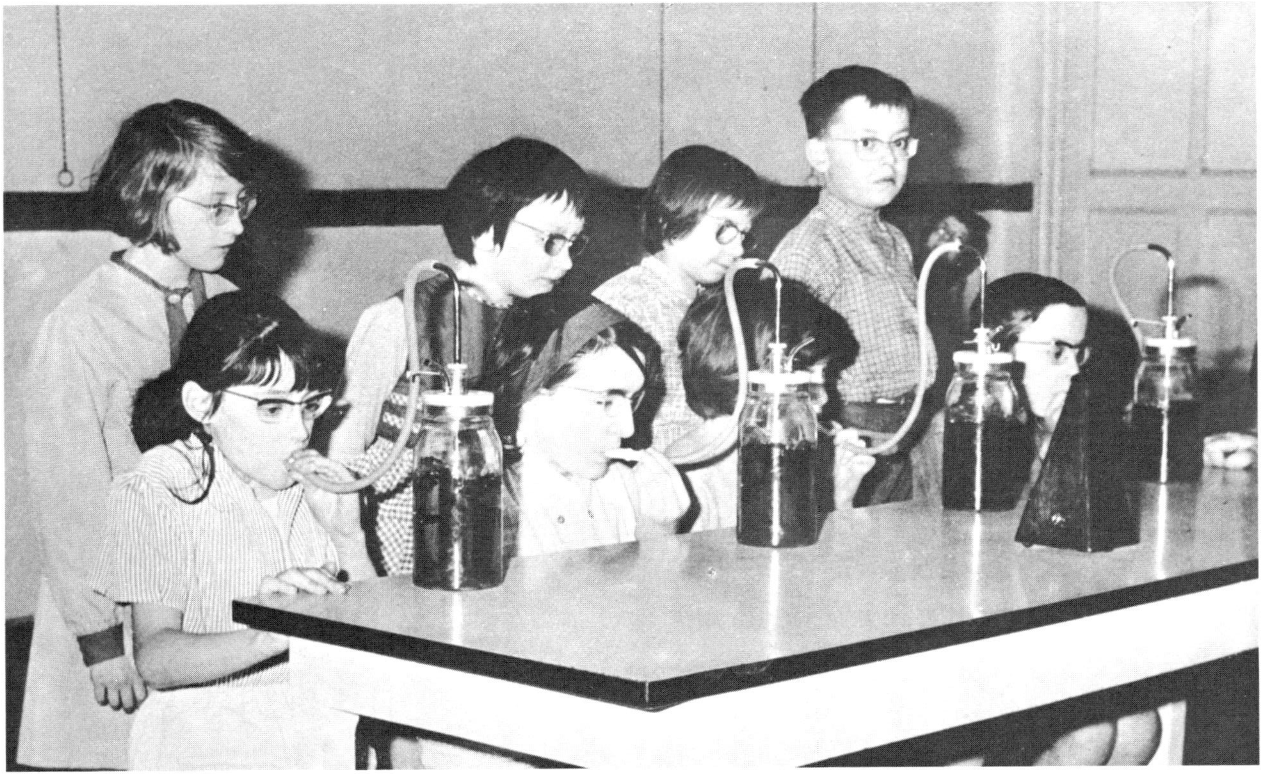

La rééducation cardio-respiratoire de Plent-Martin de Beauce ne concerne pas que l'aspect somatique de la vie de l'enfant. L'évolution des handicapés intellectuels ou cérébro-moteurs peut en bénéficier d'une manière spectaculaire. Educateurs, enseignants, parents y trouvent une aide pédagogique précieuse. (Photo Vie et Action).

Index alphabétique

(Les numéros ne renvoient pas aux pages mais aux paragraphes de cet ouvrage)

BIBLIOGRAPHIE DE BASE

Luc Buffard : *Psychologie projective en thérapie psychosomatique* (Vie et Action).

Luc Buffard : *Conscient, Inconscient, Destinée* (Vie et Action).

Pr. Raymond Lautié : *Vieillir jeune* (Vie et Action).

C. et F. Moreaux : *Psychothérapie* (Vie et Action).

A. Passebecq : *Qui ? Cours pratique de graphologie et de morpho-psychologie* (Editions Dangles).

A. Passebecq : *L'Enfant. Guide pratique pour les parents et éducateurs* (Editions Dangles).

A. Passebecq : *Cours de psychosomatique naturelle* (Vie et Action).

A. Passebecq : *Votre santé par la diététique et l'alimentation saine* (Editions Dangles).

A. Passebecq : *L'Argile pour votre santé* (dictionnaire de naturopathie) (Editions Dangles).

Marcel Rouet : *La Relaxation psychosomatique* (Editions Dangles).

Alain Saury : *Régénération par le jeûne* (Editions Dangles).

Pr. R. Tocquet : *Manuel de thérapeutique naturelle* (Editions Dangles).

Table des matières

Sixième partie :
ELEMENTS DE DIAGNOSTIC PSYCHOSOMATIQUE 135

Imprimerie CLERC - 18200 Saint-Amand
Dépôt légal n° 656 - Décembre 1980 - Imprimeur n° 2406

Du même auteur, dans la même collection:

L'ENFANT
Guide pratique pour les parents et éducateurs

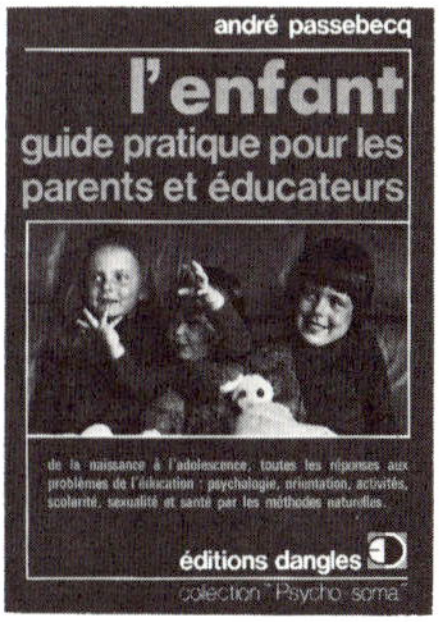

De la naissance à l'adolescence : toutes les réponses aux problèmes de l'éducation : psychologie, orientation, activités, scolarité, sexualité et santé par les méthodes naturelles.

Format 15 × 21 ; 2e édition
344 pages ; illustré (photos)

Un livre de plus sur l'enfant !
Oui... parce que ce sujet mérite d'être réexaminé en dehors des stéréotypes conventionnels trop répandus en psychologie et en médecine.
En effet, comment exiger du jeune énergie, courage, vivacité, endurance, stabilité, concentration, qualité du jugement, créativité et efficience si, depuis sa naissance — et même auparavant — il est drogué, irradié, intoxiqué, dégradé et amoindri tant dans son corps que dans son esprit ?
L'équilibre des enfants et adolescents dépend de très nombreux facteurs que bien souvent les parents et éducateurs méconnaissent, ou veulent volontairement ignorer pour se conformer aux « avis autorisés », aux règles bien établies et ne surtout pas déroger aux « habitudes ancrées » dont beaucoup, devenues préjudiciables, devraient être définitivement oubliées. On ne s'étonnera donc pas de ce que ce livre soit résolument non conformiste sur bien des points essentiels. Il « dérangera » car il remet en question nombre de concepts couramment admis en matière d'éducation et de santé, et apportera également une vision nouvelle et profondément plus humaniste de l'éducation de vos enfants. Il s'insurge contre les techniques médicales et éducatives actuelles souvent en contradiction avec les besoins authentiques de l'être humain.
Ce livre vous aidera à mieux armer vos enfants pour cette âpre lutte qui les attend et dans laquelle ils devront mobiliser toutes leurs énergies acquises durant l'enfance.
Parents, enseignants, éducateurs, animateurs, responsables de collectivité, conseillers sociaux, psychologues, médecins, diététiciens, hygiénistes y trouveront des informations d'un intérêt fondamental.

Du même auteur, dans la même collection :

Qui ?
Découvrez qui vous êtes et qui sont réellement les autres

Cours pratique de graphologie et de morpho-psychologie pour tous, avec exercices d'application et autocorrection

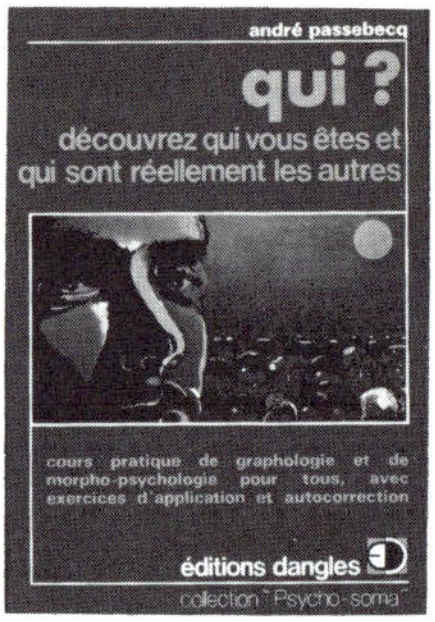

Format 15 × 21 ; 216 pages ; abondamment illustré ; 2e édition

---

QUI ?...
Qui êtes-vous au fond de vous-même ? Etes-vous certain de bien vous connaître et d'utiliser au mieux toutes vos capacités ?
Qui sont ceux qui vous entourent ? Que pensent-ils réellement ? Pouvez-vous compter sur vos collaborateurs ou associés ? Quelles sont les réelles aptitudes des postulants aux emplois que vous offrez ? Pouvez-vous faire confiance à telle ou telle personne ? Sous quelle forme présenter votre requête pour ne pas froisser ou gêner votre interlocuteur ? Quelles sont les principales tendances caractérologiques de vos enfants, de vos proches ? etc...
Autant de questions (et bien d'autres !) que vous vous posez journellement et auxquelles ce livre essentiellement pratique vous permettra de trouver des réponses précises, simplement par l'analyse et l'interprétation de l'écriture et de la forme du visage de votre interlocuteur.
Il existe un parallèle profond entre l'expression graphique et l'interprétation psycho-morphologique que bien des psychologues connaissent et utilisent couramment avec succès. Ce cours pratique, abondamment illustré d'exemples concrets et issu de plus de 30 années d'expérience vous dévoile les fondements de cette méthode particulièrement efficace qui vous permettra d'accéder à la parfaite connaissance de l'être humain, de ses motivations, de ses ressorts secrets et de son comportement. Il s'adresse à tous ceux ayant le goût des rapports humains : parents, enseignants, animateurs, chefs de personnel, cadres, médecins, etc... et plus simplement à tous ceux désireux de vivre en parfaite harmonie avec leur entourage.
Dans la vie quotidienne, la profonde connaissance des autres procure une supériorité considérable dans le « grand jeu de la vie ». Ne négligez pas cet atout important !

Du même auteur, dans la même collection :

votre santé par la
diététique
et l'alimentation saine

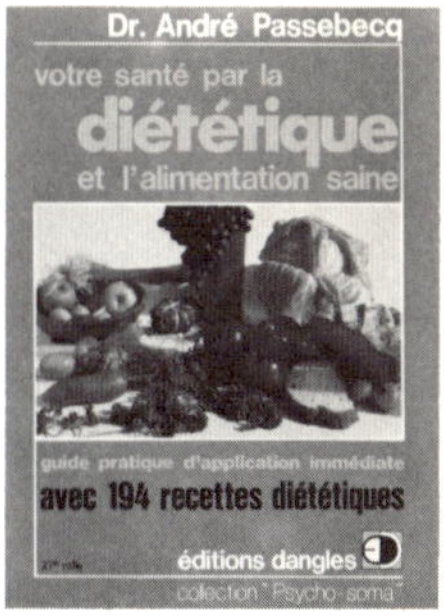

Format 15 × 21 ; 360 pages avec un grand dépliant ;
33e mille

Quelles que soient nos convictions personnelles, nous ne pouvons plus douter de l'immense influence de notre nourriture quotidienne sur l'équilibre des fonctions chimiques et physiques de notre organisme, donc de notre SANTE. Mais la diététique, qui heureusement connaît une vogue croissante dans tous les milieux, reste souvent difficile à comprendre et à mettre en pratique.

La diététique, ce n'est pas boire du jus de carottes tous les matins ; la diététique, mal appliquée, n'apporte pas que des bienfaits ; la diététique, enfin et surtout, ce n'est pas se mortifier en se privant des bonnes choses, ni aborder l'heure des repas en faisant la grimace.

Le grand mérite de M. André Passebecq est, après 25 années de recherches et d'experiences, et grâce à un exceptionnel talent d'enseignant, d'avoir su réaliser un véritable COURS COMPLET DE DIETETIQUE, à la fois théorique et pratique, puisqu'il explique, avec clarté et précision :

● toutes les théories de la diététique et de l'alimentation saine :

— choix, conservation et utilisation des aliments pour éviter les intoxications chimiques, les fermentations nocives, etc. ;

— régimes végétariens, végétaliens, macrobiotiques, etc. ;

— le jeûne (pourquoi et comment) ;

— les maladies causées par les carences (sels minéraux, vitamines, etc.) ;

— les causes psychiques des maladies psychosomatiques, sans oublier, bien entendu, les moyens de remédier à tous ces désordres.

● la pratique quotidienne facile de la diététique et de l'alimentation saine : étude systématique et détaillée de tous les aliments et, tout particulièrement : 194 RECETTES DIETETIQUES variées, saines, équilibrées et... très appétissantes. De plus, un grand tableau dépliant récapitulatif vous permettra de vous remémorer d'un simple coup d'œil, l'essentiel de l'énorme enseignement contenu dans cet ouvrage, enseignement indispensable à tous ceux qui désirent vivre le plus longtemps possible dans les meilleures conditions de parfaite santé.